读案知医

——在鲜活的案例中理解中医

郜峦 著

全国百佳图书出版单位

中国中医药出版社

·北 京·

图书在版编目（CIP）数据

读案知医 / 郜峦著 . —北京：中国中医药出版社，2022.3
ISBN 978-7-5132-6645-1

Ⅰ . ①读… Ⅱ . ①郜… Ⅲ . ①医案—汇编—中国—现代 Ⅳ . ① R249.7

中国版本图书馆 CIP 数据核字（2021）第 006864 号

中国中医药出版社出版

北京经济技术开发区科创十三街 31 号院二区 8 号楼
邮政编码　100176
传真　010-64405721
河北品睿印刷有限公司印刷
各地新华书店经销

开本 710×1000　1/16　印张 17.25　字数 306 千字
2022 年 3 月第 1 版　2022 年 3 月第 1 次印刷
书号　ISBN 978-7-5132-6645-1

定价　69.00 元
网址　www.cptcm.com

服 务 热 线　010-64405510
购 书 热 线　010-89535836
侵 权 打 假　010-64405753

微信服务号　zgzyycbs
微商城网址　https：//kdt.im/LldUGr
官 方 微 博　http：//e.weibo.com/cptcm
天猫旗舰店网址　https：//zgzyycbs.tmall.com

如有印装质量问题请与本社出版部联系（010-64405510）

内容提要

本书为安徽中医药大学郜峦教授对自己临床精选医案的梳理与总结。中医是一门实践性极强的学科，其辨证诊病之思路，处方用药之法门，均是需要在理论基础上不断实践方得以总结提高的。郜峦教授总结分析自己临床中数十则典型医案，涵盖了中医内科常见病、多发病，以及一些具有中医治疗特色的疑难病例，以师生问对讨论的形式，结合中医经典文献，将中医临床思维跃然展示于读者眼前。本书内容充实，语言文字活泼，理论通俗易懂，适合中医药院校师生阅读参考，也可作为中医药爱好者研习中医药知识的实用读本。

　　1996年9月，我怀着学好中医、治病救人的满腔热情，走进了北京中医药大学的校园，开启了我的中医学习之路。大学本科期间，在学习中医基础理论知识的同时，我也一直在思考，如何把课堂上学到的东西用于临床实践，所以我积极参加各种义诊活动，在实践中逐步积累经验。北京中医药大学的5年学习，使我打下了扎实的中医理论基础，同时也激发了我大胆进行医术实践的兴趣，增强了我对中医学的热爱，坚定了用中医治病救人的信心。

　　2001年本科毕业，我来到了安徽中医药大学攻读硕士学位，接触了新安医学。在这里，我深切感受到了南北医学的差异，也体会到不同流派的特色，真是异彩纷呈，各有所长！硕士研究生毕业后，我进入安徽中医药大学，从事教学和临床工作，为了总结经验，积累资料，我认真整理了每位接手的患者的案例，仔细分析和研究。治疗效果比较好的病历，我都写成了短文，分析自己用药的思路和治疗效果之间的关系，在课堂上作为案例讲给学生，并与学生交流讨论。2008年，我再次回到母校北京中医药大学攻读博士学位，跟随相关专家、教授学习，对中医临床实践又有了新的体悟。2015年，我开始了对中医学术流派的研究，赴山东中医药大学跟随王振国教授开展博士后研究工作。闲暇间，我将有效的病历拿出来整理分析，写下按语心得，积攒了几年，成为了这本书的素材。

　　每则医案，都以故事的形式出现。我常和学生说，病人是最好的老师，但是，病人终归不是专业医务工作者，医学知识掌握有限，平时生活中存在很多的养生保健误区，如认为胃炎一定是火，腹泻一定是虚，月经不来就一定要通，身上没有力气就要用阿胶、红参大补其虚等等。为了纠正这些不正确的认识，我基本都以病人的原话记录作为每个故事的导语，力求将就诊现场鲜活地还原出来。所以有的朋友说，看了之后有身临其境的感觉。书中列举的每个医案，我不仅给出处方，还给出了随访结果，同时写出自己的诊疗思路、文献依据，我一直认为，中医文献应该为临床服务。与此同时，我把这些经验和学生交流，通过对一个个医案的剖析，把中医实践引入教学，让实践充实教学、检验教学。这样，教学便有了脚踏实地的效果，学生有了更强的获得感，也有利于他们将来更好地成才，少走弯路。我要把自己的心得体会通过这种方式展现给他们，把自己对中医的热爱和信念传递给他们，以求真正做到教学相长，师生互助。

习近平总书记指出：要遵循中医药发展规律，传承精华，守正创新。正是怀着这个目标，我努力在实践中传承中医药精华，在不断的思考中推进中医药的创新。这本书也算是我多年临床实践的一段小结吧。这本书的探索是初步的，由于水平所限，不少内容还尚未完善，但"雄关漫道真如铁，而今迈步从头越"，行医之路毕竟漫漫，还需不断努力去探索前进。人民至上，生命至上，作为中医人，我们亦当坚定信心，认真实践，深入思考，向更深更广的境界迈进，努力挖掘祖国医学的精华，造福于人类！

与各位同道共勉，是为序。

安徽中医药大学　郜峦

2021年岁首

肺系病证

感冒吃中药慢吗

感冒是生活中经常会出现的疾病，我们来看看中药治疗感冒的效果。

刘某，男，33岁，2015年4月1日初诊。

自诉昨日感冒后，周身不适。刻下自觉头晕恶心，胃中作恶，胀闷不舒。头重身重乏力，大便黏腻不爽。舌质红，苔白腻。脉浮。患者自己要求中药治疗。

学生处方

方一

外邪犯胃，中焦气滞，湿邪困阻，致气虚运化无力。以参苏饮加减，散表邪，行中滞，运中气。

拟方：党参9g，茯苓12g，炒白术12g，苏叶12g，姜半夏8g，陈皮10g，枳壳10g，姜厚朴12g，葛根15g，木香10g，炙甘草6g。5剂，水煎服。

方二

根据病案描述，病位在中焦，外邪入里，里湿为合。拟化湿解表畅中。

拟方：羌活12g，防风15g，独活12g，藁本9g，川芎15g，蔓荆子9g，苍术9g，厚朴9g，茯苓9g，甘草6g。3剂，水煎服。

方三

该患者外感风寒，内伤湿滞，主以解表化湿，理气和中。

拟方：大腹皮6g，紫苏10g，茯苓15g，陈皮10g，厚朴10g，姜半夏6g，藿香10g，白术10g，生甘草6g。7剂，日一剂，水煎服。

处方还原

处方以九味羌活汤合藿香正气散加减。

羌活6g，防风6g，细辛3g，苍术10g，白芷10g，川芎10g，黄芩10g，藿香10g，大腹皮10g，苏叶6g，陈皮10g，法半夏10g，茯苓15g，生薏苡仁20g，车前子10g，炒莱菔子10g，炙甘草6g。3剂，水煎服。

随访：1剂后症状即大为好转，3剂愈。

师生问对

玲玲：对于中药只能治慢性病这一观点，我想多说两句。是不是中医只能治慢性病？答案显然是否定的，下面是自己的一则亲身经历，可以说明一定的问题。

记得7月底的时候，自己莫名其妙就感冒了，刚感冒的时候真是特别难受，面赤、发热、鼻涕全来了，一天用光一包抽纸毫不夸张，而且全身乏力，整个人昏沉沉的，躺在床上根本不想动，吃了西药效果并不明显。郜老师知道后，第一时间就来慰问我了，真是特别的感动。除此之外，郜老师还建议我可以试试新加香薷饮这个方子，如果鼻涕多的话，就再加点辛夷，可以先开2剂看看效果。我一想，自己就是学中医的，难得的机会，何不试试中药治病呢！我仔细研究了新加香薷饮这个方子，发现跟我的症状十分吻合，于是我就拟了方剂，兴冲冲去抓药啦。

处方：银花12g，鲜扁豆花12g，香薷9g，厚朴6g，连翘9g，辛夷6g。2剂，水煎服，取其清热化湿、祛湿解表之功（注：当时去药店并没有买到鲜扁豆花，故用扁豆皮代替）。

本来只是抱着试试看的态度，但确实没想到效果是相当的明显。第一剂药下去，鼻涕减少了一大半，烧也基本退了，但乏力感尚存；两剂药下去之后，诸症基本消失，让我不得不感叹新加香薷饮的神奇魔力。虽说外感之病不易治，但只要用对了药，疗效也是十分明显和迅速的。谁说中药只能治慢性病呢！

郜老师评：外感疾病在生活中十分常见，玲玲同学能够结合自己治疗外感的经验和心得谈体会的做法值得表扬。其实，中药用于治疗感冒、上呼吸道感染、发热等病证，效果还是很好的！

郜老师点按

该患者属于俗称的"胃肠感冒"。患者属脾虚湿盛体质，此次感冒风寒之邪，引动内湿，故化湿解表为其治法。但因为就诊时患者描述头晕头重诸症较为明显，故除了藿香正气以外，还合用了九味羌活汤加强其升散之力。而且患者舌质偏红，说明内有蕴热，九味羌活汤中的黄芩恰能清泄里热，由于舌苔白腻，故舍去生地黄。

对于藿香正气散，大家都比较熟悉；九味羌活汤也是一个很常用的解表剂，具有辛温解表、发汗祛湿兼清里热之功效，主治外感风寒湿邪、内有蕴热证，《医方考》评述："触冒四时不正之气，而成时气病，憎寒壮热，头疼身痛，口渴，人人相似者，此方主之。羌、防、苍、细、芎、芷皆辛物也，分经而治。邪在太阳者，治以羌活；邪在阳明者，治以白芷；邪在少阳者，治以黄芩；邪在太阴者，治以苍术；邪在少阴者，治以细辛；邪在厥阴者，治以川芎；而防风者，又诸药之卒徒也。用生地所以去血中之热，而甘草者，又所以和诸药而除气中之热也。"

从大家的处方来看，思路都很好，都考虑到了化湿和中的一方面，但只有一位同学注重了解表，毕竟该患者当前外感症状还是很明显的。

知识延伸

一、九味羌活汤

组成：羌活、防风、细辛、苍术、白芷、川芎、黄芩、生地黄、甘草。

功用：具有辛温解表、发汗祛湿兼清里热之功效。

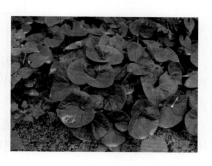

主治：外感风寒湿邪，内有蕴热证。恶寒发热，无汗，头痛项强，肢体酸楚疼痛，口苦微渴，舌苔白或微黄，脉浮。临床常用于治疗感冒、急性肌炎、风湿性关节炎、偏头痛、腰肌劳损等属外感风寒湿邪，兼有里热证。

方歌：九味羌活用防风，细辛苍芷与川芎，
　　　　黄芩生地同甘草，分经论治宜变通。

二、藿香正气散

组成：大腹皮、白芷、紫苏、茯苓各一两，半夏曲、白术、陈皮、厚朴、桔梗各二两，藿香三两，炙甘草二两，生姜三片，枣一枚。

功用：解表化湿，理气和中。

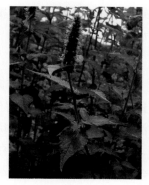

主治：外感风寒，内伤湿滞证。恶寒发热，头痛，胸膈满闷，脘腹疼痛，恶心呕吐，善泄泻，舌苔白腻，以及山岚瘴疟等。

方歌：藿香正气腹皮苏，甘桔陈苓芷术朴，
　　　　夏曲加入姜枣煎，外寒内湿均能除。

咳嗽痰多应该怎么办

秋天到了，气温骤降，各种呼吸道疾病又开始进入高发期。这不，伴随着一阵咳嗽声，李女士来到了诊室。

案例回放

李某，女，58岁。2016年8月30日初诊。

咳嗽月余，痰多色白，咽痒，听诊左上肺呼吸音粗。舌淡胖，苔白腻，脉细滑。同时自觉胃气上逆不舒，嗳气频频。

学生处方

方一

咳嗽乃肺胃之病，胃气以通为和，肺司宣降，胃气上逆，肺无以为降，吴鞠通曾谓"上焦如雾"，今肺无降路，痰涎淫生，呼吸壅滞，则患者咳嗽频发，舌脉呈水湿壅盛之象。湿碍阳运，庚金不温，主以宣降肺气、燥湿化痰之属。

拟方：干姜10g，细辛6g，茯苓15g，桂枝10g，麻黄10g，姜半夏6g，防风6g，荆芥6g，大枣15g，炙枇杷叶10g。7剂。水煎服，日一剂，分温再服。

方二

咳嗽月余，此久咳之病当思顾本。痰多色白，脾虚湿盛，宜健脾培土以生金。咽痒为风邪作祟；嗳气频频，此胃气上逆之证，思重镇降逆与化痰止咳并施。舌淡胖，苔白腻，脉细滑，舌脉佐证脾虚痰湿之证。法当健脾和中，疏风降逆。

拟方：南沙参30g，茯苓20g，法半夏9g，干姜6g，细辛3g，陈皮10g，蝉蜕10g，僵蚕10g，旋覆花15g（包煎），代赭石15g（先煎），炙甘草6g。5剂。水煎服。

方三

风邪犯肺，肺失清肃，其邪久不得解，故咽痒咳嗽。参其舌脉，知其脾胃虚弱，内有痰湿。胃气以下行为顺，肺胃不和，故胃气上逆，嗳气频频。治以润肺止咳，理气化痰，健脾和胃降逆。

拟方：紫菀12g，百部12g，桔梗9g，白前6g，苍术、白术各6g，陈皮

9g，生姜6g，炙枇杷叶6g，茯苓6g，半夏6g，旋覆花9g（包煎），柿蒂6g，党参12g，荆芥9g，炙甘草6g。5剂。水煎服。

处方还原

处方：陈皮10g，法半夏10g，茯苓20g，浙贝母10g，橘红10g，杏仁10g，桔梗10g，炙紫菀12g，炙款冬花12g，炙枇杷叶12g，佛手片10g，苏梗10g，荆芥8g，炙甘草6g。7剂。

随诊：药后咳嗽即愈。

郜老师点按

咳嗽是内科中最为常见的病证之一，而中医中药治疗咳嗽有很大优势。但咳嗽的病位绝不仅仅在于肺。《素问·咳论》明确指出："五脏六腑皆令人咳，非独肺也。"强调了肺脏受邪以及脏腑功能失调均可导致咳嗽的发生。

当然，其他脏腑所致咳嗽皆须通过肺脏，咳嗽的基本病机是内外邪气干肺，肺失宣肃，肺气不清，上逆迫于气道而为咳。《医学心悟·咳嗽》指出："肺体属金，譬若钟然，钟非叩不鸣，风寒暑湿燥火六淫之邪，自外击之则鸣，劳欲情志，饮食炙煿之火自内攻之则亦鸣。"

本例患者咳嗽月余，痰多色白，当属痰湿蕴肺。然"肺为贮痰之器"，而"脾为生痰之源"，因此病在肺脾。故治法当健脾化痰，降肺止咳。大家可以看到，处方就是以最经典的二陈汤为基础，加上化痰止咳的药物。而患者自觉嗳气频频，则为肺胃气逆，所以加一味枇杷叶清肺止咳，和胃降逆。

大家的思路基本都能看到痰湿内盛这一点，但是有时在处方上却未能充分体现。该患者虚寒症状并不明显，温热的干姜、细辛、桂枝、麻黄等不必过用，肺为娇脏，还需防过于温燥。

方歌助记

> 二陈汤用半夏陈，益以茯苓甘草臣，
> 利气和中燥湿痰，煎加生姜与乌梅。

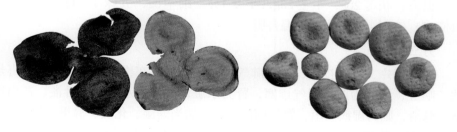

顽固性咳嗽终于解脱

夏先生3周前感冒了，和往年一样，感冒好了以后又留下了咳嗽的后遗症。一说话，就不停地咳。更要命的是，晚上睡觉脑袋只要一沾枕头，就一声接一声地咳，实在没办法只好和衣而卧，无聊地看着电影，困到实在不行了，才勉强睡一会，非常痛苦难熬。抗生素、止咳药吃了一瓶又一瓶，可是也只是一次次失望。在朋友的介绍下，将信将疑中，夏先生决定试试中药的效果。

夏先生通过微信联系我，说自己咳嗽是干咳，没有痰，起初想让他试试养阴润燥的沙参、麦冬等，但他并未使用，还是打算请医生当面诊疗再说。

案例回放

夏某，男，54岁。2017年4月9日初诊。

感冒后3周，咳嗽咽痒，昼轻夜重，干咳无痰，喜热饮，对异味以及冷空气过敏。平素有高血压和脂肪肝病史。舌淡、苔白厚腻，咽红，脉滑。

学生处方

方一

咳嗽咽痒，风邪稽留；昼轻夜重，当在阴分；喜热饮者内有寒，且病痰饮者，当以温药和之。其为过敏体质，当顾护正气。舌淡、苔白厚腻，为湿浊不化；咽红脉滑，为痰热之象。法当温清并用，兼以疏风。

拟方：干姜6g，细辛3g，五味子6g，法半夏10g，陈皮10g，枳壳12g，竹茹12g，蝉蜕10g，僵蚕10g，防风10g。5剂。水煎服。

方二

舌苔白腻，脉滑，湿邪为患，阳明主燥，太阴主湿，湿盛犯燥，胃土上逆，肺金不敛，呼吸不利，咳嗽发作。

拟方：茯苓20g，干姜20g，半夏15g，细辛6g，五味子10g，桔梗10g，山楂15g。7剂。水煎服，分温再服。

方三

咳嗽咽痒、昼轻夜重，则是肺气虚寒，肌表风寒稽留；干咳无痰、喜热饮、咽红，愚以为此是肾气虚寒，肾为水脏，虚故饮水自救；舌淡、苔白厚腻、脉滑，则为湿痰内蕴，寒气内停之象，法当燥湿、化痰、温里并治。

拟方：陈皮10g，半夏10g，紫菀6g，百部6g，荆芥6g，桔梗5g，干姜

6g，茯苓10g，麦冬5g，玄参5g，甘草5g。水煎服。

方四

"风胜则痒"，痒是风邪的致病特点，故患者咳嗽咽痒乃是由于风邪袭表，肺失清肃，感冒迁延不愈所致。参其舌脉，知其体内必有痰湿；而喜热饮、遇冷空气过敏等症状又提示其体内有寒。除此之外，患者咳嗽昼轻夜重、干咳无痰之状又是内有阴虚的表现。综上所述，本案的治则为宣肺止咳，祛风止痒，化痰祛湿兼以养阴。

拟方：干姜9g，茯苓12g，白术9g，白芍6g，百合9g，防风9g，荆芥9g，陈皮6g，桔梗12g，川贝12g，紫菀9g，沙参9g，麦冬9g，枳壳6g，炙甘草6g。5剂。水煎服。

处方还原

处方：蝉蜕6g，僵蚕6g，荆芥6g，薄荷6g，陈皮10g，半夏10g，茯神20g，生薏仁20g，浙贝20g，橘络10g，桑白皮12g，地骨皮12g，炙紫菀12g，炙款冬花12g，生甘草6g。7剂。

夏先生拿了药回家，晚上即喝了中药，发现原来中药也没那么难喝。都说中药效果比较慢，所以晚上睡觉前夏先生习惯性地打算继续看电影。但奇妙的是，这一晚咽部明显舒服了很多，没再像往日一样咳嗽不已，居然美美地睡了一觉。领略了中药的良好作用，第二天一早，夏先生非常开心地说：中药太厉害啦！接下来的几天，虽然还是存在咳嗽，但比服药前好了很多。一周后，又来复诊。

二诊：2017-04-16。

自诉咳嗽咽痒明显缓解，晚上基本能睡觉了。舌淡，苔白厚腻减为苔薄白腻。脉滑也明显缓解。方药相合，守方续服，微调剂量。7剂后咳嗽得愈。

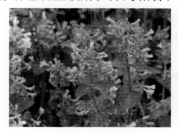 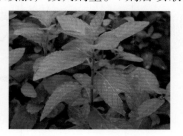

郜老师点按

该患者初诊时咳嗽较为剧烈，遇到任何气味和稍微凉点的空气，就会咳嗽不已，这种咳嗽，西医学称之为咳嗽高敏综合征，主要是咽喉部气道对外界刺激过敏导致。咳嗽高敏综合征是难治性咳嗽，患者均具有咳嗽敏感性增高的共同临床特征。咳嗽多在急性上呼吸道感染后发生。主要表现为咳嗽伴咽痒、咽喉不适或异物感、胸闷和声音嘶哑等。

中医对于这种高敏性咳嗽的治疗有独到之处，中日友好医院呼吸科晁恩祥教授（当时本科实习有幸在其科室，学到了一些经验，所以实习很重要）认为这种咳嗽仍属风邪为患，其理论源于《内经》"风性善行而数变""风为百病之长"之说。风性轻扬，善侵于上，风盛则挛急、瘙痒。根据其发病机理及临床表现将其命名为"风咳"。晁恩祥教授认为，某些被西医诊为慢性咽炎、慢性气管炎的咳嗽，多由上呼吸道高敏状态所致，亦属"风咳"范畴。

回到本则案例，在没有见到该患者之前，本以为应采用养阴润燥法，然而见到患者之后，其舌脉却不支持"燥咳"一说。首先，对于这种咽痒咳嗽，应该是从风论治，因"风盛则痒"，然而由于病程日久，采用普通的方法用荆芥、薄荷难以奏效，故加上虫类药蝉蜕和僵蚕，共同疏风止咳。而舌脉则提示痰湿内盛，因此，化痰止咳仍需作为主要治法。昼轻夜重，则提示肺经有郁热伏火，故取泻白散方义，李时珍盛赞泻白散为"泻肺诸方之准绳"。合用桑白皮和地骨皮。总之，诸药合用，共奏疏风清热、化痰止咳之功，从而收效。

该患者的病情稍微有些复杂，有体质因素，有风邪稽留的因素，所以单纯的一方一法难以取效。大家对其病机，大多能把握住其中痰湿的一面，但如果单纯用燥湿化痰之法则难免生燥；如果过用养阴润燥，则有可能再滋生痰湿；而如果重视温肺化饮，则又会加重肺热。须知，肺为娇脏，对于该患者更是如此，用药要力求平和。有的同学用了20g干姜，这个用量是有些过大了，而且估计药液会非常非常辣，难以下咽啊。

方歌助记

泻白散

泻白桑皮地骨皮，甘草粳米四般宜，
参茯知芩皆可入，肺热喘嗽此方施。

奶奶的支气管哮喘好啦

这里给大家分享一则网诊治疗支气管哮喘的医案。

案例回放

崔某，女，80岁，咳嗽，咳少量黄稠痰，难以咯出，喘，动则加重，便秘，舌质红少苔，在卫生院打吊瓶输液6天，症状未见好转。

处方还原

处方：熟地黄20g，当归10g，陈皮10g，法半夏10g，茯苓20g，炙甘草6g，桃仁10g，杏仁10g。7剂。水煎服。

2019年7月18日二诊。老奶奶吃完药后，询问她服药后感觉如何，她说：现在不咳嗽了，嗓子舒服，也没有痰了，体力较前好转，大便正常，一天一次。由于奶奶不想继续喝，就没有再拿药。

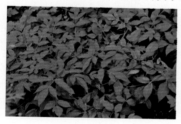 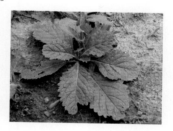

郜老师点按

说到咳嗽，说到痰，我们第一时间考虑到的就是朱丹溪的二陈汤。我们经常说，脾为生痰之源，肺为贮痰之器。然而经常忽略，痰之本在于肾。而本案咳嗽就属于肾虚咳嗽，主要表现是体瘦、痰少、舌红少苔。

方选张景岳的金水六君煎加减（《景岳全书》卷十三）。论曰："五脏之病，虽俱能生痰，然无不由于脾肾。盖脾主湿，湿动则为痰；肾主水，水泛亦为痰。故痰之化无不在脾，痰之本无不在肾。"（《景岳全书》卷三十一）在人之各脏腑中，肾为先天之本，阴阳水火之根。在调节体内津液运行输布中，肾脏起着极为重要的作用。肾虚生痰，其规律有二：或肾虚不能制水，水不归源，肾水上泛而生之；或阴虚火动，如龙火出海，则肾水沸腾而生之。

本则医案，属于肾阴不足而导致的咳喘，方中熟地黄用了20g，以滋补肾之精血。其实即便痰多、舌苔腻，只要辨证脏腑定位在肾，熟地黄都是可以用的。这就是金水六君煎的妙处所在。

半夏辛温而燥，燥湿化痰，《本草从新》言其为"治湿痰之主药"；陈皮辛苦燥湿，理气行滞，乃合"治痰先治气，气顺痰自消"之意；茯苓甘淡，渗湿健脾，可杜生痰之源；桃仁、杏仁味苦，能降肺气，有止咳平喘之功，且富含油脂，可润燥滑肠以治便秘。当归和血养血而益心肺，熟地黄滋肾水而润肺金，归、地主入肝肾之经，二陈主行肺脾之地，各行其道，各得其功，而又相辅相成，两者相合，滋阴而不助湿，化痰又不伤阴，故金水六君煎既滋阴又化痰。

脾胃系病证

药里有麻醉药吗——胃痛患者的惊喜

老患者王大姐又来了，好奇地问："医生啊，你的药里有麻醉药吗？"问得我一愣："当然没有啊！""那怎么你的药一吃，胃就不疼了呢？"呵呵，用事实见证中药的神奇！

━━━━━━━━━━━━━ 案例回放 ━━━━━━━━━━━━━

王大姐42岁，患胃病多年，心下刺痛、夜间加重的情况已经两年有余。服过阿莫西林等西药但效果不明显。月经的经期短，两天就完了，且有不少瘀血在内。舌的颜色淡暗，中后部的苔白腻微黄，脉沉弦。2012年3月，她拿了我开的药方后并未服药，一直到4月胃部疼痛难忍，这才服用，结果惊喜地发现，药里好像有麻醉药一样，吃了药就不痛了。该药方一共十几味药，包括瓜蒌皮10g，半夏10g，薤白10g，丹参15g，香附12g，郁金12g，生蒲黄10g，五灵脂10g，蒲公英20g，柴胡6g，黄芩6g，炙甘草6g。一共7剂。

4月29日，王大姐再次来诊，说是服药后胃痛在吃饭前比较明显，吃饭后会有所缓解，服药后疼痛好转。舌尖红，苔薄白，脉沉、左关偏大。结合舌脉，患者存在肝气郁结的情况，故在方中加用炒川楝子10g，炒延胡索10g，即金铃子散，一泻气分之热，一行血分之滞。《雷公炮炙论》云：心痛欲死，速觅延胡。洁古复以金铃治热厥心痛。经言：诸痛皆属于心，而热厥属于肝逆，金铃子（川楝子）非但泄肝，功专导去小肠、膀胱之热，引心包相火下行，延胡索和一身上下诸痛。时珍曰：用之中的，妙不可言。方虽小制，配合存神，却有应手取愈之功，勿以淡而忽之。《谦斋医学讲稿》讲道：本方主治肝气肝火郁滞，胁痛，少腹胀痛。方仅两药，用量相等，而以金铃子为名，说明以疏肝气、泻肝火为主。金铃子只能走气分，并且偏于苦寒，配合延胡索辛温活血，亦能行气止痛。同时，结合症状，患者饥饿时痛，是十二指肠溃疡的表现，参考药理学相关内容，加用白及，变方如下。瓜蒌皮10g，半夏10g，薤白10g，丹参10g，香附12g，郁金12g，生蒲黄10g，五灵脂10g，蒲公英20g，柴胡10g，黄芩10g，炒川楝子10g，炒延胡索10g，白及10g，炙甘草6g。再予7剂。

5月5日三诊，王大姐说服药后胃痛大为好转，只是在饥饿时偶有隐痛，小便时有灼热感。查其脉沉，左关趋于和缓；情绪好转，舌淡红，苔薄白。前方稍做加减，处以瓜蒌皮10g，半夏10g，薤白10g，丹参10g，香附12g，郁金12g，生蒲黄10g，五灵脂10g，蒲公英20g，柴胡10g，黄芩10g，炒川楝子10g，炒延胡索10g，白及10g，炙甘草6g，车前子10g。再予7剂。

经过随访，王大姐在服药后病情好转，多年的胃病得以痊愈。

学子感悟

1.活血、行气并举，愈痛甚速。本案患者舌质淡暗，心下刺痛已两年有余，且月经期短，夹带瘀血，此应是久病成瘀。体内瘀血阻滞，新血不生，经期短，推测其血量应较少。郜老师前后三诊拟方遣药16味，其中丹参、香附、郁金、生蒲黄、五灵脂、薤白共奏活血、行气、化瘀之功，正所谓"不通则痛"，瘀血得去，其痛必减。

方中薤白除行气导滞外，兼有通阳散结之功，其性主升，半夏其性主降，降逆止呕，本证虽无呃逆症状，然久病必迁延脾胃升降之机而运化失调。薤白、半夏一升一降，合瓜蒌皮宽胸散结，开畅中焦气机，使脾胃升降得复，新血化生，更可促进患者体内瘀血等病理产物的清除。由是看来，瓜蒌皮、半夏、薤白能开郁中焦，对于各类脾胃性疾病应当均有一定作用，不失为新安王氏内科之经典用药。

2.辨病断证，紧扣病机，"准"字当先。失笑散和金铃子散药简力专，治疗此病有奇效。究其原因，乃是医者紧扣其病机，选方用药恰当。

一诊时患者心下（即胃脘部）刺痛，夜间加重，再加之其月经期短，是典型的瘀血表现。瘀血内停，脉络阻滞，血行不畅，不通则痛，故见心下刺痛，治宜活血祛瘀止痛，失笑散恰对其证。

二诊时，医者通过患者舌尖红、脉沉左关大的舌脉表现，判定患者肝气郁结，心经有热，故取金铃子，以疏肝泄热、行气活血止痛。金铃子（即川楝子）善于疏肝气、泻肝火，延胡索行气活血而长于止痛，一泄气分之热，一行血分之滞，两药相合，妙不可言。

辨病、辨证准确，用药恰到好处，故能药到病除。失笑散和金铃子散两方，虽然药物组成极为简单，但若运用得当，就能有应手取愈之功，这的确给我们很大的启示。

郜老师点按

患者是我们最好的老师，多生动的语言——"药里有麻醉药！"一语道明了药效。本例患者，心下刺痛，夜间加重，月经血块多，舌质暗，究其病机，是典型的瘀血为患。那么方中的麻醉药是什么呢？

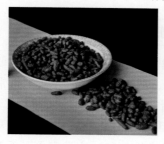 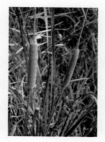

方中使用了失笑散，药仅两味：五灵脂、蒲黄。本方出自《太平惠民和剂局方》，所治诸痛均为瘀血内停，血行不畅所致。五灵脂、蒲黄相须合用，活血祛瘀、通利血脉而止瘀痛。古谓病此"心腹痛欲死"之人，服药后"不觉诸症悉除，只可以一笑而置之矣"，故以"失笑"为名。难怪患者会以为有麻醉药呢。失笑散这首方子，李时珍屡用屡验，称其为"神方"。方证相合，多年胃痛，三诊而愈。

不能便便的苦恼

案例回放

诊室里来了一位美女，问起她哪里不好，美女羞涩一笑："便秘。""多长时间啦？""这个，感觉从小就是便秘，从来就不知道什么是正常排便，总是吃果导或肠清茶之类的，感觉这样估计肯定不好，所以来看看。"

诊其舌脉，脉沉缓，尺脉尤甚，舌苔白腻，问诊得知其冬天时常手足不温，平素怕冷。原来这是一个很典型的虚性便秘！这类病人，千万不能再用寒凉的药物，越用越糟糕。于是乎，施以处方：肉苁蓉12g，当归15g，怀牛膝12g，升麻8g，泽泻10g，枳实15g，生白术30g，决明子10g，火麻仁20g。7剂。

二诊，美女再来复诊时，很是开心，说到服药期间，每天都能排便，非常舒服，可是又有了新的担忧："会不会造成依赖性呢？"而且月经来了，不知道能不能再吃药。

告诉患者，不必担心出现药物依赖。诊其舌脉，脉象渐起，舌淡红，苔薄白微腻。守方微调，处方：肉苁蓉15g，当归15g，怀牛膝15g，升麻10g，泽泻10g，生白术30g，枳实15g，生地黄10g，火麻仁20g。7剂。

三诊，本次服药后仍然能够正常排便，于是再做微调，7剂，叮嘱其可改为两天吃一次。

短信随访，从此再无便秘烦恼，多年苦恼，服药21剂竟完全治好，终于可以畅畅快快地便便喽。

师生问对

玲玲：老师，便秘的病因病机是什么呢？

邰老师：其实便秘的病因病机是多方面的，《素问·五脏别论》有"魄门亦为五脏使"之说，是指魄门的启闭功能受五脏之气的调节，而其启闭正常与否又影响着脏腑气机的升降。因此，本病病位在大肠，并与脾胃肺肝肾密切相关。脾虚传送无力，糟粕内停，致大肠传导功能失常，而成便秘；胃与肠相连，胃热炽盛，下传大肠，燔灼津液，大肠热盛，燥屎内结，可成便秘；肺与大肠相表里，肺之燥热下移大肠，则大肠传导功能失常，而成便秘；肝主疏泄气机，若肝气郁滞，则气滞不行，腑气不能畅通；肾主五液而司二便，若肾阴不足，则肠道失润，若肾阳不足则大肠失于温煦而传送无力，大便不通，均可导致便秘。

芹芹：老师，她脉缓、手足不温，缓脉是脾胃本脉，脾也主四肢，为什么用药不考虑脾？并且脾虚应该会湿困，长期便秘，会不会有湿邪？

鹏鹏：老师，我想先说说我的看法。一诊拟方重在温补肾阳，肾阳为人一身阳气之本，肾阳得复，肠道得温，传导功能恢复，同时生白术燥湿健脾，又辅以升麻升举中焦气机，脾胃功能正常则升清降浊功能恢复，湿邪产生的根本原因便得到了解决，此治其本；同时亦有泽泻淡渗之品，此治其标。

玲玲：我同意鹏鹏同学的看法，方中生白术用量达到30g，如此大的量，确实可以增强健脾益气之力。此外，济川煎中，升麻的使用非常精妙，妙在升麻可以升清气以输脾。所以方子不仅在温肾，也在治脾。

郜老师：两位同学说得非常好。缓脉，主脾胃气虚和湿证。本案治疗，脾肾都考虑到了，所以方中运用了济川煎和枳术丸。这就提示我们，看到便秘患者，切勿见秘即通，虽说以通为顺，但要治病求本，看看到底是何缘故而不通。

芹芹：谢谢大家的解答，真是受益匪浅。

郜老师：同学们的提问和回答都十分精彩，说明大家对这则病案都有深入的思考，希望大家再接再厉。

学子感悟

1.虚实之间论将军

"魄门亦为五脏使"，魄门的启闭受五脏之气的调节，而启闭正常与否又影响着脏腑气机的升降。便秘病因病机繁杂，然总不离乎虚实之间。对于便秘一症，愚以为可在虚实二纲基础上，以大承气汤和济川煎为虚实辨治之基础，审证求因，加减化裁。

大承气汤由芒硝、大黄、枳实、厚朴组成，临床可用于痞、满、燥、实病症俱全之阳明热结重症；对于痞、满、实而燥不明显之阳明热结轻症，去芒硝化为小承气汤；对于阳明燥热内结，有燥、实而无痞满之证，去枳、朴，用大黄、甘草以图缓下之功。

实证便秘并不限于三承气汤，对于脾约便秘，以小承气汤治其标，去痞满实证，配麻子仁、杏仁润肠通下，佐白芍养阴敛血，共奏润肠泻热、行气通便之功；对于寒实里积之大黄附子汤证，以大黄通里积，附子温里散寒，佐以细辛辛温宣通，助附子散寒，行温下之法。

虚性便秘之肾虚便秘，因肾阳虚弱，精津不足，肠道失温，推动之力不足而成，故用济川煎，以补肾助阳、润肠通便之品为主组方，温肾益精，润肠通便。

虚实夹杂之便秘，如阳明腑实证，兼见气血不足，则以大承气汤为基础，佐以补益气血之品，如人参、当归、桔梗、大枣、生姜、甘草，黄龙汤立方之意即是如此。

对于便秘，尤其是实性便秘，可在辨证论治基础上投以大黄、芒硝之品，以通其肠腑，降浊行便。其中将军（大黄）通滞之功，更需今后在临床中不断实践体会。

2.漫谈便秘之治法

便秘虽属大肠传导失职，但亦与肝脾胃肺肾等脏腑密切相关。便秘一病，可概括为寒热虚实四个方面。四者之中，又以虚实为纲，如热秘、气秘属实，虚秘、冷秘属虚。便秘的治疗，虽以通为主，但又须分具体情况而作区别。属热结者，治宜通腑泻热；气滞者，治宜行气导滞；气虚者，治宜益气润肠；血虚者，治宜养血润燥；阳虚者，治宜温阳通便。

治疗便秘，一忌草率，二忌一方到底。医者如要对证下药，就必须在四诊合参的基础上详辨排便周期、便质、舌质、舌苔、脉象及伴随症状，从而做出正确的辨证分型，同时要进行个性化治疗，随证加减，防止病家产生依赖性。

历代医家在治疗便秘方面颇有建树，总结了宣肺通便法、苦寒通下法、温阳通下法、润下通便法、通下泄热法等众多治法。愚以为，治法虽多，但不外乎围绕冷、热、虚、气秘而治。热秘者，宜用麻子仁丸加减以清热润肠；气秘者，宜用六磨汤加减以顺气导滞。虚秘中，气虚便秘者，宜用黄芪汤加减以补气健脾；血虚便秘者，宜用润肠丸加减以养血润燥；阴虚便秘者，宜用六味地黄丸、益胃汤、增液汤等加减以滋阴补肾；冷秘者，宜用济川煎加减以温润通便。老人虚冷便秘，尚可用半硫丸加减。

此病案中，患者脉沉缓，尺脉尤甚，舌苔白腻，加之冬天时常手足不温，平素怕冷，是典型的虚性便秘的表现，故取济川煎温肾益精、润肠通便之功，以治疗之。此方用法精妙，妙在其补中有泻、降中有升，具有"寓通于补，寄升于降"的作用，用升麻升清气以输脾，用泽泻降浊气以输膀胱。且大量运用生白术，利水道以除湿，强脾胃以益气。当归、枳壳，一则辛润肝阴，一则苦泄肝气，再加味甘咸性温的肉苁蓉和性善下行的牛膝。诸药合用，共同治疗虚性便秘。

如今，越来越多的人受到便秘的困扰，所以拥有适应四季气候变化的养生方法、适合个人体质的饮食、有益便秘治疗的食物、正确的排便方法、良好的排便习惯对生活在快节奏社会的现代人尤为重要。

郜老师点按

便秘，在临床非常常见，是指由于大肠传导功能失常导致的以大便排出困难、排便时间或排便间隔时间延长为临床特征的一种肠腑病证。

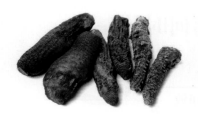 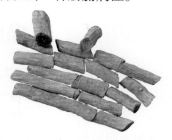

　　本例患者，长期服用泻下之品，阳气不足，故手足不温。诊其舌脉，脉沉缓，尺脉尤甚，舌苔白腻，一派肾阳不足之象。处方用济川煎，具有温肾益精、润肠通便之功效。主治肾阳虚弱，精津不足证。方中肉苁蓉味甘咸性温，功能温肾益精、暖腰润肠；当归补血润燥、润肠通便；牛膝补益肝肾、壮腰膝，性善下行；枳实下气宽肠而助通便；泽泻渗利小便而泄肾浊；妙用升麻以升清阳，清阳升则浊阴自降，相反相成，以助通便之效。同时加生白术，与枳实配伍，合枳术丸之意。用决明子、火麻仁，润肠通便。诸药合用，既可温肾益精治其本，又能润肠通便以治标。

　　二诊，患者正值经期，故去寒凉的决明子；经后血海空虚，故加生地。三诊，证药相合，故改为两天吃一次。逐步减小药物的用量，而注重于调节患者自身的能动性，从而使患者彻底摆脱不能便便的苦恼！

腹痛腹泻何时休

案例回放

一个阳光明媚的早晨，王奶奶来到诊室，开心地说："郜医生啊，我拉肚子的毛病好多啦，太感谢啦！"原来，纠缠王奶奶一年多的腹痛腹泻经治疗后得以明显好转，所以老奶奶当然开心啦！

王某，女，62岁。2015年4月22日初诊。王奶奶说自己腹痛腹泻反复发作一年多，看过好多医生，也检查过很多次，肠镜检查无明显异常，仅提示肠功能紊乱。上次找了一个当地的医生开中药，吃完反而拉得更厉害了。一看处方，一派苦寒之品，如蒲公英、黄芩、大黄之辈。王奶奶说："肚子每天都疼，一疼就得去拉，一天要拉四五次，每天都难过死了。关键是还没查出来啥毛病，孩子们还都觉得我是在装病……"王奶奶说了半天，满腹委屈啊。听到这里，我已经明白了老奶奶的病症所在，连忙安慰她。

诊其舌脉，舌淡苔白腻，脉沉细不起。综合其主诉要点为腹痛腹泻一年余。痛则腹泻，泻后痛减。大便一日4~5次，不成形，时有黏液。手足不温。

处方：木香10g，砂仁8g（后下），陈皮10g，法半夏10g，党参10g，茯苓15g，炒白术10g，柴胡6g，升麻6g，葛根10g，防风6g，炒白芍10g，补骨脂10g，五味子10g，山药20g，炙甘草6g。7剂。

2015年4月29日二诊。王奶奶自诉服药3剂后上述症状均大为好转，排气较多，甚为舒适。现基本大便一日一行，腹痛大为好转，偶有腹痛。舌淡苔薄白，脉象渐起。

效不更方，微调剂量，守方续服。随访，腹痛腹泻未再发作。缠绵难愈顽固不化的腹痛腹泻终于痊愈啦。

师生问对

经方子：此证用五味子何义？虽云涩肠止泻，愚意以为恐邪未尽去，用之过早。

芹芹：患者阳虚不甚，这里用了葛根、升麻、柴胡如此多的升阳之药，恐升发太过，而五味子趋向沉降，我认为二者可用升降相因的理论来解释。

芹芹：我不解老师为何用香砂六君子汤，此为主治脾胃气虚，痰阻气滞证，与患者症状不符？

郜老师：大家各抒己见，都谈得非常好，可以说大家对证、方、药的解析都越来越清晰。经方子和芹芹问的问题，我会在点按中详细解释，大家看完之后可以多思考哦！

学子感悟

1.方义分析

如《医方集解》所言："久泻皆由肾命火衰，不能专责脾胃。"患者舌淡苔白腻，脉沉细不起，属脾肾阳虚之候。方中补骨脂、五味子为涩、补兼备之品，可温肾助阳以暖脾土，涩肠止泻。重用山药取其益肾气、健脾胃之功用。升麻、柴胡、葛根取其轻浮之性，可鼓舞脾胃之气，并可引药入脾胃之经，有升阳止泻之力。

患者痛则腹泻，泻后痛缓，知此为脾虚肝郁之痛泻，方选痛泻要方，以炒白术补脾燥湿以培土，且可止泻；炒白芍柔肝缓急以止痛；防风有升散之性，一可助白芍疏散肝郁，二可助白术祛湿止泻，鼓舞脾之清阳；陈皮理气燥湿，醒脾和胃。

2.脾肾阳虚而致病

患者年岁已高，年老体衰，阳气本已渐衰。脾主四肢肌肉，脾阳不足则手足不温，肾阳为一身之元阳，命门火衰易累及脾阳，阳虚失于温煦，水津不化，流注肠道，故患者表现为大便一日4~5次，溏薄不成形。其本在脾肾阳虚，标为中土湿盛。六君子汤燥湿益气健脾，佐木香、砂仁助其行气燥湿。升麻、葛根升举脾阳，葛根更是被东垣誉为"升阳止泻之要药"，脾阳得复，水津输布正常。

患者脾阳一虚，运化无力，容易造成肝脾不和肝木乘虚，易克伐脾土，柴胡疏肝解郁，兼及升举阳气，疏肝以防克伐脾土。补骨脂、五味子合四神丸之意，补火敛肠，共奏止泻之功。防风为风药之润剂，能胜湿止痛。

3.泻责之脾，痛责之肝

《医方考》说："泻责之脾，痛责之肝；肝责之实，脾责之虚，脾虚肝实，故令痛泻。"患者痛则腹泻，泻后痛减，参之舌象，故知疾病与肝脾相关，久泻及肾，肾命火衰，故手足不温。治疗应从肝脾肾入手，故方中以香砂六君子汤合痛泻要方为基础方，再酌加补肾之药以加减化裁。

患者腹痛腹泻一年余，大便不成形，时有黏液，舌淡、苔白腻，乃是脾虚夹湿之象。脾气虚难以固摄，故大便日行4~5次；脾失健运，故有气滞之象，"气行则痛止"，故用香砂六君子汤治疗脾胃气虚、气滞之证，以减轻腹痛之状。此方补而不滞，温而不燥，是治疗脾胃气虚夹湿的代表方。

方中运用痛泻要方以调和肝脾、补脾柔肝、祛湿止泻，因患者之痛泻乃是由土虚木乘，肝脾不和，脾失健运所致。再加之柴胡、升麻、葛根以升阳止泻，补骨脂温脾暖肾以止泻、五味子涩精以止泻，山药以平补脾肾。诸药合用，故能药到病除。

郜老师点按

患者腹痛腹泻日久，脏腑定位在肝脾肾，当以温化为主，故以香砂六君子汤合痛泻要方及四神丸进行加减化裁。有同学提到了五味子，一方面是与补骨脂合用，乃四神丸之意，同时患者年事已高，久泻不止，正气耗伤，当用酸收固涩之法。因方中有燥湿渗湿升发诸药为伍，故不必担心敛邪之弊。

而方中用柴胡、升麻、葛根，则是秉承东垣之法。李东垣在谈到脾胃气机升降问题的时候，特别强调脾气的生长与升发。柴胡、升麻、葛根这几味药，正是东垣常用来升发脾气的常用药物，如《脾胃论》中的升阳除湿汤用于"治脾胃虚弱，不思饮食，肠鸣腹痛，泄泻无度，小便黄，四肢困弱"，方药组成：甘草、大麦、面（如胃寒腹鸣者加）、陈皮、猪苓（以上各三分），泽泻、益智仁、半夏、防风、神曲、升麻、柴胡、羌活（以上各五分），苍术（一钱）。

脾虚湿盛，中气下陷，清气在下，则生飧泄。升发脾阳，泄泻自止，因此可以看出补益脾气和升发脾气是有区别的，在临证中要用心体会。当然，这类风药在应用中，用量一般不大，6g即可。

此外，关于泄泻，明代李中梓在《医宗必读·泄泻》中提出了著名的治泻九法，全面系统地论述了泄泻的治法，可谓中医认识和治疗泄泻的一个里程碑，到现在仍然指导着临床实践。

治泻九法具体如下。

一曰淡渗：即使湿从小便而去，正如《内经》云："治湿不利小便，非其治也。"又云："在下者，引而竭之。"但这是指暴泻而言，临床不能一概而论。泄泻来势急暴，水湿聚于肠道，洞泻而下，唯有分流水湿，从前阴分利，利小便而实大便。但久泻多为脾虚失运，虽有水湿，乃久积而成，非顷刻之病变，轻者宜芳香化之，重者宜苦温燥之，若利小便则伤正气。

二曰升提：气属阳，性本上升，胃气注迫则下陷，升、柴、羌、葛之类，鼓舞胃气上腾，则注下自止。又如地上潦泽，风之即干。但升阳药要少少与之，若用量大，疏泄太过反而泄泻更甚。

三曰清凉：此为湿热为病，暴迫下注，苦寒之剂，清热燥湿，即所谓"热者清之"。

四曰疏利：痰凝气滞，食积水停，皆令人泻，随证驱逐，勿使稽留。即"通因通用"之法。

五曰甘缓：泻利不已，急而下趋，甘能缓中，善禁急速，所谓"急者缓之"。

六曰酸收：久泄，气散不收，气失统摄之权，则泄泻难已。酸之一味，能助收肃之权，正是"散者收之"。

七曰燥脾：此为治泻最常用之法，即所谓运脾、健脾、燥脾是也。

八曰温肾：肾主二便，封藏之本，况又属水，真阳寓焉，所谓"寒者温之"。

九曰固涩：注泻日久，幽门道滑，虽用温补之剂，不能立刻奏效，这时适量应用固涩之剂，所谓"滑者涩之"。但暴泻不可骤涩，以免闭门留寇。

方歌助记

四君子汤

四君子汤中和义，参术茯苓甘草比，
益以夏陈名六君，祛痰补益气虚饵，
除却半夏名异功，或加香砂气滞使。

痛泻药方

痛泻要方用陈皮，术芍防风共成剂，
肠鸣泄泻腹又痛，治在泻肝与实脾。

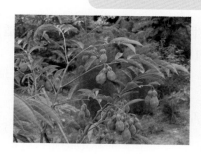
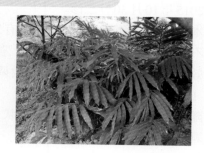

胃炎是不是就是火大

一位男性患者来到诊室，给我看了他的胃镜报告单，提示：浅表性胃炎伴隆起糜烂，十二指肠球炎。问："邰医生，人家都说胃炎就是有火，我是不是也要清火呢？"四诊合参后，我告诉他，他的胃炎不但不需要清火，而且要温补。

案例回放

马某，男，46岁，2015年10月23日初诊。

胃镜提示浅表性胃炎伴隆起糜烂，十二指肠球炎半年余，服用西药治疗效果不显，抱着试试看的想法来看中医。患者本来以为自己的胃要清火，差点就去买些泻火药来吃了。他说自己感觉每天上腹部持续烧灼样疼痛，吃凉东西或受凉就会加重，伴有胀满不适，食欲还可以，没有泛酸。大便每天一次，略不成形。脉右关虚大，舌淡胖、有齿痕，苔白厚腻。

处方：木香6g，砂仁10g（后下），陈皮10g，法半夏10g，党参10g，茯苓15g，炒白术12g，香附12g，高良姜6g，蒲公英20g，白及10g，炒延胡索10g，炒川楝子10g，炙甘草6g。7剂。

2015年10月30日二诊。

本周情况平稳，上腹部疼痛偶有发生，无恶心、泛酸及胀满等不适。大便仍不成形，脉渐起，舌淡有齿痕，苔白腻有减。

效不更方，以固疗效，守方微调，上方加藿香10g，佩兰10g，白扁豆20g，山药20g，增强化湿之力。

随访，证药相合，已无明显症状，舌脉未见，据诉舌苔基本正常。以香砂六君丸和香连丸善后。

师生问对

玲玲：为什么此患者的胃炎之病，不用清火之法来论治呢？

经方子：①中医治法，"寒者热之，热者寒之"，此人凉物尚不可耐受，若用苦寒泻火之药，岂不犯虚虚实实之诫？②患者无泛酸的症状，《内经》云：诸呕吐酸，皆属于热。此阴性鉴别点，联系经典自明。③患者大便略不成形，脉右关虚大，舌淡胖有齿痕，苔白厚腻，舌脉皆为虚、寒、湿之象，法当温补无疑。

玲玲：老师在临床用药时擅长用蒲公英，那么蒲公英在治疗胃病方面有何独特作用呢？

鹏鹏：蒲公英其药性轻灵，清热而不伤胃，且食可果腹，对人体无害，有病可治，无病可养，寓治于养，为治疗胃病之良药。对于慢性脾胃系疾病，如慢性浅表性胃炎、慢性萎缩性胃炎等，病程日久，瘀热夹杂，以蒲公英清热之中尚可散瘀，散瘀之时又兼解毒。

郜老师：大家思维的深度和广度都在大幅提高，对案例的剖析能力以及文笔都非常好，本案例的要点大家基本都能把握。针对大家对病案的分析，对不用清火法的探讨以及对蒲公英运用的原理，我将在按语中补充几点，供大家参考。

学子感悟

1. 方义分析

该患者中焦湿盛，中阳不足，故其自觉上腹部持续烧灼样疼痛，食寒凉之品加重（唯需确认的是该疼痛是否为隐痛），故一诊以香砂六君子汤合川楝子、延胡索活血行气祛湿，佐以高良姜温中散寒，加蒲公英以防久病化热之嫌。

二诊在原方基础上增强化湿之力，湿邪得除，中焦得温，则基本无明显症状。此例与上期一位患者皆有中焦湿盛之患，但前者兼以中阳下陷，久泻不止，治在化湿基础上升阳举陷，补脾温肾，此证则兼有中焦虚寒，治以行气化湿之余，辅以温阳散寒。虽均以香砂六君子汤为基础方，然兼证不同，故其方亦大不同，同中有异，异中有同，异同之间，体现的是中医辨证论治、审证求因之思维。

2. 治脾胃之时，勿忘治肝

参患者舌脉诸证，知其脾胃必虚，治宜从脾胃入手，然细审其病机，才恍然大悟，原来此病不仅需从脾胃治，更需从肝治。吾以为，此病乃是由肝郁气滞，脾胃虚寒所致。患者上腹部持续烧灼样疼痛，乃是肝气不疏，郁滞于内之故，正如《医方考》所言：痛责之于肝。土虚木乘，肝脾不和，脾失健运，胃失和降，故患者常伴腹部胀满不适之感。治宜用香砂六君子汤合良附丸、金铃子散酌加护胃之药进行加减化裁。

方用香砂六君子汤益气健脾，和胃祛湿，以治疗脾胃气虚、气滞、湿盛之证；气滞寒凝，不通则痛，气滞宜行，寒凝宜温，唯气行方可止痛，故用良附丸治疗肝气郁滞、胃中寒凝之脘腹疼痛。用金铃子散疏肝行气以止诸痛。

方中用白及、蒲公英两药甚妙。两者均可入肝、胃二经，现代药理学研究表明，此二者还对胃黏膜损伤有明显的保护和修复的作用。蒲公英具有微微宣散之功,可升达肾中阳气;白及偏养、偏补、偏藏,养润之中带有封藏之功,补而不滞,具有流动之性。两药合用,具护胃补肾之功。蒲公英和白及两药虽偏苦寒,有伤脾胃肾阳之弊,但与味辛大热之高良姜合用,可去其性而取其用。故两药合用,妙哉,妙哉!

郜老师点按

六腑以通为顺,故胃以通为补。不通则痛,通则不痛。胃脘痛胀,归根结底,与气血不通都有关。但通法有别,诚如高士宗在《医学真传》中所云:"通之之法,各有不同。调气以和血,调血以和气,通也;上逆者使之下行,中结者使之旁达,亦通也;虚者助之使通,寒者温之使通,无非通之之法也。"胃宜降则和,腑以通为补。

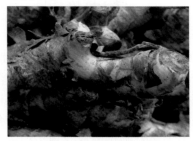

落实到本案中,该患者上腹部疼痛,四诊合参,寒湿在内,故当以温补为法。几位同学都看到了这一点,所以以香砂六君为主方。但单纯用本方力度不够,气血不通,所以加良附丸合金铃子散,行气止痛。这一点大家也都看到了。

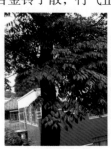

而蒲公英,是我在治疗胃病时常用的一味药,现代研究表明它对胃黏膜具有保护作用。本案虽是一个寒湿胃病,但方中仍然在温化治法中使用蒲公英,并不矛盾,因为"痞坚之处,必有伏阳"。"痞"有堵塞不通的意思;"坚"是坚硬牢固的意思;"伏阳",就是指隐藏、蕴积的热量。由于寒湿阻滞,胃腑不通,必会蕴热。因此,我们需要使用蒲公英来去除"伏阳"。大家想想保和丸里用到的连翘,其实也是起到了这个作用。

方歌助记

四君子汤

四君子汤中和义，参术茯苓甘草比，
益以夏陈名六君，祛痰补益气虚饵，
除却半夏名异功，或加香砂气滞使。

金铃子散

金铃子散止痛方，延胡酒调效更强，
疏肝泄热行气血，心腹胸胁痛经良。

良附丸

良附丸用醋香附，良姜酒洗加盐服，
米饮姜汁同调下，心脘胁痛一齐除。

胃胀是不是需要补

一位老奶奶和老伴一起过来，原来是胃不好，前一阵找医生开了药，谁想不但没好，反倒出现了大便出血。这到底是怎么回事呀？看了看她的药方，原来是以温补为主，方里还有党参、黄芪。细诊舌脉，顿时心里明白了。

案例回放

李某，女，66岁，2019年1月12日初诊。胃脘作胀，波及两胁，口干口苦，反酸。寐差，难以入睡。舌红少苔有裂纹，脉细。

学生处方

方一

误用温补，致肝胃不和，化火伤阴，法当柔肝养阴。一贯煎加减。

生地黄30g，当归15g，炒白芍15g，太子参10g，生甘草10g，南沙参30g，麦冬15g，枸杞子15g，天花粉10g，焦麦芽15g，炒地榆10g，炒川楝子8g。

方二

沙参9g，麦冬15g，冰糖3g，生地黄15g，玉竹5g，当归9g，茯神9g，龙眼肉12g，酸枣仁12g，木香6g，炙甘草3g，生姜6g，大枣3枚。

方三

益胃汤加减，合疏肝解郁之品，疏肝解郁宜用佛手、香橼之类。

方四

参患者舌脉，知其为阴虚之证；因其胃脘作胀，波及两胁且反酸，知其有气滞。拟方以滋阴理气为主，方选一贯煎加减。

生地黄12g，南沙参10g，枸杞10g，麦冬10g，当归10g，川楝子6g，玉竹8g，香橼8g，佛手8g，柴胡6g，蒲公英10g，白芍药10g，枳实8g。7剂。

处方还原

生地黄10g，南沙参20g，枸杞子10g，麦冬10g，当归12g，炒川楝子6g，蒲公英20g，香橼12g，佛手12g，茯神20g，吴茱萸6g，黄连2g，海螵蛸（乌贼骨）30g，炙甘草6g，玫瑰花10g，玉竹10g，柴胡10g，黄芩10g。7剂。

二诊：2019-01-26

服药后，胀闷感明显好转，睡眠亦明显改善，大便一日一行。刻下：口苦、口干仍存，余症已无，舌红少苔有裂纹，脉细。守方微调，益胃养阴。

处方：生地黄10g，南沙参20g，枸杞子10g，麦冬10g，当归12g，炒川楝子6g，蒲公英20g，玉竹10g，石斛10g，茯神20g，柴胡10g，黄芩10g，太子参10g，玫瑰花6g，柿蒂10g。7剂。

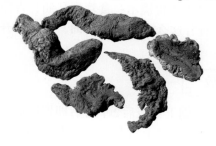
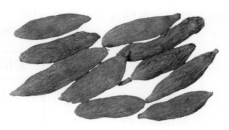

郜老师点按

这个案例的患者，综观脉症，当属胃阴不足，当用叶天士濡养之法，然而前面的医生误用了温补，反而导致进一步化火伤阴，所以出现大便出血。这一点小伙伴们都看出来了。

关于胃阴学说，名医叶天士在《临证指南医案·脾胃》中提出了脾胃分治的论点："盖胃属戊土，脾属己土。戊阳己阴，阴阳之性有别也。脏宜藏，腑宜通，脏腑之体用各殊也。若脾阳不足，胃有寒湿，一脏一腑，皆宜于温燥升运者，自当恪遵东垣之法。若脾阳不亏，胃有燥火，则当遵叶氏养胃阴之法。观其立论云：纳食主胃，运化主脾。脾宜升则健，胃宜降则和。又云：太阴湿土，得阳始运；阳明燥土，得阴自安。以脾喜刚燥，胃喜柔润也。"又云："故凡遇禀质木火之体，患燥热之症；或病后热伤肺胃津液，以致虚痞不食，舌绛咽干，烦渴不寐，肌燥热，便不通爽，此九窍不和，都属胃病也，岂可以术、升、柴治之乎？故先生必用降胃之法，所谓胃宜降则和者，非用辛开苦降，亦非苦寒下夺，以损胃气。不过甘平，或甘凉濡润，以养胃阴，则津液来复，使之通降而已矣。此义即宗《内经》所谓六腑者传化物而不藏，以通为用之理也。"

同学们的思路和处方都很好，不再多讲，补充两点：

1.有的同学在方中使用了木香，貌似不妥，木香过于香燥，可能会进一步伤阴。

2.患者胃脘作胀，需要用理气而不伤阴的药物，香橼、佛手、玫瑰花都是可以使用的，这样可以增强方子的轻清灵动之性。

食管裂孔疝和慢性浅表性胃炎

一位老奶奶拿来一文件袋的病历，一看就是一位"历经病魔洗礼"的患者。原来老奶奶因胃胀不适，2016年7月7日检查胃镜示：食管裂孔疝，胃角黏膜下隆起，慢性浅表性胃炎。HP（＋）。看着这么多的诊断名词，老奶奶开始了四处求医的历程，可是效果都不明显。

案例回放

王某，女，62岁，2017年8月4日初诊。刻下：饭后2小时后即胃胀满不舒，得温徐减，得寒加重，大便4~5日一行，无口干口苦。脉弦滑尺弱，舌红苔中根厚腻。

学生处方

方一

饭后胃胀满不舒，得温徐减，得寒加重，大便4~5日一行，脾胃不得运化，升降失机；无口干口苦，脉弦滑尺弱，舌红，苔中根厚腻，寒热错杂，以寒为主，痰湿蕴热。

拟方：半夏泻心汤加减。姜半夏15g，炒黄芩10g，姜黄连6g，干姜10g，南沙参15g，生甘草10g，乌药10g，百合20g，蒲公英30g，浙贝母15g，姜厚朴15g，炒枳实10g。7剂。加生姜4片，大枣2枚。

方二

结合患者舌脉，知其病在中下焦，为痰湿困阻、气机郁滞之证。饭后胃胀满不舒，得温徐减，得寒加重，此为寒证，拟方以温为主。大便4~5日一行，结合脉尺弱、喜温，余以为此为肾阳虚之便秘，宜温肾助阳，润肠通便。

拟方：全瓜蒌12g，薤白12g，半夏12g，陈皮10g，茯苓10g，香橼10g，佛手10g，砂仁6g（后下），刀豆子10g，当归12g，牛膝12g，肉苁蓉10g，泽泻10g，升麻6g，甘草6g。7剂。水煎服。

处方还原

一诊：全瓜蒌10g，薤白10g，法半夏10g，陈皮10g，茯苓20g，生薏苡仁10g，香橼12g，佛手12g，木香6g，砂仁6g（后下），生白术10g，枳壳10g，竹茹10g，全当归10g，蒲公英10g，火麻仁10g，生甘草6g。7剂。

二诊：2017-08-11

自诉服药20分钟后，胃胀痛有缓，然大便仍4~5日一行，睡眠改善，胃部有觉舒缓明显，心情较前舒畅，脉弦滑已改善，舌红，苔中根仍腻微黄，较前有减，守原方续服。

处方：原方7剂，续服。

三诊：2017-08-18

药后第二天排便，自觉产气较多，至周二复胃脘胀满，大便不行，尺脉渐起，舌红苔两侧有泡沫，舌中根腻微黄，守原方微调，加济川煎。

处方：全瓜蒌10g，薤白10g，法半夏10g，陈皮10g，茯苓20g，生薏苡仁15g，木香6g，砂仁6g（后下），生白术30g，枳实10g，肉苁蓉10g，升麻6g，泽泻10g，蒲公英10g，厚朴10g，火麻仁10g，生甘草6g，乌药20g，百合10g。7剂。

四诊：2017-08-25

药后第二天排便，至周三大便不行，胃脘胀满明显缓解，但无排气，脉来和缓，微滑，苔两侧泡沫有减，苔仍微黄腻，守原微调。

去肉苁蓉，加沉香曲3g，大腹皮10g，7剂。

五诊：2017-09-01

周一颈椎不适，头晕恶心腹泻，后未大便，自觉腹中行气，少腹胀满不适，胃脘部较明显，脉来和缓，舌两侧泡沫已无，苔薄黄腻。

处方：上方加葛根20g，7剂。

六诊：2017-09-08

本周每日都有大便得行，虽量少，但腹胀基本未作，脉来和缓微滑，舌苔微黄腻。上方去升麻，改为荷叶10g。

七诊：2017-09-15

本周情况良好，与上周类似，每日大便一次，但量少，面色渐有光泽，脉来和缓，舌苔减退，中根部仍微黄腻，守方微调（腹部产气较多）。

用2017年9月1日方，去升麻、葛根，加荷叶10g，乌药10g。

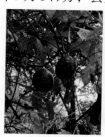
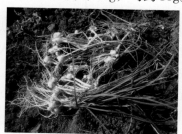

郜老师点按

该患者病情，西医诊断较多，大体可对应于中医内科中的痞满。痞满是由表邪内陷、饮食不节、痰湿阻滞、情志失调、脾胃虚弱等导致脾胃功能失调，升降失司，胃气壅塞而成的，以胸脘痞塞满闷不舒、按之柔软、压之不痛、视之无胀大之形为主要临床特征的一种脾胃病证。

关于痞满，中医相关文献记载很多。

《素问·至真要大论》载："太阳之复，厥气上行……心胃生寒，胸膈不利，心痛痞满。"

《伤寒论·辨太阳病脉证并治下》载："伤寒五六日，呕而发热者，柴胡汤证具，而以他药下之，柴胡证仍在者，复与柴胡汤。此虽已下之，不为逆，必蒸蒸而振，却发热汗出而解。若心下……但满而不痛者，此为痞，柴胡不中与之，宜半夏泻心汤。""心下痞，按之濡，其脉关上浮者，大黄黄连泻心汤主之。""伤寒发汗，若吐，若下，解后，心下痞硬，噫气不除者，旋覆代赭汤主之。""病发于阴而反下之，因作痞。"

《诸病源候论·痞噎病诸候》载："夫八痞者，荣卫不和，阴阳隔绝，而风邪外入，与卫气相搏，血气壅塞不通而成痞也。痞者，塞也。言腑脏滞塞不宣通也。由忧恚气积或坠堕内损所致。其病腹内气结胀满，时时壮热是也。其名有八，故云八痞。"

《医学正传·痞满》载："故胸中之气，因虚而下陷于心之分野，故心下痞。宜升胃气，以血药兼之。若全用利气之药导之，则痞尤甚。痞甚而复下之，气愈下降，必变为中满鼓胀，皆非其治也。"

《证治汇补·痞满》载："大抵心下痞闷，必是脾胃受亏，浊气夹痰，不能运化为患。初宜舒郁化痰降火，二陈、越鞠、芩、连之类；久之固中气，参、术、苓、草之类，佐以他药。有痰治痰，有火治火，郁则兼化。若妄用克伐，祸不旋踵。又痞同湿治，唯宜上下分消其气，如果有内实之症，庶可疏导。"

《类证治裁·痞满》载："伤寒之痞，从外之内，故宜苦泄；杂病之痞，从内之外，故宜辛散……痞虽虚邪，然表气入里，热郁于心胸之分，必用苦寒为泻，辛甘为散，诸泻心汤所以寒热互用也。杂病痞满，亦有寒热虚实之不同。"

从文献记载来看，痞满的根本原因还在于不通，但不通的原因有很多。本案患者，究其病机，当属痰湿阻滞。脾胃失健，水湿不化，酿生痰浊，痰气交阻于胃脘，则升降失司，胃气壅塞，而成痞满。正如《兰室秘藏·中满腹胀》所载："脾湿有余，腹满食不化。"

　　但寒热属性如何把握呢？因其"得温徐减，得寒加重"，故认为是有寒湿在内，治之则当以温化为法。而痞坚之处，必有伏阳，故方中加蒲公英20g，寒热并调而收效。患者腹胀难忍，本以为都没办法喝下去药，抱着试试看的心态进行治疗，谁料初次服药后20分钟胀感即明显缓解，因而一下增长了信心。对于便秘的情况，二诊时合用济川煎，后因其气滞明显，故以行气导滞为法，守方七诊而收效。

感觉总是烧心泛酸怎么办

这年春节回老家，隔壁奶奶带着儿子来了。原来小伙子年纪轻轻，却因为喝酒而落下了胃病，医院检查结果为胆汁反流性胃炎。经常有烧心泛酸的感觉，胃里也胀胀的，很是难受，吃不下饭，最近小伙子都瘦成一根麻秆了。老母亲很是着急，想看看中医有什么办法。

案例回放

王某，男，28岁，初诊：2016年春节。胆汁反流性胃炎病史。刻下：不时有烧心泛酸，咽干口燥，胃脘胀闷，波及两胁胀疼。舌红苔少，脉细数。

学生处方

方一

患者因饮酒引发胃病，耗伤胃阴，虚热内生，舌脉可见舌红、苔少、脉细数。阴液不足，故不能向上滋润口咽，而见咽干口燥。烧心泛酸，又兼见胃脘及两胁胀痛，此气机不畅之征。治以养阴益胃，和中止痛。益胃汤合芍药甘草汤加减。

拟方：沙参9g，麦冬15g，冰糖3g，细生地15g，玉竹（炒香）4.5g，白芍药12g，甘草12g，柴胡4g。7剂，水煎服。

方二

从患者舌、脉分析，愚以为此是阴虚火旺之证，定位在肝、胆、胃。肝经自病，则胁肋胀痛。胃喜润恶燥，其气以降为顺。肝气犯胃则胃失和降，故不时有烧心泛酸之感。胃之阴津不足，不能滋润口咽，则口咽干燥。肝胃不和，气机不畅，则胃脘胀闷不舒。治宜滋阴理气泻火。

拟方：法半夏12g，全瓜蒌30g，薤白12g，南沙参10g，玉竹10g，枳实10g，竹茹10g，茯苓12g，白术12g，葛根20g，黄连12g，吴茱萸3g，生甘草6g。7剂，水煎服。

方三

吾以为胆汁反流性胃炎，其病在胃，其因在胆，其源在肝，治疗总则应以疏肝利胆、和胃降逆为主。具体到本案，患者胃阴亏虚症状明显，故还需养阴生津。

拟方：生地黄12g，玄参12g，海螵蛸（乌贼骨）12g，煅瓦楞子12g，麦冬9g，佛手9g，绿萼梅9g，柴胡6g，白芍6g，法半夏6g，陈皮6g，砂仁6g，川黄连3g，炙甘草6g。7剂，水煎服。

方四

叶天士曰：酒客里湿素盛。患者因饮酒落下宿疾，伤及脾胃，则中焦不运，胃脘胀闷，四维升降失常，轴不运则轮不行，所以波及肝胆，两胁胀痛，刻下舌红、少苔、脉细数，是里有热而胃气损，法当和胃健脾，以通为用，拟理气导滞，健脾和胃。

拟方：生芪25g，沙参12g，白术12g，茯苓6g，木香12g，蒲公英20g，姜半夏6g，黄芩12g，枳实6g，厚朴6g，大枣3枚，甘草12g。5剂，水煎服。

方五

患者饮酒滋生湿热，湿热内蕴，致胆腑气血蕴滞、肝胆郁热，进而犯胃致胃失和降。由咽干口燥、舌红少苔、脉细数可知，湿热日久，耗伤津液而阴虚。肝胆疏泄失常，胆液不循胃气下降，反随胃气上逆，故有胆汁反流性胃炎。治以疏肝利胆清热，和胃降逆滋阴。

拟方：柴胡10g，枳壳15g，陈皮10g，白芍药12g，沙参10g，麦冬10g，半夏10g，竹茹10g，甘草6g。7剂，水煎服。

处方还原

处方：生地黄10g，沙参20g，枸杞10g，麦冬10g，当归10g，炒川楝子6g，香橼15g，佛手15g，陈皮10g，青橘叶10g，蒲公英20g，焦三仙10g。7剂，水煎服。

服药后效果佳，诸症皆缓，守方再服而痊愈。

郜老师点按

首先从舌脉可知，该患者属于胃阴不足，这一点很容易把握，所以养阴和胃肯定当为其治，这一点是毋庸置疑的。

同时，患者症见两胁胀疼，因肝居胁下，其经脉布于两胁，又见烧心泛酸、咽干口燥、胃脘胀闷之症，分析得知，该患者总以肝郁阴虚为其病机，在滋养胃阴的同时还当疏肝解郁，故以一贯煎加减，滋阴疏肝为治。一贯煎出自《续名医类案》卷十八，指出其主治范围："胁痛，吞酸，吐酸，疝瘕，一切肝病。"

而张山雷在《中风斠诠》中指出："凡胁肋胀痛，脘腹搪撑，多是肝气不疏，刚木恣肆为病。治标之法，每用香燥破气，轻病得之，往往有效。然燥必伤阴，液愈虚而气愈滞，势必渐发渐剧，而香药、气药不足恃矣。若脉虚舌燥，津液已伤者，则行气之药，尤为鸩毒。柳州此方，虽从固本丸、集灵膏二方脱化而来，独加一味川楝，以调肝气之横逆，顺其条达之性，是为涵养肝阴第一良药。凡血液不充，经脉窒滞，肝胆不驯，而变生诸病者，皆可用之。苟无停痰积饮，此方最有奇功……治肝胃病者，必知有此一层理法，而始能觉悟专用青、陈、乌、朴、沉香、木香等药之不妥。且此法因不仅专治胸胁脘腹揸撑胀痛已也，有肝肾阴虚而腿膝酸痛，足软无力，或环跳髀枢足跟掣痛者，是方皆有捷效。故亦治痢后风及鹤膝、附骨环跳诸证……口苦而燥，是上焦之郁火，故以川楝泄火。楝本苦燥，而入于大剂养液队中，反为润燥之用，非神而明之，何能辨此？"

值得注意的是，该患者这种肝气郁滞证候，往往会见到胃脘胀闷之症，这时不可以使用木香、青皮、枳实、厚朴之类的理气行气之品，此类香燥之品反易耗伤阴液，不甚恰当。而应该用一些轻清灵动之品，做到理气而不伤阴，如香橼、佛手、青橘叶、玫瑰花等等，像玲玲同学用的绿萼梅就是很好的选择。

方歌助记

一贯煎

一贯煎中用地黄，沙参杞子麦冬襄，
当归川楝水煎服，阴虚肝郁是妙方。

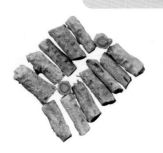

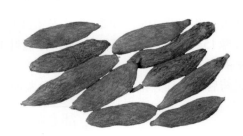

纠结……到底该补气还是应该清火呢

　　杨奶奶来到诊室，唉声叹气，原来是在发愁一件事。她最近一直不想吃饭，浑身没劲，想用点人参补一补，可是一补麻烦了，牙又疼了，那能不能再吃点泻火药呢？她也很想弄清楚，自己到底是该补气，还是该清火呢？

案例回放

　　杨某，女，75岁，2017年4月29日初诊。平素食欲不振，纳谷不馨，气短乏力。牙痛时作，口干欲饮，然不能饮多，手心发干，胸前区时有牵痛。舌苔白厚腻，脉寸关滑。

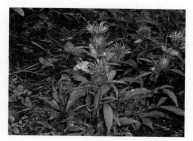

学生处方

方一

　　患者苔白厚腻，脉寸关滑，平素食欲不振，纳谷不馨，为湿阻中焦，脾失健运之征；湿浊阻滞于中焦，中气下陷，失于震慑，阴火上乘，而致口干不甚渴饮，手心发干；患者平素稍食人参则牙疼易作，丹溪有云：气有余便是火，阳明经循齿龈，阴火循经上乘，则时作牙疼。主以升阳健脾，镇纳阴火，兼以燥湿化浊。

　　拟方：生黄芪15g，炒白术10g，柴胡10g，党参15g，升麻10g，黄连6g，陈皮15g，茯苓15g，瓜蒌6g，焦三仙各10g，生甘草6g。7剂，日一剂，分温再服。

方二

　　患者舌苔白厚腻，脉寸关滑，由舌脉可知此为湿痰阻滞中焦。由此致中焦脾胃受纳运化失司，胃不受纳则食欲不振，纳谷不馨。脾运化不及则津液生成不足，气短乏力。且水液积聚成痰湿，津液不足则欲饮，然痰湿积聚则又不可多饮。津不足，肺难以输精于皮毛，故手心发干。阴虚生内火，则牙疼时作。

拟方：厚朴10g，苍术10g，白术10g，陈皮10g，升麻6g，黄连9g，竹茹10g，枳壳10g，地龙10g，泽泻10g，山药20g，薏苡仁20g，炙甘草6g。7剂，水煎服。

方三

患者舌苔白厚腻，多为中焦脾胃阳气不振以致湿浊痰积之候，加之其寸关脉滑，知其为痰饮中阻无疑。牙痛多与手足阳明及肾有关，结合其口干欲饮、手心发干等症状，知患者还有阴虚火旺之状，治疗应健脾化湿，滋阴降火兼以生津。

拟方：茯苓15g，苍术、白术各9g，升麻6g，当归6g，沙参6g，生地黄6g，麦冬6g，陈皮6g，半夏6g，黄连3g。7剂，水煎服。

处方还原

一诊处方：党参6g，生白术10g，升麻6g，柴胡6g，茯苓20g，泽泻10g，陈皮10g，法半夏10g，生苡仁20g，全瓜蒌10g，薤白10g，黄连5g，黄芩5g，蒲公英10g，炙甘草6g。7剂。

二诊：2017-05-06

未见患者，据述症状有所好转，牙痛不作，食欲好转，守方。

党参6g，生白术10g，升麻6g，柴胡6g，茯苓20g，泽泻10g，陈皮10g，法半夏10g，生苡仁20g，全瓜蒌10g，薤白10g，黄连5g，黄芩5g，蒲公英10g，炙甘草6g。7剂。

三诊：2017-05-13

诸症皆缓，乏力、口干、食欲不振均有明显改善。舌苔薄白（初诊时厚腻），脉象和缓，已不见滑象。

党参6g，生白术10g，升麻6g，柴胡6g，茯苓20g，陈皮10g，法半夏10g，生苡仁20g，全瓜蒌10g，薤白10g，石膏10g，蒲公英10g，神曲10g，炒麦芽10g，炙甘草6g。7剂。

随访，自觉体力增，食欲佳，也未见上火牙疼不适。

温馨提示：请在医嘱指导下使用相关方药。

郜老师点按

可以看出，本例患者非常符合阴火旺盛的表现，因此治疗时不可单纯清热，也不可单纯补脾，直接使用李东垣补脾胃泻阴火的方法，同时合新安王氏医家的瓜蒌薤白半夏汤而取显效。

著名脾胃大家李东垣提出了"阴火"的概念，认为阴火的产生是以脾胃虚衰、元气耗损、虚阳亢奋为基础，因为"火与元气不两立，一胜则一负"，所以阴火一旦产生，可影响或导致心肾等多个脏腑的功能紊乱，正所谓"脾胃一伤，五乱互作"。如阴火上冲于肺，则气高而喘，烦热，渴而脉洪；如阴火灼伤阴血，心无所养，则心乱而烦；如肝火夹心火妄行，则胸胁痛，口苦舌干，往来寒热而呕，或多怒，淋溲，腹中急痛；如肾中伏火则躁烦不欲去衣，足不任身，脚下隐痛；如阴火夹冲、任、督脉之气上逆，则上冲头面，可见火热独燎其面，头痛项强，蒸蒸躁热，或见五官九窍积热等症。

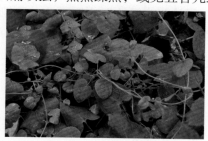

脾胃内伤的临床表现虽然多种多样，但有两个突出特点：一是发热过程中均兼有脾胃虚衰、元气耗损的气虚症状；二是药应问题，即阴火证用寒凉药，一服必有腹泻腹痛。东垣反复告诫"大忌苦寒之品损其脾胃"，必须用黄芩、黄连、黄柏等药时，常冠以"少加"和"从权"，且苦味药多用酒洗的炮制方法。李东垣所创立的补脾胃泻阴火升阳汤（黄芩、黄连、石膏、柴胡、升麻、羌活、人参、苍术、黄芪、甘草），用于治疗阴火炽盛、脾胃气虚证，是其益气与泻火并重的代表方。

总结"内伤热中证"用药特点如下。

1.补脾胃之气药：黄芪、人参、白术、炙甘草。

2.升阳药：葛根、升麻、柴胡、防风、独活、羌活。

3.泻火药：黄连、黄柏。

4.祛湿药：猪苓、茯苓、泽泻。

5.燥湿药：苍术。

小伙伴们基本都能认识到该患者证型的复杂性，但处方用药上尚需斟酌，其实李东垣先生已经为我们总结好了一套完善的理论和用药规则。而且这类患者对药物一般比较敏感，各类药物在剂量上均以轻灵为主，剂量不宜过大，尤其是清热药和升阳药之用量多控制在6g以下。

方歌助记

瓜蒌薤白半夏汤

瓜蒌薤白半夏汤，祛痰宽胸效显彰，
三味再加酒同煎，宽胸散结又通阳。

为什么总是想干呕

一位男性患者戴着帽子，懒懒地走进诊室，从他发黄发黑的脸色就看得出胃不是很好，果然，问诊当中还不时干呕恶心。刚刚当了二宝爸的喜悦之情还没持续几天，患者身体便感觉不舒服，想想身上的重担，赶紧来求医啦。

案例回放

李某，男，37岁，2018年12月22日初诊。

自觉体虚，怕冷，精神差，当脘作胀，恶心欲呕，头晕犯困，面色黧黑。舌苔白厚腻，双尺脉不足，寸关滑。

辨为寒湿困脾，痰饮内生，方用香砂六君合良附丸加减。

处方：木香6g，砂仁6g（后下），党参6g，茯苓15g，生白术10g，炙甘草6g，陈皮10g，法半夏10g，高良姜6g，香附10g，蒲公英10g，薤白10g，厚朴10g，苏梗10g，天麻10g。7剂。

2018年12月29日二诊。

自觉体力明显改善，当脘作胀，恶心干呕，前2日有缓，但后又反复。苔白腻较前有减，脉尺不足，左寸关仍滑，头晕犯困基本不作，面色较前明快。

处方：木香6g，砂仁6g（后下），党参6g，茯苓15g，生白术10g，陈皮10g，法半夏10g，高良姜6g，香附10g，大腹皮10g，百合20g，乌药10g，苏梗10g，藿香10g，蒲公英10g，炒苡仁10g，葛根15g，炙甘草6g。7剂。

另：藿香、百合、白蔻仁、苏叶（代茶饮）。

2019年1月5日三诊。

诸症皆缓，体力恢复，头晕基本不作，面色明快，当脘作胀亦明显改善。苔白腻较前减，脉尺不足，寸关缓。自觉手足已温。

处方：木香6g，砂仁6g（后下），党参6g，茯苓15g，生白术10g，陈皮10g，法半夏10g，高良姜6g，香附10g，百合20g，乌药10g，蒲公英10g，葛根15g，炒苡仁15g，桂枝6g，白芷6g，炙甘草6g。7剂。

2019年1月12日四诊。

诸症皆缓，较为平稳，苔白腻续减，尺脉起，脉和缓。自觉手足已温，形如常人。

守方再服7剂，每日1次，以固疗效。

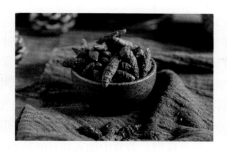

郜老师点按

该患者正值壮年，应该精力旺盛才对，然而自觉体虚，怕冷，精神差，均反映了其阳气不足的病机。《内经》云："阳气者，若天与日。""精则养神。"阳气不足，故精神不佳，头晕犯困。阳气不足，运化无力，清气不升，浊阴不降，故当脘作胀，恶心欲呕。脏腑定位中，因关脉滑，认为寒湿困脾，当温脾化湿、和降胃气为法。方用香砂六君子汤合良附丸加减。王氏瓜蒌薤白半夏汤，恐瓜蒌伤阳，去除不用；薤白通阳散结，行气导滞；半夏燥湿化痰，降逆止呕。用厚朴、苏梗，亦为温化之法。并加天麻少许。

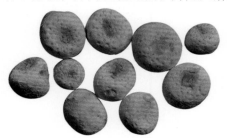

二诊时，患者自觉体力明显改善，诸症有缓，面色较前明快。守方，加入炒苡仁、葛根，用于恢复气机升降，行使升清降浊之功，需要注意的是，此处苡仁需炒用，取其利湿之功而减其寒凉之性。

三诊后，诸症皆平。

四诊，嘱其一日一次用药，以固疗效。

本案中，患者未曾去看西医，采用了纯中药干预。

初诊时，根据舌脉明确其有痰饮在内。关于痰饮的形成，《素问·经脉别论》说："饮入于胃，游溢精气，上输于脾。脾气散精，上归于肺，通调水道，下输膀胱。水精四布，五经并行。"一旦受内外病邪影响而失调，便可使水液运行失常，停聚而成痰饮。

该患者病症应该是脾肾不足而致。《金匮要略》云："病痰饮者，当以温药和之。"此乃治疗痰饮病之大法。盖饮为阴邪，轻则阻遏阳气，重则伤人阳气，其质地清稀，易于停留于人体局部。

饮为阴邪，遇寒则聚，遇阳则行，得温则化。同时阴邪最易伤人阳气，阳气被伤则寒饮难于运行。反之，阳气不虚，温运正常，饮亦自除。所以，治疗痰饮需借助于"温药"以振奋阳气，开发腠理，通调水道。

参其舌脉，故整体用药均以温化为主。香砂六君子益气健脾、行气化痰，良附丸温胃理气。脾阳运化，则饮邪自除，犹"离照当空，阴霾四散"。但回过头来看，该患者双尺脉不足、面色黧黑，若方中加入补肾的药物，可能效果会更好。

大便有黏液是怎么回事

一位五十多岁的女性患者在儿子的陪同下来就诊。原来近几年该患者的肠胃总是不好，大便有黏液，儿子十分担心，为此也去做了肠镜检查，未发现什么不正常的。大便隐血也是阴性。

―――――― **案例回放** ――――――

童某，女，56岁。2019年3月16日初诊。

腹痛腹胀，痛后作泻，泻后痛减，大便有黏液。胃脘食多则胀，嗳气不舒，乏力。脉弦细，舌胖大而淡，苔薄白。

处方：党参6g，茯苓20g，生白术10g，白扁豆10g，陈皮10g，山药15g，莲子10g，砂仁6g，生苡仁20g，藿香10g，炒白芍15g，防风6g，百合30g，乌药10g，仙鹤草30g，桔梗10g，炙甘草6g，蒲公英10g。7剂。

二诊：胃胀、腹痛好转，大便每日一次，黏液仍存，嗳气已无，食欲增，体力增。脉弦，舌质基本正常。自觉浑身轻松，唯药后口干。

处方：党参6g，茯苓20g，生白术10g，白扁豆10g，陈皮10g，山药15g，莲子10g，生苡仁20g，炒白芍15g，防风6g，百合30g，乌药10g，仙鹤草30g，桔梗10g，炙甘草6g，蒲公英10g，玉竹10g，马齿苋10g。7剂。

三诊：诸症皆缓，口亦不干。脉象和缓，舌质正常，舌体微胖，体力增，食欲旺，无胀无痛，大便无黏液。守方而治。

处方：党参6g，茯苓15g，生白术10g，白扁豆10g，陈皮10g，山药15g，莲子10g，生苡仁15g，炒白芍12g，防风6g，百合30g，乌药10g，仙鹤草20g，桔梗10g，炙甘草6g，蒲公英10g，马齿苋10g。7剂。

药后随访，无明显不适，遂停药，嘱咐饮食以清淡为主，忌生冷、油腻、辛辣，同时注意调节心情。

―――――― **学子感悟** ――――――

小苗苗：患者嗳气不舒，脉弦，是肝郁的表现。乏力，泄泻伴有黏液，舌胖大而淡，苔薄白，是脾虚的表现。整体来看，患者是典型的脾虚肝郁泄泻。木克土，肝克脾，现在脾土虚，肝木会乘脾土。《内经》有云："气有余，则制己所胜而侮所不胜；其不及，则己所不胜侮而乘之。"故治疗上应该补脾柔肝，祛湿止泻。处方用痛泻要方。

小晴晴：食多则胃脘胀、乏力，说明脾气虚，运化失司。脉弦细、舌胖大而淡、苔薄白，示脾虚水饮内停。泻必腹痛、泻后痛减，乃脾虚肝实之故。大便黏液：大肠主津，考虑肠道疾病（肺与大肠相表里）。治疗用补脾气、化水饮、宣肺气、柔肝止痛之方药，痛泻要方加白扁豆、山药、茯苓、桂枝、桔梗、甘草。《医方考》云："泻责之脾，痛责之肝；肝责之实，脾责之虚。脾虚肝实，故令痛泻。"其特点是泻必腹痛，泻后痛缓。

小怡怡：辨为脾胃阳虚，痰湿中阻。腹痛腹胀，痛而泻，泻后痛减，此为脾胃运化功能失常，"清气在下，则生飧泄，浊气在上，则生䐜胀"；胃脘食多而胀，嗳气不舒，皆因痰饮内生，中阳不振，气机郁滞；脾胃为气血生化之源，化生不足，则身体乏力；脉弦细，舌胖大而淡，苔薄白，也印证了上述病症。治用异功散（人参、白术、茯苓、甘草、陈皮）。

小萍萍：脾胃气虚，湿阻中焦。治疗当化湿和中，益气健脾，和胃降逆。方药用香砂六君子汤（砂仁、木香、人参、茯苓、陈皮、白术、半夏、甘草）。

郜老师点按

本案患者大便有黏液，大便常规和肠镜检查都正常，所以就不用过多担心啦。中医认为黏液便还是和湿有关。《素问·阴阳应象大论》之"湿盛则濡泻"，指湿气偏胜而出现泄泻。脾喜燥恶湿，湿气内盛则脾阳受遏，运化水液功能失调，故见大便泄泻等症。因此，针对脾虚湿盛，我们可以使用经典的参苓白术散。

但本案患者病程日久，似乎不仅仅是湿邪为患这么单一。痛后作泻，泻后痛减，脉象弦细，这些表现不禁让我们联想到一个方剂，那就是痛泻要方。痛泻要方具有调和肝脾、补脾柔肝、祛湿止泻之功效，主治脾虚肝旺之泄泻，常见肠鸣腹痛，大便泄泻，泻必腹痛，泻后痛缓。临床常用于治疗急性肠炎、慢性结肠炎、肠易激综合征等属于肝旺脾虚者。

同时，大家可以看到方中有仙鹤草和桔梗，此是取国医大师朱良春教授仙桔汤之方义。原方组成为仙鹤草、桔梗、木槿花、白术、白芍、木香、槟榔、乌梅炭、白头翁。

朱良春先生说："慢性泄泻，迭治不愈，缠绵难解者，辨证往往有脾虚气弱的一面，又有湿热滞留的存在，呈现虚实夹杂的征象，所以在治疗上，既要补脾敛阴，又须清化湿热，才能取得效果，余之仙桔汤即据此而设，主治脾虚湿热型慢性泄泻。适用于久泄便溏，夹有黏冻，纳呆肠鸣，腹胀乏力，苔腻舌尖红，脉象细濡等症，包括过敏性结肠炎、溃疡性结肠炎、慢性痢疾急性发作者。

"其中，仙鹤草除善止血外，并有治痢、强壮之功。《滇南本草》载'治赤白痢'。个人体会，本品不仅可治痢，还能促进肠吸收功能的恢复，而对脾虚湿热型慢性泄泻最为有益，可谓一药数效。《别录》载'利五脏肠胃，补血气，温中消谷'；《大明》载'养血排脓'；《本草备要》载治'下痢腹痛'。久泻用其排脓治痢，凡大便溏泻夹有黏冻者，用桔梗甚效。

"白术、木香健脾调气；白芍、乌梅、甘草酸甘敛阴，善治泄泻而兼腹痛者，腹痛甚者可加重白芍、甘草之用量，白芍用至15～30g。白槿花甘平，清热利湿，凉血，对下焦湿热能迅速改善症状。槟榔本是散结破滞、下滞杀虫之药，小量则善于行气消胀，对腹泻而腹胀较甚者，芩、连宜少用、暂用，因苦寒之味，过则伤脾，损阳耗阴，久泻脾虚者尤需注意。白头翁配白槿花，可增强清泄湿热之效而无弊端。

"脾虚湿热之久泻，处理不当，往往顾此失彼。甘味健脾之品，过则助湿生热；苦寒燥湿之属，重则伤阳损阴。仙桔汤补泻并施，有健脾敛阴、清泄湿热之功，对虚实夹杂之症，既不壅塞恋邪，亦无攻伐伤正之弊。

"本方桔梗伍槟榔，升清降浊；槟榔伍乌梅炭，通塞互用；木香伍白芍，气营兼调。方中无参、芪之峻补，无芩、连之苦降，无硝、黄之峻猛，盖肠道屈曲盘旋，久痢正虚邪伏，湿热逗留，一时不易廓清，进补则碍邪，攻下则伤正，故宜消补兼行，寓通于补，始于病机吻合。"

而百合、乌药的使用，则是取自焦树德老先生治胃病时用三合汤、四合汤之经验，其中就有百合汤，其组成为百合、乌药。

《神农本草经》中载："百合，味甘平，主邪气腹胀心痛。"缪希雍《本草经疏》亦谓："百合得金之气，而兼天之清和，故味甘平亦应寒……解利心家之邪热，则心痛自瘳。"陈修园亦谓："百合，合众瓣而成，有百脉一宗之象。其色白而入肺，肺主气，肺气降而诸气俱调。"《医学从众录》则认为百合有治心腹疼痛之功，其关键在于百合入手太阴肺经，能降肺气。肺为诸气之总司，肺气得降则诸气皆调。且百合甘润微寒，兼清热；乌药辛温，行气止痛，《本草从新》谓其能"疏胸腹邪逆之气，一切病之属气者皆可治"。两药相配，一凉一温，柔中有刚，润而不滞，故对胃脘部的气痛、热痛均宜。

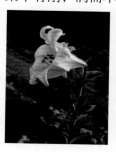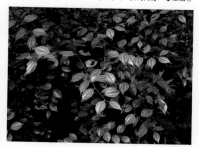

因此，针对本案患者病情，综合了参苓白术、痛泻要方、仙桔汤、百合汤四首方义，当然根据实际病情，具体应用时都做了加减，努力做到"师其法而不泥其方"，如此方能在临床中做到灵活变通，取得更好的疗效。

腹泻一定是虚吗

高考结束啦，一位父亲带着孩子来到诊室，"郜医生，您看下孩子是不是太虚了，高考结束了，赶紧给孩子快看看，要不以后一个人去外地上大学了，可怎么办？"言语中流露出父亲的担忧。原来，孩子高三毕业，一直学习很紧张压力很大，每天都拉肚子，有时一天要有三次，孩子瘦瘦的，看着确实很虚的样子，到底是不是虚呢？

案例回放

李某，男，19岁。2020年7月14日初诊。

大便不成形一年余，日行1～3次，无压痛，嗳气频作。有鼻炎病史，双侧鼻甲肥大，左侧尤甚。流涕，咽后壁红。舌质红，苔根厚、腻微黄，脉弦。四诊合参，原来患者并不属于虚证，实为肝脾不和，郁而化火。治用葛根芩连合痛泻要方加减。

处方：葛根15g，炒黄芩6g，生黄连3g，陈皮10g，炒白芍20g，防风8g，生白术10g，仙鹤草15g，桔梗10g，旋覆花10g(包)，苍术10g，炙甘草6。7剂。

2020年7月21日二诊

服前药后，大便基本正常，一日一行，成形，嗳气有缓。鼻涕无好转，鼻甲仍肥大，咽红，舌质红，苔腻有减，脉弦，上方加苍耳子散。

加辛夷8g，白芷8g，苍耳子8g，生苡仁20g。7剂

2020年7月28日三诊

服前药后，进一步好转，较为稳定，大便一日一行，嗳气偶发，右侧鼻甲仍大，不红，涕白，咽红。舌尖红，苔根腻，微黄，脉弦，气色渐佳。守方。

7月21日方去仙鹤草、桔梗，加鱼腥草10g，灯心草5g，绿梅花10g。14剂。

2020年8月15日四诊

服前药后，消化道症状已基本痊愈，鼻炎有缓解，但仍有反复，流涕色白，鼻甲大，舌尖红，苔微腻，舌中根厚，脉弦。

处方：苍术10g，辛夷10g，白芷10g，藿香10g，苍耳子8g，鱼腥草15g，黄芩10g，生地黄15g，紫荆皮10g，赤芍15g，丹皮10g，生薏仁20g，茯苓20g，生白术10g，绿梅花8g，生甘草6g。14剂。

随访，诸症平稳，孩子被某医科大学录取，去外地上学，父亲现在放

心啦！

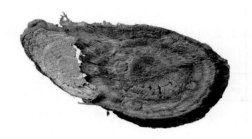
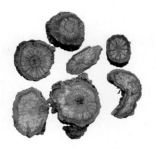

郜老师点按

　　慢性腹泻指排便次数明显超过平时排便习惯的次数，粪质稀薄，水分增加。每日排便次数超过3次，可含有未消化食物，或带有黏液、脓血，常伴有腹痛、排便急迫感、肛门不适及排便失禁等。一般病程超过4周。慢性腹泻是临床常见的消化系统疾病症状。在消化专科的门诊患者中8%～15%的患者以慢性腹泻为主诉就诊。慢性腹泻的病因复杂，常迁延不愈。

　　中医治疗腹泻是非常有效的，尤其是对于慢性腹泻，中医中药治疗不仅有效，而且有自己突出的优点。《黄帝内经》称本病证为"鹜溏""飧泄""濡泄""洞泄""注下""后泄"等等，且对本病的病机有较全面的论述，如《素问·生气通天论》曰："因于露风，乃生寒热，是以春伤于风，邪气留连，乃为洞泄。"《素问·阴阳应象大论》曰："清气在下，则生飧泄。""湿胜则濡泻。"《素问·举痛论》曰："寒气客于小肠，小肠不得成聚，故后泄腹痛矣。"《素问·至真要大论》曰："诸呕吐酸，暴注下迫，皆属于热。"说明风、寒、热、湿均可引起泄泻。《医宗必读·泄泻》则在总结前人治泻经验的基础上，提出了著名的治泻九法，即淡渗、升提、清凉、疏利、甘缓、酸收、燥脾、温肾、固涩，其论述系统而全面，是泄泻治疗学上的一大发展，其实用价值亦为临床所证实。

　　该病经四诊合参，尤其是根据舌质红、苔根厚腻微黄、脉弦，判断患者并不属于虚证，实为高考压力较大，肝脾不和，郁而化火。方用葛根黄芩黄连汤合痛泻要方加减。葛根黄芩黄连汤是治疗湿热泄泻的常用方剂，方中葛根升清止泻，黄芩、黄连苦寒清热燥湿，甘草甘缓和中。痛泻要方，调和肝脾，重用白芍养血柔肝，白术健脾补虚，陈皮理气醒脾，防风升清止泻。仙鹤草、桔梗取仙桔汤方意。仙鹤草除善止血外，并有治痢、强壮之功，《滇南本草》载"仙鹤草治赤白痢下"，因此，本品不但可治痢下赤白，还能促进肠吸收功能的恢复，对慢性泄泻亦有效。旋覆花主要针对患者嗳气频作而设，另加苍术燥湿，因"湿胜则濡泻"。

二诊，患者明显好转，后加苍耳子散以治疗鼻炎。三诊舌尖红，加灯心草导热下行，绿梅花调肝疏肝。四诊，消化道症状已基本痊愈，改治鼻咽，兼顾脾胃。后诸症平稳，孩子也顺利去医科大学上学了，父亲现在放心啦！

文献延伸

1.《素问·阴阳应象大论》曰："清气在下，则生飧泄。""湿胜则濡泻。"

2.《素问·至真要大论》曰："诸呕吐酸，暴注下迫，皆属于热。"

3.《景岳全书·泄泻》曰："泄泻之本，无不由于脾胃。"

4.《古今医鉴·泄泻》曰："夫泄泻者，注下之症也。盖大肠为传导之官，脾胃为水谷之海，或为饮食生冷之所伤，或为暑湿风寒之所感，脾胃停滞，以致阑门清浊不分，发注于下，而为泄泻也。"

5.《医学入门·泄泻》："凡泻皆兼湿，初宜分理中焦，渗利下焦，久则升提，必滑脱不禁，然后用药涩之。其间有风胜兼以解表，寒胜兼以温中，滑脱涩住，虚弱补益，食积消导，湿则淡渗，陷则升举，随证变用，又不拘于次序，与痢大同。且补虚不可纯用甘温，太甘则生湿，清热亦不可太苦，苦则伤脾。每兼淡剂利窍为妙。"

为什么感觉体内有游走的包块

一位女儿陪着妈妈来到诊室，原来妈妈有个奇怪的感觉，不时感觉体内有个包块，自上而下游走，检查也没发现啥问题。当然最主要还是胃不舒服，想来看看中医。

案例回放

王某，女，58岁。2019年2月24日初诊。

有浅表性胃炎病史，食欲不振，烧心泛酸，胃脘胀满，时有包块游走感觉，体检无异常。时有心慌不适。大便色黑，嘱查便常规。脉沉缓，结代脉，左脉弦。舌淡苔黄腻，中间为重。痰气交结，以通为顺。

处方：全瓜蒌10g，薤白10g，法半夏10g，陈皮10g，香橼10g，佛手10g，枳壳10g，厚朴10g，黄连3g，吴茱萸2g，蒲公英20g，煅瓦楞子20g，醋柴胡10g，黄芩10g，玫瑰花6g，炙甘草6g。7剂。

2019年3月10日二诊。

服药7剂后，自觉烧心泛酸好转，胀满改善，有时下午自觉心慌、腿软、汗出，舌淡苔薄白（上黄腻）；脉象起，右寸关略滑，双尺不足；大便仍黑，未查便常规。

上方微调。

处方：全瓜蒌10g，薤白10g，法半夏10g，陈皮10g，香橼10g，佛手10g，枳壳10g，厚朴10g，蒲公英20g，百合10g，乌药10g，丹参10g，玫瑰花6g，焦山楂10g，炙甘草6g。7剂。

2019年3月31日三诊。

药后诸症皆平，未再有包块游走的感觉，大便颜色亦黄，脉象缓和，舌淡苔薄白（基本正常）。守3月10日方。焦山楂改谷芽、麦芽各6g，10剂。

随访病情平稳，未再服药。

郜老师点按

慢性浅表性胃炎是胃黏膜呈慢性浅表性炎症的疾病，为消化系统常见病，属慢性胃炎中的一种。患者可有不同程度的消化不良症状，如进食后上腹部不适、隐痛，伴嗳气、恶心、泛酸，偶有呕吐。

本案患者素有浅表性胃炎病史，故有食欲不振、烧心泛酸、胃脘胀满等症状，而患者自己所描述的时有包块游走的感觉，体检无异常，应该是中医所说的肝气内窜。

古语有云："百病多由痰作祟，怪病从痰治。"诸种痰证，皆因外感风寒六淫之邪，或由内伤七情、饮食之患，致使气逆液浊，津液停滞凝结所致。中医理论特别强调"痰"的影响，很多怪毛病，中医都可以从"化痰"的角度来治疗，往往能获得意想不到的疗效。

患者左脉弦，提示有肝气郁结。因此可以从肝论治。脉沉缓，脉结代，故而时有心慌不适。舌淡苔黄腻（中间为重），当是痰气交结，郁而化火。故总体治疗思路当以通为顺，疏肝理气以化痰解郁。处方以新安王氏医学经验方瓜蒌薤白半夏汤为主，辛能通阳散结、散寒通痹，苦能降气化痰、涤荡秽浊，合用则辛开苦降，通阳除痹，并可治胸痹、心痛，缓解其心慌不适。蒲公英亦为王氏医家治疗胃病的常用药物，现代研究表明其还具有抗幽门螺杆菌及保护胃黏膜的作用。黄连、吴茱萸，乃左金丸之意，有泻肝火、开痞结之功效。醋柴胡、黄芩、玫瑰花疏解肝气郁结，陈皮、半夏、香橼、佛手、枳壳、厚朴理气化痰。二诊时，痰热之象明显减轻，自觉烧心泛酸好转，胀满改善。故上方去左金丸，加百合乌药汤，出自陈修园《时方歌括》，原方主治"心口痛，服诸药不效者，亦属气痛"。原方百合一两，乌药三钱，重在通气和血。

三诊药后诸症皆平，服药期间未再有包块游走的感觉，大便颜色亦恢复正常，舌脉如常。随访症情平稳，故未再服药。

对于本案患者所描述的包块游走感，医者并未将其作为一个主症来考虑，而是整体四诊合参，判定病性病位，使肝气疏达，气顺痰消，则诸症自除。

文献延伸

[痰饮文献]

1.凡痰之为患，为喘为咳，为呕为利，为眩为晕，心嘈杂，怔忡惊悸，为寒热痛肿，为痞隔，为壅塞，或胸肋间辘辘有声，或背心一片常为冰冷，或四肢麻痹不仁，皆痰饮所致。善治痰者，不治痰而治气，气顺则一身之津液亦随气而顺矣。（《丹溪心法》）

2.痰饮，湿病也。经曰：太阴在泉，湿淫所胜，民病饮积。又曰：岁土太过，时雨流行，甚则饮发。又曰：土郁之发，太阴之复，皆病饮发。《内经》论痰饮，皆因湿土，以故人自初生，以至临死，皆有痰，皆生于脾，聚于胃，以人身非痰不能滋润也。而其为物则流动不测，故其为害，上至颠顶，下至涌泉，随气升降，周身内外皆到，五脏六腑俱有。试罕譬之，正如云雾之在天壤，无根底，无归宿，来去无端，聚散靡定，火动则生，气滞则盛，风鼓则涌，变怪百端，故痰为诸病之源，怪病皆由痰成也。(《杂病源流犀烛》)

[左金丸]

1.《医方集解》曰：此足厥阴药也。肝实则作痛，心者肝之子，实则泻其子，故用黄连泻心清火为君，使火不克金，金能制木，则肝平矣；吴茱萸辛热，能入厥阴肝，行气解郁，又能引热下行，故以为反佐。一寒一热，寒者正治，热者从治。

2.《古方选注》曰：经脉循行，左升右降，药用苦辛肃降，行于升道，故曰左金。吴茱萸入肝散气，降下甚捷；川黄连苦燥胃中之湿，寒胜胃中之热，脏恶热而用热，脏恶寒而用寒，乃损其气以泄降之，七损之法也。当知可以治实，不可以治虚。若误论虚实而用之则误矣。

3.《医宗金鉴》胡天锡曰：此泻肝火之正剂。独用黄连为君，以实则泻子之法，以直折其上炎之势；吴茱萸从类相求，引热下行，并以辛温开其郁结，惩其扞格，故以为佐。然必木气实而土不虚者，庶可相宜。左金者，木从左，而制从金也。

4.《谦斋医学讲稿》曰：方中黄连入心，吴茱萸入肝，黄连的用量六倍于吴萸，故方解多作实则泻其子，并以吴茱萸为反佐药。我认为肝火证很少用温药反佐，黄连和吴茱萸归经不同，也很难这样解释。从效果研究，以吞酸嘈杂最为明显，其主要作用应在于胃。黄连本能苦降和胃，吴茱萸亦散胃气郁结，类似泻心汤的辛苦合用。故吞酸而兼有痰湿黏涎的，酌加吴茱萸用量，效果更捷。

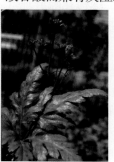
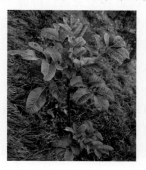

二十多年老胃病

这天，诊室里来了一位老大爷，面带愁容，说自己有二十多年的老胃病，还有肠炎，还有息肉。而且胃一不舒服，好像就连着肠道也不舒服。吃了好多药，有的说脾虚，有的说肾虚，西药也吃了一大把，怎么就不见好。

看了看他的胃肠镜报告单，诊其脉象，大概明白了证情所在。

案例回放

严某，男，65岁。2017年1月7日初诊。

胃炎病史20余年。胃镜提示慢性浅表性胃炎伴糜烂，胃黏膜脱垂。胃息肉氩离子束凝固术（APC术）后。肠镜提示慢性直肠炎、结肠多发息肉。刻下：胃脘隐痛，得热则缓。饮食不节则腹泻，中西医反复治疗多年，效果不显。舌体胖大、边有齿痕。脉左关弦，右关无力而缓。

学生讨论

小振振：患者胃脘隐痛，提示虚证，胃痛得热则缓，说明为寒证；患者饮食不节易腹泻，表明患者脾胃虚弱，脾胃运化功能不好；患者舌体胖大，边有齿痕，右关无力，也提示患者脾虚。综上所述，可辨证为脾胃虚寒，方选香砂六君子。患者左关弦，可加一些佛手、绿梅花疏肝理气之品。

小苗苗：胃脘隐痛，得热则缓。隐痛多是虚证，得热则缓多是寒证、阳虚。饮食不节则腹泻，说明脾的运化功能、胃的受纳功能、大肠传导功能失司；舌体胖大有齿痕，脉右关无力而缓，是典型脾虚的舌脉象，脉左关弦说明稍见肝郁。患者有胃溃疡、胃息肉、结肠息肉病史，又无明显热象，说明体内有痰湿蕴结。四诊合参，患者当是脾（阳）虚肝郁，痰湿蕴结。

处方：逍遥散合痛泻要方。

柴胡、茯苓、白术、白芍、当归、炒陈皮、防风、海螵蛸（乌贼骨）、蒲公英、炙甘草。

柴胡疏肝，茯苓健脾利湿，白术补脾燥湿，白芍酸甘柔肝、缓急止痛，当归活血养血，陈皮理气燥湿、醒脾和胃；防风辛能散肝，香能舒脾，温能胜湿，为理脾引经要药（东垣曰：若补脾胃，非此引用不能行）；海螵蛸收湿敛疮，蒲公英清热解毒，甘草调和诸药。

患者有结肠息肉，还可采用中药灌肠的办法，用乌梅、苦参、五倍子、黄柏等药煎液。

小晴晴：该患者有胃炎病史，刻下见胃脘隐痛，得热则缓，表明疾病属虚属寒。右关无力而缓，饮食不节则腹泻，提示脾虚。左关弦，有肝郁之象。《金匮要略》云：见肝之病，知肝传脾，当先实脾。舌体胖大边有齿痕，实为阳虚水泛。患者胃炎病史20余年，经中西医反复治疗多年，当考虑久病入络。方药应选黄芪建中汤合良附丸、丹参饮加减。

黄芪、白芍(又取其柔肝之用)、桂枝、生姜、大枣、高良姜、香附、白及、白术、陈皮、山药、薏苡仁、丹参、檀香。

小芹芹：《黄帝内经》有言："寒气客于肠，与胃气相搏，气不得荣，固有所系，癖而内着，恶气乃生，息肉乃生。""正气存内，邪不可干。""邪之所凑，其气必虚。"合参患者舌脉诸症，知其脾胃虚寒、肝气郁滞，治以温运脾阳、健脾和胃、疏肝为法。

处方：木香6g，砂仁6g（后下），法半夏10g，陈皮10g，党参6g，白术10g，茯苓10g，炒薏苡仁20g，白及10g，蒲公英15g，半枝莲15g，炒川楝子10g，延胡索10g，高良姜6g，香附12g，炙甘草6g。7剂。

处方还原

一诊：2017-01-07

处方：生白术10g，炒白芍10g，防风6g，柴胡6g，升麻6g，葛根15g，薤白10g，法半夏10g，陈皮10g，茯苓20g，炒薏苡仁30g，仙鹤草20g，桔梗10g，炒延胡索12g，炒川楝6g，炙甘草6g。7剂。

二诊：2017-01-14

自诉服药两剂后，胃脘隐痛自觉有好转，大便颜色黄色。但胃脘仍有不适感，大便溏薄。舌体胖大、边有齿痕较前好转。脉左关弦象不显，变为和缓，右关渐起。

守方：生白术10g，炒白芍10g，防风6g，柴胡6g，升麻6g，葛根15g，薤白10g，法半夏10g，陈皮10g，茯苓20g，炒薏苡仁30g，仙鹤草20g，桔梗10g，炒延胡索12g，白及5g，炙甘草6g。7剂。

三诊：2017-01-22

本周症状改善不明显，饭前、饭后均有胃脘隐痛感，大便溏薄，一日一行。舌脉同前。

拟方：生白术10g，炒白芍10g，防风6g，炒延胡索12g，炒川楝子6g，蒲黄10g（包），五灵脂10g（包），薤白10g，法半夏10g，陈皮10g，茯苓

20g，炒薏苡仁30g，仙鹤草20g，桔梗10g，蒲公英15g，炙甘草6g。7剂。

四诊：2017-02-11

近段时间症情稳定，胃脘时有隐痛不适，大便尚可。脉缓，两寸细，舌胖大、有齿痕，唇暗，仍守原方出入。

处方：生白术10g，炒白芍10g，防风6g，炒延胡索10g，炒川楝子10g，蒲黄10g（包），五灵脂10g（包），白扁豆15g，陈皮10g，法半夏10g，炒薏苡仁30g，山药20g，仙鹤草25g，桔梗10g，蒲公英10g，炙甘草6g。7剂。

五诊：2017-02-18

症药结合，患者本周病情稳定，唯昨日隐痛复作，大便随之溏薄，脉较前渐起，舌胖、有齿痕，苔薄白，唇色渐于红润。

处方：生白术10g，炒白芍10g，防风6g，炒延胡索12g，炒川楝子12g，蒲黄12g（包），五灵脂12g（包），白扁豆15g，陈皮10g，法半夏10g，炒薏苡仁30g，山药20g，苍术10g，茯苓15g，蒲公英15g，炙甘草6g。7剂。

六诊：2017-02-25

近日因吃火锅，脾胃病偶有复发，平素情绪不好，平时有食肥肉，大便溏薄不成形，舌红苔薄，舌体胖大、边有齿痕。脉左右两关部浮数有力。

处方：生白术10g，炒白芍10g，防风6g，柴胡6g，全当归10g，炒延胡索12g，炒川楝子12g，蒲黄12g（包），五灵脂12g（包），沙参10g，白扁豆10g，炒薏苡仁10g，山药20g，茯苓20g，蒲公英20g。7剂。

七诊：2017-03-11

大便稀，腹部隐痛，舌淡苔薄、边有齿痕，略胖大，脉缓无力。

处方：柴胡6g，当归10g，炒白芍15g，茯苓20g，生白术10g，炒延胡索12g，炒川楝子12g，三七10g，白扁豆15g，炒薏苡仁30g，山药20g，白及10g，桔梗6g，防风6g，葛根15g，炙甘草6g。7剂。

八诊：2017-03-18

服药后缓解不明显，饮食正常，唯胃中仍有痛感，痛时大便溏，舌淡苔薄白，舌体胖大，右寸不足，关部虚大。

处方：生白术10g，生黄芪10g，党参10g，当归12g，升麻6g，柴胡6g，炒白芍20g，茯苓20g，泽泻10g，蒲黄10g（包），五灵脂10g（包），炒延胡索12 炒川楝子12g，桔梗10g，仙鹤草10g，炙甘草6g。7剂。

九诊：2017-03-25

疼痛症状明显减轻，近两天稍有反复，自诉可能与饮食、天气有关，睡眠正常，大便成形，舌苔中后部微腻，齿痕变小，右寸较弱渐起，关部明显较前有力。

处方：生白术15g，生黄芪10g，党参10g，当归12g，升麻6g，柴胡6g，炒白芍20g，茯苓20g，泽泻10g，蒲黄10g（包），五灵脂10g（包），炒延胡索12g，炒川楝子12g，桔梗10g，仙鹤草15g，炙甘草6g。7剂。

十诊：2017-04-01

本周稍有反复，胃脘稍有隐痛不舒，大便溏，前以培土生金、疏肝和胃之法，症药相合，病情稳定。脉左和缓，右寸关缓和，舌淡胖、有齿痕。

处方：①生白术15g，生黄芪10g，山药20g，当归10g，升麻6g，柴胡6g，炒白芍20g，茯苓20g，泽泻10g，蒲黄10g（包），五灵脂10g（包），炒延胡索12g，炒川楝子8g，绿萼梅8g，桔梗10g，仙鹤草15g，炙甘草6g。7剂。②乌梅代茶饮。

随访2个月，病情较平稳，未再服药。

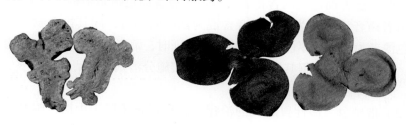

郜老师点按

该患者胃肠疾患多年，中西医反复治疗，常规用法健脾、行气、化湿、消炎等用遍，需细心诊治。其脉左关弦，右关无力而缓，判定该患者当属于肝气乘脾证，肝失疏泄，脾失健运，因此，当从肝脾论治。

舌体胖大、边有齿痕，提示脾虚湿盛，湿胜则濡泻，所以稍有不慎就会腹泻。同时该患者胃脘隐痛，得热则缓，因此用药不可过于寒凉。

方用痛泻要方调和肝脾。需要提及的是，虽然该患者没有明显的腹痛、腹泻，但是其病机属于肝脾不调，因此也用痛泻要方。清气在下，则生飧泄，以柴胡、升麻、葛根升发清阳而止泻。

合以新安王氏医家治胃病的瓜蒌薤白半夏汤，因腹泻，所以去瓜蒌。茯苓、炒薏苡仁，健脾化湿。仙鹤草、桔梗为仙桔汤主药，升清降浊。炒延胡索、炒川楝子为金铃子散，疏肝行气止痛。使用川楝需注意两点：第一需炒用，第二用量不可过大，6g足矣。

二诊时患者自诉服药两剂后胃脘隐痛自觉有好转，整体症状都有缓解。脉左关弦象不显，变为和缓，右关渐起。故守方，加白及保护胃肠黏膜。

三诊，症状改善不明显，饭前、饭后均有胃脘隐痛感，不通则痛，病程日久，嘴唇发暗，考虑有瘀血在内，因此加用失笑散（蒲黄、五灵脂），活血止痛。

后面几诊，基本都是守方随症加减。八诊后加用补中益气方，调补脾胃，益气升阳。最后一次诊治时，加乌梅酸收，代茶饮。随访2个月情况较平稳，未再服药。

诊治要点：

1. 由脉象得知患者证属肝脾不和，故以调和肝脾为法。

2. 关注清浊升降失调。

文献延伸

1.《内经》"清浊"理论在现代临床中的应用

（1）《内经》清浊理论在现代临床中的应用主要体现在诊断与治疗方面。如望诊时，患者面色明润含蓄者，为清；患者面色晦暗枯槁者，为浊。闻诊时，患者声音清晰者为清，语音含混为浊。问诊时，问其排泄物或分泌物，清稀色淡者为清，浓厚色深者为浊……辨证时，清者为寒、为虚，浊者为热、为实。治疗时，又根据其四诊之辨，具体实施分清别浊、清热、祛寒、益气、温里、升清降浊等不同原则与方法。

（2）指导急、慢性胃肠炎的治疗：急性胃肠炎属于中医"呕吐、泄泻"范畴，其主要临床表现就是上吐下泻，伴脘腹胀气（痛）是最典型的"清气在下，则生飧泄；浊气在上，则生䐜胀"。所以治疗原则就是在辨明导致吐泻之因的同时，降逆（浊）以止呕，和胃升清以止泻。常用方剂可选用张仲景的"葛根芩连汤"或朱丹溪的"保和丸"，或选用李东垣《脾胃论》中的相应方剂，或遵"升清降浊"之法另外处方。慢性胃肠炎往往可因饮食和情绪的不当而常常加重，其病因病机也是中焦胃脘气机紊乱、清浊相干、升降失常所致，治法方药也同前。

脾胃大家李东垣特别推崇《内经》的阴阳清浊升降理论。治疗上，则是以重视清阳的上升为主，这是因为脾胃位处中焦，其功能特性是升降相因、纳运相合、燥湿相济，能够正常升则正常之降也寓于其中。所以其书中最善于用具有益气升清作用的中药为方，如黄芪、党参、升麻等，尤其是升麻，乃李东垣《脾胃论》最常用的药之一，其使用频率甚至超过了黄芪。

2. 湿胜则濡泻

"湿胜则濡泻"语见于《素问·阴阳应象大论》，原文系"风胜则动，热胜则肿，寒胜则浮，燥胜则干，湿胜则濡泻"。本意是描述六淫之邪侵入人体后典型的症状特征，被称之为"五胜为病"。但后世医家认为其意义不仅限于外邪侵入人体，凡人体脏腑功能失常，出现"内生五邪"，其病机与症状特征之间均存在以上密切联系。因此，五胜为病的理论首先用于临床病因病机的分析，同时，又可应用于指导临床治疗。

本句经文既可理解为湿邪是导致泻泄的重要因素，又可理解为濡泻是湿邪的典型症状特点。

因湿性重浊而似水，水性属于阴，故湿为阴邪。阴易损阳，脾为阴土，主运化水液，喜燥恶湿，外感湿邪内攻脾胃，脾阳受困而运化失司，水湿停聚发为泄泻；湿邪类似水性而趋于下行，因此易伤及人体下部，亦可发为泄泻，故有"湿胜则濡泻"之论。湿邪若流注于下，影响肠道分清别浊的功能，水谷不分，相杂而下，出现大便稀溏，即"湿胜则濡泻"。

因此，湿邪成为后世医家分析泻泄的病因病机以及治疗泻泄的重点。

3. 痛泻要方

痛泻要方为和解剂，具有调和肝脾、补脾柔肝、祛湿止泻之功效。主治脾虚肝旺之泄泻，肠鸣腹痛，大便泄泻，泻必腹痛，泻后痛缓，舌苔薄白，脉两关不调，左弦而右缓者。临床常用于治疗急性肠炎、慢性结肠炎、肠易激综合征等属于肝旺脾虚者。

组成：陈皮、白术、白芍、防风。

方义：本证多由土虚木乘，肝脾不和，脾失健运所致。治疗以补脾柔肝、祛湿止泻为主。《医方考》说："泻责之脾，痛责之肝；肝责之实，脾责之虚。脾虚肝实，故令痛泻。"其特点是泻必腹痛。方中白术苦温，补脾燥湿，为君药。白芍酸寒，柔肝缓急止痛，为臣药，与白术配伍。陈皮辛苦而温，理气燥湿，醒脾和胃，为佐药。防风燥湿以助止泻，为脾经引经药，故为佐使药。

方歌助记

痛泻要方陈皮芍，防风白术煎丸酌，
补泻并用理肝脾，若作伤食医便错，
疼胀甚者加木香，屡发不愈加煨葛。

为什么总是胃胀拉肚子呢

一位朋友来找我，拿了一堆药盒子。原来他患胃病三年多，吃了好多药，吃药时候能缓解一些，可是一停药，就又不舒服。总是感觉胃胀、拉肚子，反反复复，想看看中药能不能断根。

案例回放

梁某，男，40岁。2020年9月5日初诊。

胃炎病史3年余，胃镜示浅表性胃炎，伴糜烂。服气滞胃胀颗粒、奥美拉唑、阿莫西林等药物，效果不显。自觉食欲不振、嗳气，反流，乏力，口干、无口苦，痞满，大便不成形，一日一次，黏腻不爽。舌质淡、边有齿痕，苔薄白，脉弦而不舒。

学生处方

小轩同学：诸症合参，患者应为脾虚湿盛证，脾胃虚弱，运化功能不足，故食欲不振。脾胃虚弱，胃失和降，故嗳气反流。脾气不足，津液不能上输，故口干。脾虚湿盛，湿浊内停，湿阻气机而致痞满。湿邪黏滞，故大便黏腻不爽。患者脉弦而不舒，可能有肝气郁结。治疗应以益气健脾渗湿为主，辅以疏肝理气。方以参苓白术散为主方，益气健脾渗湿，加绿梅花、佛手以疏肝理气。

小谢同学：患者自觉食欲不振，嗳气，乏力，痞满，提示脾气虚兼中焦气滞。湿盛则濡泻，水液代谢异常，湿邪下注大肠，故大便不成形，黏腻不爽。舌质淡、边有齿痕，苔薄白，主虚主湿，脉弦亦可主痰饮，口干、无口苦，考虑湿邪阻滞，津液不能上乘。脾虚会出现食欲不振、乏力等现象。脾脏虚弱和湿邪相互影响，脾虚则水液代谢失常，形成湿邪；脾性喜燥恶湿，湿浊阻滞中焦，使脾胃运化功能更加受阻，湿浊阻滞又可影响气机的运行，加重食欲不振、嗳气、乏力、痞满的症状。诊断为脾虚湿阻，中焦气滞。

处方：香砂六君子汤加减。木香、砂仁、陈皮、半夏、白术、苍术、茯苓、甘草、党参、天花粉、炒薏苡仁、白及。

小祁同学：患者食欲不振，乏力，大便不成形，黏腻不爽，舌质淡、边有齿痕，苔薄白，均提示患者有脾虚湿盛的症状，嗳气痞满、脉弦而不舒提示患者有肝郁气滞的症状，反流则提示患者有胃气上逆的症状。整体合参，患者属于脾虚肝郁，胃气上逆。且患者服气滞胃胀颗粒效果不显，说明脾虚为重点，肝郁为次要。

治疗：补脾柔肝，祛湿止泻，敛酸和胃。

选用：痛泻要方（陈皮、白芍、防风、白术）合香砂六君子汤[木香、砂仁、西洋参（患者口干，故选用西洋参）、茯苓、半夏、甘草]、枳术丸（枳实），加海螵蛸、煅瓦楞（敛酸）、蒲公英（胃溃疡常用药，可清热解毒，促进溃疡面愈合）、石见穿、决明子（通幽降逆）。

处方还原

一诊：2020-09-05

四诊合参，证属肝脾不和。

处方：陈皮10g，炒白芍20g，生白术15g，防风6g，柴胡10g，当归10g，生地黄10g，茯苓20g，绿梅花10g，薤白10g，法半夏10g，蒲公英12g，苏梗10g，北沙参20g，旋覆花（包）10g，炙甘草6g。7剂。

二诊：2020-09-12

药后诸症均有缓解，大便不成形，一日一次，脉和缓，舌质淡，边齿痕，苔薄白。

上方加木香5g，黄连3g，去生地黄。7剂。

三诊：2020-09-19

自觉诸症有缓，胃脘胀闷感基本已无，大便仍日行一次，黏腻感较前明显改善，时有嗳气。舌苔明显变薄，齿痕亦改善，舌质淡，脉来和缓。

上方去苏梗，加柿蒂10g。7剂。

嘱其注意情绪和饮食，随访，未再出现明显不适。

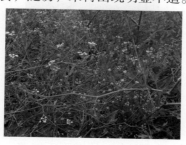

郜老师点按

该患者西医诊断为浅表性胃炎，伴糜烂。刻下症主要是两方面：一方面是胃失和降，嗳气，反流，痞满；一方面是脾失健运，乏力，食欲不振，大便不成形，一日一次，黏腻不爽。舌质淡，边齿痕，苔薄白。脉弦而不舒，提示肝气不疏。因此，中医四诊合参，辨证为肝脾不和，胃失和降。治法当调和肝脾，和降胃气。主方用痛泻要方合逍遥散调和肝脾，加用新安王氏胃病经验方瓜蒌薤白半夏汤，因患者大便不成形，因此去瓜蒌。绿梅花具有调畅气机、平肝和胃的功效。胃失和降，嗳气痞满，六腑以通为顺，方中旋覆花、苏梗，降逆理气为用。

二诊见药后诸症均有缓解，因大便不成形，故去生地，加香连丸，因味苦，加甜叶菊以矫味。

三诊自觉诸症有缓，胃脘胀闷感基本已无，大便黏腻感较前明显改善，时有嗳气。舌脉转佳。故上方去苏梗，加柿蒂。随访，近半年来未再出现明显不适。

各位小伙伴的诊疗思路都是正确的，都把握了其病机与肝脾有关，用药方面，有的药物可以再斟酌一下，如香砂六君子汤，在四君子汤基础上加有燥湿化痰作用的半夏、陈皮组成了六君子汤，而在六君子的基础上再加木香、砂仁就组成了香砂六君子汤，这个方子更偏于治疗脾胃阳气不足的腹胀，但该患者阳气不足方面的症状并不明显。再如该患者大便不成形，所以决明子、枳实这样的具有通便作用的药物要慎重使用。

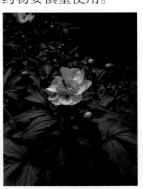

文献延伸

1.《黄帝内经素问·五脏别论》

所谓五脏者，藏精气而不泻也，故满而不能实。六腑者，传化物而不藏，故实而不能满也。所以然者，水谷入口则胃实而肠虚，食下则肠实而胃虚。故曰实而不满，满而不实也。

2.《临证指南医案·脾胃》

盖胃属戊土，脾属己土，戊阳己阴，阴阳之性有别也。脏宜藏，腑宜通，脏腑之体用各殊也。若脾阳不足，胃有寒湿，一脏一腑，皆宜于温燥升运者，自当恪遵东垣之法。若脾阳不亏，胃有燥火，则当遵叶氏养胃阴之法。观其立论云：纳食主胃，运化主脾。脾宜升则健，胃宜降则和。又云：太阴湿土，得阳始运。阳明燥土，得阴自安。以脾喜刚燥，胃喜柔润也。仲景急下存津，其治在胃。东垣大升阳气，其治在脾。此种议论，实超出千古。故凡遇禀质木火之体，患燥热之症，或病后热伤肺胃津液，以致虚痞不食，舌绛咽干，烦渴不寐，肌燥热，便不通爽，此九窍不和，都属胃病也，岂可以术、升、柴治之乎。故先生必用降胃之法，所谓胃宜降则和者，非用辛开苦降，亦非苦寒下夺，以损胃气。不过甘平，或甘凉濡润，以养胃阴，则津液来复，使之通降而已矣。此义，即宗《内经》所谓：六腑者，传化物而不藏。

慢性萎缩性胃炎活动期，怎么办

一位患者拿着胃镜检查单来到诊室，看到他愁眉不展，就知道是个老胃病患者。

果然，患者说自己患胃病十多年了，刚刚做的胃镜显示：慢性萎缩性胃炎活动期。吃了艾司奥美拉唑镁肠溶片（耐信）、铝碳酸镁、莫沙比利等药物，吃的时候有效，但总是反复发作。这段时间觉得特别难受，体重还一个劲减轻，担心自己得了重病，赶紧来看看中医怎么治。

案例回放

王某，男，57岁。2020年10月21日初诊。

胃炎病史10余年，2020年10月14日胃镜示：慢性萎缩性胃炎活动期，HP（－），服耐信、铝碳酸镁、莫沙比利治疗有效，但停药后反复。

刻下：上腹部不适，时有疼痛不舒，腹胀嗳气，食欲不振，大便不成形，晨起口干。脉弦，舌质红，苔薄白而干。

学生处方

小谢同学：腹胀嗳气，食欲不振，大便不成形，第一反应想到了六君子汤，脾虚气滞又兼湿。脉弦，联系肝脏。脾失健运，气机郁滞，水湿内停则腹胀嗳气、食欲不振、大便不成形。肝失疏泄，气机不畅导致腹痛，其脉自弦。舌红苔干，考虑津液不能上乘所致。可加葛根、天花粉。该患者胃炎病史10余年，久病入络，久病多瘀，应适量加入虫类药物增加疗效。体重下降明显，说明患者还是以虚为主，先理气化湿，稍佐补益，日后行补益固本。

具体方药：人参10g，白术10g，茯苓15g，生甘草3g，陈皮15g，半夏10g，炒白芍20g，防风6g，葛根10g，天花粉10g，丹参5g，檀香3g，香附10g，全蝎5g，合欢花10g。

小岳同学：我认为，胃阴不足倒是可以说明胃痛、食欲不振、舌红苔干、晨起口干；但是没法说明腹胀嗳气、脉弦、大便不成形。嗳气是胃气上逆，腹胀可能是脾胃气虚，反正就是消化不良的问题导致的，脉弦可能是肝气有点问题，然后我就又怀疑有没有可能存在肝气犯脾犯胃的可能（犯脾则消化不良，犯胃则嗳气腹满。肝气犯脾是泄泻，方见痛泻要方，而胃阴不足一般导致的是便秘，所以我在想是不是两者一结合就大便不成形了），也就是总体以胃阴不足为主，肝气犯脾犯胃为辅。

治法差不多就是养胃阴、补脾气、疏肝气。所以我想的是以一贯煎、益胃汤这样的滋阴药配合痛泻药方的健脾疏肝之法（健脾还能帮助吸收滋阴药，不使其滋腻，我觉得还是蛮好的）。邓中甲先生说："（一贯煎）在临床上治疗胃阴不足、肝胃阴虚包括胃阴不足兼胃气上逆的胃痛，用的也比较多，也被公认为萎缩性胃炎阴虚型的首选方。"

小祁同学：慢性萎缩性胃炎是指胃黏膜表面反复受到损害后导致的黏膜固有腺体萎缩甚至消失，黏膜肌层常见增厚的病理改变，属于中医学"痞满""胃脘痛"等范畴。腹胀嗳气、脉弦说明有肝郁气滞的表现；食欲不振、大便不成形说明有脾胃纳运失调的表现；晨起口干、舌质红、苔薄白而干说明津不上承，有阴虚表现。胃炎病史10余年，久病多虚，多瘀血。总体来看，患者属于脾胃纳运失调，肝郁气滞，脾阴不足。

治法：健运脾胃，抑木扶土，疏肝行气，滋养脾阴。

方选：胃痞汤合痛泻要方合柴胡疏肝散。

用药：生黄芪、党参、石斛、蒲公英、白花蛇舌草、丹参、莪术、焦山楂、陈皮、防风、白术、芍药、柴胡、绿梅花、佛手花、山药、白扁豆、海螵蛸。

生黄芪、党参益气健脾；石斛养阴；蒲公英、白花蛇舌草清热解毒；丹参、莪术行滞化瘀；焦山楂消食，化滞去瘀。痛泻药方补脾柔肝，柴胡疏肝散疏肝理气止痛；山药、白扁豆滋脾阴；海螵蛸制酸止痛，敛疮护膜，消炎生肌，患者服用耐信、铝碳酸镁有效，说明可用制酸药。

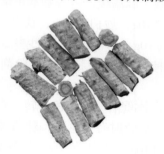

处方还原

证属胃失和降、脾失健运、阴虚肝郁综合为患，治疗原则当以通降和胃为主，同时养阴疏肝，加以健脾。

处方：通调为主，以新安王氏方合一贯煎加减。

薤白10g，法半夏10g，香橼15g，佛手15g，百合20g，乌药20g，厚朴

15g，苏梗10g，蒲公英15g，生地10g，北沙参20g，当归10g，炒川楝6g，绿梅花10g，山药20g，生鸡内金10g，柿蒂10g，炙甘草6g。7剂。

二诊：2020-10-27

服药后大便成形，食欲渐振，自觉上腹部不适，放射到后背，有拘急感，活动则缓。仍有嗳气，脾气急躁易怒，口干，脉弦急不舒，苔薄白而干。西医检查：脾大，长径137mm，厚度40mm，左肋下34mm，包膜完整，内回声正常。

处方：上方加疏肝柔肝之品。

柴胡10g，当归10g，炒白芍20g，茯苓20g，生白术10g，薤白10g，法半夏8g，百合20g，乌药10g，葛根20g，生地黄10g，当归10g，北沙参20g，炒川楝子10g，蒲公英15g，绿梅花10g，柿蒂10g，炙甘草6g。14剂。

11月3日随访，胃痛明显好转。

三诊：2020-11-10

胃痛基本未作，嗳气好转，后背拘急感亦好转，大便正常，食欲渐振，口干好转，舌苔基本正常，脉弦象有缓。小便淋漓不尽感（前列腺炎）。

处方：上方去柿蒂。加车前草10g。10剂。

柴胡10g，当归10g，炒白芍20g，茯苓20g，生白术10g，薤白10g，法半夏8g，百合20g，乌药10g，葛根20g，北沙参20g，生地黄10g，当归10g，炒川楝子10g，蒲公英15g，绿梅花10g，车前草10g，炙甘草6g。10剂。

四诊：2020-11-24

胃痛基本不作，食欲渐振，口干、嗳气、拘急感均进一步好转，近期自觉晨起胃脘不适，食后有减。脉濡缓，舌苔基本正常，守方加减。

处方：柴胡10g，当归10g，炒白芍20g，茯苓20g，白术10g，薤白10g，法半夏8g，百合20g，乌药10g，葛根20g，北沙参20g，山药30g，鸡内金6g，蒲公英15g，绿梅花10g，柿蒂10g，炙甘草6g。10剂。

五诊：2020-12-08

证药相合，病情平稳，体重渐增，面色好转，食欲已振，已无明显不适，守原巩固，大便偏软成形，后背时有拘急感，脉濡缓，舌淡，苔薄白。

处方：柴胡10g，当归10g，炒白芍20g，茯苓15g，白术10g，薤白10g，法半夏8g，百合20g，乌药10g，葛根25g，北沙参20g，山药30g，鸡内金8g，蒲公英15g，绿梅花10g，莪术10g，炙甘草6g。15剂。

六诊：2021-01-12

诸症平稳，后背拘急感、胃痛不舒均好转，食欲渐振，同时，患者发现自己手部皮肤原先的脱皮也好转啦。脉象和缓，舌苔基本正常。上方加石斛。

处方：柴胡10g，当归10g，炒白芍20g，茯苓15g，生白术10g，薤白10g，法半夏8g，百合20g，乌药10g，葛根25g，北沙参20g，山药30g，鸡内金8g，蒲公英15g，绿梅花10g，莪术10g，石斛10g，炙甘草6g。15剂。

药后，无明显不适，高兴过年，医嘱注意饮食起居。

郜老师点按

患者病史10余年，病情较为复杂，西医诊断为慢性萎缩性胃炎活动期。萎缩性胃炎是指内镜下见胃黏膜的萎缩性改变，主要表现为黏膜固有腺体萎缩，黏膜肌层增厚。活动期是指疾病处于发病进展的阶段，常用药物有抑制胃酸的药物，比如奥美拉唑、泮托拉唑、兰索拉唑等；保护胃黏膜的药物，比如硫糖铝、碳酸铝镁片；促进胃肠蠕动的药物，比如莫沙必利、曲美布丁等。本案患者治疗史中也是按照这个原则给药的，服药有效，但停药后反复。

刻下症见上腹部不适，时有疼痛不舒，腹胀嗳气，食欲不振，大便不成形，晨起口干。脉弦，舌质红，苔薄白而干。根据患者的主诉，首先认为不通则痛，六腑以通为补，因此，在治疗中"通调"当为治疗的第一步，用新安王氏经验方瓜蒌薤白半夏汤。同时患者食欲不振，大便不成形，认为其有脾虚，在通调之余，需要健脾。脉弦，舌质红，是因患者病史较长，情志抑郁，肝气郁结，郁而化火，又有伤阴，又有口干、苔薄白而干，故而认为符合阴虚肝郁的病机，因此，需要合用一贯煎。这就是四诊合参后的整个思维过程。

总之，证属胃失和降、脾失健运、阴虚肝郁综合为患，治疗原则当以通降和胃为主，同时养阴疏肝，加以健脾。因此处方以新安王氏方合一贯煎加减（薤白、法半夏、香橼、佛手、百合、乌药、厚朴、苏梗、蒲公英），为经验用药。但本案患者，大便不成形，故去瓜蒌，因其有润燥滑肠之功。生地黄、北沙参、当归、炒川楝子，为一贯煎组方，但枸杞、麦冬恐滋腻碍胃，舍去不用；绿梅花轻清灵动，增强疏肝之功；山药、生鸡内金，取资生汤药对，健脾复运；柿蒂是个治疗嗳气的药。

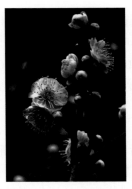

服药后，二诊时，患者大便成形，食欲渐振。同时患者描述上腹部仍有不适，放射到后背，有拘急感，活动则缓，证实这种不适属于实证而非虚也。家属述其脾气急躁易怒，自觉口干，诊其脉弦急不舒，苔薄白而干。

处方以一诊方加疏肝柔肝之品，合逍遥散方。肝体阴而用阳，并重用芍药酸甘缓急；葛根生津止渴，并能缓解后背拘急不舒。

三诊后胃痛基本未作，诸症好转，患者很高兴，焦急询问需要吃多久，因其病程日久，故嘱咐患者务必坚持服药三个月。古人云："虚损之病需缓图，王道之法无近功。"冰冻三尺，非一日之寒，祛病如抽丝剥茧，需久久为功，利在长远。我们各家学说中介绍的易水学派，治病的理念是扶正祛邪，重视扶持人体的正气，重视后天之本脾胃，不提倡霸道医学会伤人正气的以攻立法。用补法治虚证，又讲究治病求本，斩草务必除根。故有"医中王道"之称。

该患者非常配合，虽然在外地，但坚持就诊，服药满三个月。这里想和大家说的就是，胃病患者用药一定要注意延续性，病情稳定后，可以把药改成两天一剂甚至三天一剂，慢慢减药。最后一次就诊的时候，患者诸症平稳，后背拘急感、胃痛不舒均好转，食欲渐振，同时，患者发现自己手部皮肤原先的脱皮现象也好转啦。脉象和缓，舌苔基本正常。患者高高兴兴地停药过年，随访一切安好。

小伙伴们的思路也都不错，但是有的用药需要斟酌，大家讨论很热烈，非常好，我补充几点我的看法，供大家参考。

1.患者确实本虚标实，但综合脉证，人参之类药物我认为可以稍后再用。

2.久病入络的思路很好，但是用全蝎恐怕不妥。胃病用虫类药可以选择九香虫，理气止痛，温中助阳，可用于胃寒胀痛、肝胃气痛等。

3.胃阴虚，饥不欲食是典型症状。但我认为在胃病诊疗过程中，见到有脉弦、口干口苦、舌红少苔，或者虽然有苔但是偏干偏燥等属于阴虚肝郁的症状时，我也会酌情加入一贯煎，根据实际情况灵活加减。

4.存在肝脾不和，我用的是逍遥散，小伙伴们用痛泻药方也不错，但防风属于风药，其性偏燥，用量宜小，最好在6g以下。

文献延伸

六腑以通为补：《素问·五脏别论》曰："六腑者，传化物而不藏，故实而不能满也。所以然者，水谷入口，则胃实而肠虚，食下，则肠实而胃虚。"《灵枢·本脏》曰："六腑者，所以化水谷而行津液者也。"指出六腑能传化饮食水谷，使精微转输入五脏，将糟粕排出体外，而不使之贮留。故称为"实而不满""泻而不藏"。即如《素问·六节藏象论》所说："脾、胃、大肠、小肠、三焦、膀胱者，仓廪之本，营之居也，名曰器，能化糟粕，转味而入出者也。"《素问·五脏别论》亦云："胃、大肠、小肠、三焦、膀胱，此五者，天气之所生也，其气象天，故泻而不藏，此受五脏浊气，名曰传化之府。此不能久留，输泻者也。"

由于六腑以传化饮食物、排泄糟粕为其生理功能，具有"实而不满""藏而不泻"的功能，因此，正常情况下，六腑须保持畅通，以有利于饮食物的及时下传及糟粕的按时排泄，故曰"六腑以通为用""六腑以通为补"。正如《临证指南医案·脾胃》所说："脏宜藏，腑宜通，脏腑之用各殊也。"《类证治裁·内景综要》亦云："六腑传化不藏，实而不能满，故以通为补焉。"

慢性萎缩性胃炎病程较长，临床常表现为本虚标实、虚实夹杂之证，本虚主要是脾气虚和胃阴虚，标实主要是气滞、湿热和血瘀，脾虚、气滞、血瘀是本病的基本病机，其中，血瘀是最重要的病理因素，是疾病发生发展甚至恶变的关键病理环节。胃阴亏损加胃络瘀阻，胃失于滋润濡养，是导致胃腺体萎缩的重要病机。

《黄帝内经》提出"阳明多气多血"。慢性萎缩性胃炎病久迁延不愈，"病初气结在经，久病则血伤入络"，由于胃多气，所以胃病易于气郁化热；由于胃多血，胃病又易伤及脉络而出现血瘀，故而多有血瘀之证。所以治疗慢性萎缩性胃炎，不一定要见舌质紫暗才用活血之药。

大量临床与实验资料证明，血瘀证一般都伴有微循环障碍，产生血瘀证是由于血液成分与性状改变而黏、浓、凝、稠、聚。有学者通过观察表明，慢性萎缩性胃炎存在显著的高黏状态，从而影响了微循环灌注，加重了萎缩病变，运用活血化瘀法改善血流变状态，增加局部血供，有利于胃黏膜的转复。血流变异常还与萎缩轻重程度呈正相关。

先用调畅气机，后酌情顾本补虚。滞是核心，治在通降。胃为传化之腑，只有保持舒展通降之性，才能奏其纳食传导之功。肠胃为市，无物不受，易被邪气侵犯而盘踞其中。而邪气犯胃，胃失和降，脾亦因之不运，则水反为湿，谷反为滞，气滞、湿阻、食积、痰结等相因为患。且胃为阳土，气机一旦郁闭，则热自内生。

老父亲胃胀，经常需要半夜起来散步怎么办

　　这天一位朋友专程带着八十多岁的老父亲来看胃病。朋友身为一名西医，他首先帮着父亲做了胃镜肠镜检查，没啥大事，仅仅提示浅表性胃炎而已。可是老父亲胃肠都胀得难受，尤其夜里更重，严重的时候胀得醒了，干脆起来散步走走，排排气，才觉得舒服一些，可以再回去继续睡，很是痛苦啊。所以他想带着父亲来看看中医。

案例回放

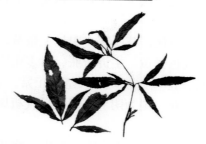

　　于某，男，84岁，2021年3月30日初诊。

　　2年前饮凉饮后即觉胃脘不适，胃胀，夜间尤甚，胃肠镜无明显异常，提示浅表性胃炎。

　　刻下：食欲佳，体力可。然食多则胀，夜间尤甚，嗳气频作，严重时需起身步行，排气方可，白天基本正常，大便一日三次成形。口中发黏，发干不苦。舌质淡，苔白厚腻微黄，脉弦，左脉关滑。

学生处方

　　小岳同学：我总体认为这是脾阳不足兼有瘀滞（可能带有食、湿、热、气之类的瘀滞），喝完凉饮则胃胀，夜间尤甚，白天正常，我认为是凉饮伤及脾阳，进而影响脾胃升降气机之功了，同时大便一日三次，这是脾阳不足导致的运化异常，就像阳虚泄泻那样，次数多，但是可能又没那么严重，所以虽然一日三次，但是还能成形。《金匮要略》谓："腹满如减，复如故，此为寒，当与温药。"

　　口不苦，则说明不是肝胆的湿热；虽然舌苔厚腻微黄，关脉滑，但我认为这个既可以和口中发黏一起归咎到痰湿阻滞（因为病情很长了，有点痰湿

是很正常的，有湿阻滞气机，所以有郁热啊，气郁导致嗳气啊，我觉得应该也是可以理解的），又可以和食多则胀归咎为饮食内停。

所以我的意见认为可以先用附子理中丸配越鞠丸，把主要的病先治好，然后后期再用理中丸和保和丸调养。然后我觉得，再加些老师之前说的九香虫，我认为就完美了。

小轩同学：患者2年前饮冷，伤及脾胃阳气，脾主升清，胃主降浊。脾胃功能失常，故胃胀不适。脾胃为气机升降的枢纽，脾胃功能受损，气机壅滞，运化水湿功能失常，痰湿阻于中焦，遂成胃胀。患者口中发黏、发干、不苦，苔厚腻微黄，左脉关滑，也表明患者中焦有痰湿，且痰湿已有化热之征。

治疗应以通为主，以理气化湿为法。方以二陈汤为主加减。

方药如下：半夏、陈皮、茯苓、厚朴、枳实、木香、香附、苍术、蒲公英、甘草。

小谢同学：首观舌，质淡，苔厚腻（明显）微黄，此乃胃气夹湿浊熏蒸所致，日久湿郁化热，故色微黄。主诉胃胀，食多则胀，夜间尤甚，嗳气频作，严重时需起身步行，排气方可，白天基本正常，表明胃腑气滞。脉滑、口发黏，佐证了湿邪的存在。湿为阴邪，易阻滞气机则嗳气、胃胀，影响水液的正常运行则口干。

不能忽略的是，患者因2年前饮凉饮后而出现症状。所以治疗要温通阳气、化湿行气。方选瓜蒌薤白半夏汤合平胃散、苓桂术甘汤加减。

具体药物：瓜蒌8g，薤白8g，半夏10g，苍术15g，厚朴10g，陈皮15g，茯苓20g，桂枝6g，白术15g，干姜8g，郁金10g，佩兰20g，生地黄10g，山药20g，杜仲15g。（郁金、佩兰是孙光荣教授化腻苔的药对）。

处方还原

法半夏15g，薤白10g，瓜蒌10g，香橼10g，佛手10g，枳壳10g，厚朴15g，百合30g，乌药10g，蒲公英15g，北沙参20g，陈皮10g，旋覆花10g（包煎），代赭石10g（先煎），绿梅花6g，茯苓20g，炒薏米40g，苏梗10g，炙甘草6g。

患者自诉两天后症状明显改善。

2021年4月5日二诊，老人行动不便，网诊。夜间腹部胀气症状改善，苔腻有减，中后部为重，效不更方，守方7剂。

2021年4月14日三诊，仍网诊。自诉夜间腹部胀气症状改善非常明显，现在只是偶尔轻微打嗝，无其他不适。原方加柿蒂10g。7剂。

药后随访，无任何不适，气色转佳。苔薄白，已不腻。

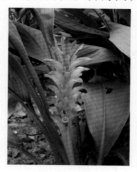

郜老师点按

患有浅表性胃炎的患者容易出现胃胀，主要原因可能是因胃动力不足导致的排空延缓，消化不良，使胃内气体增多，从而出现胃胀。患者如果出现胃胀的话，西医治疗可以口服促胃动力药，如多潘立酮（吗丁啉）或者是莫沙必利，来改善症状。

本案患者年事已高，就诊之前已经全面检查，提示无明显异常，仅浅表性胃炎。虽然2年前诱因是饮凉饮后觉胃脘不适，但刻下患者四诊合参，胃脘胀闷，夜间尤甚，嗳气频作，尤其是说需起身步行排气方可，提示不是虚证。苔白厚腻微黄，脉弦，左脉关滑。

因此，整体来看，患者一无寒象，二无虚象，虽然年事已高，但辨证仍是湿热为患，以通为补。方用新安王氏经验方瓜蒌薤白半夏汤加减。同时，嗳气频频，加旋覆花、代赭石，值得注意的是，代赭石用量不能过大，《医学衷中参西录》中记载："（赭石）色赤，性微凉。能生血兼能凉血，而其质重坠，又善镇逆气，降痰涎，止呕吐，通燥结，用之得当，能建奇效。"

患者自诉两天后症状明显改善，夜间胀气有所改善，二诊、三诊均为网诊，可以发现舌苔逐渐变薄，说明湿热渐渐退去，症状也随之逐渐减轻。效不更方，守方为上。

三诊时，患者自诉夜间腹部胀气症状改善非常明显，只是偶尔轻微打嗝，无其他不适。于是原方加柿蒂10g。柿蒂，就是柿树科植物柿的干燥宿萼，出自《本草纲目拾遗》。笔者一般用作治疗嗳气不除的一个验药来用，不论寒热，根据配伍都可以用。有时单品煎水代茶饮也可以治疗嗳气，非常好用。患者三诊后停药，随访无明显不适。

小伙伴们的思路都基本正确，认识到脾胃升降失司而致，有湿热在内，脏腑定位在中焦脾胃。但是用药方面需要斟酌。

九香虫一般用于痛症，附子理中、苓桂类在目前这个阶段不宜使用，还是以通为补比较好。郁金、佩兰的药对用得很好，学以致用，科研和临床结合起来，棒棒哒！

文献延伸

1.《素问·至真要大论》："太阳之复，厥气上行……心胃生寒，胸膈不利，心痛痞满。"

2.《伤寒论·辨太阳病脉证并治下》："伤寒五六日，呕而发热者，柴胡汤证具，而以他药下之，柴胡证仍在者，复与柴胡汤。此虽已下之，不为逆，必蒸蒸而振，却发热汗出而解。若心下但满而不痛者，此为痞，柴胡不中与之，宜半夏泻心汤。"

"心下痞，按之濡，其脉关上浮者，大黄黄连泻心汤主之。"

"伤寒发汗，若吐，若下，解后，心下痞硬，噫气不除者，旋覆代赭汤主之。"

"病发于阴而反下之，因作痞。"

3.《诸病源候论·否噎病诸候》："夫八痞者，荣卫不和，阴阳隔绝，而风邪外入，与卫气相搏，血气壅塞不通而成痞也。痞者，塞也。言脏腑滞塞不宣通也。由忧恚气积，或坠堕内损所致。其病腹内气结胀满，时时壮热是也。其名有八，故云八痞。"

4.《丹溪心法·痞》："痞与否同，不通泰也。"

5.《医学正传·痞满》："故胸中之气，因虚而下陷于心之分野，故心下痞。宜升胃气，以血药兼之。若全用利气之药导之，则痞尤甚。痞甚而复下之，气愈下降，必变为中满鼓胀，皆非其治也。"

6.《证治汇补·痞满》："大抵心下痞闷，必是脾胃受亏，浊气夹痰，不能运化为患。初宜舒郁化痰降火，二陈、越鞠、芩连之类；久之固中气，参、术、苓、草之类，佐以他药。有痰治痰，有火治火，郁则兼化。若妄用克伐，祸不旋踵。又痞同湿治，唯宜上下分消其气，如果有内实之症，庶可疏导。"

7.《类证治裁·痞满》："伤寒之痞，从外之内，故宜苦泄；杂病之痞，从内之外，故宜辛散……痞虽虚邪，然表气入里，热郁于心胸之分，必用苦寒为泻，辛甘为散，诸泻心汤所以寒热互用也。杂病痞满，亦有寒热虚实之不同。"

嗳气频频为哪般

一位患者来到诊室，说每天总是不停地嗳气，很是不舒服。一问病史，有浅表性胃炎伴糜烂，经常胃痛，应该怎么办呢？

案例回放

李某，女，57岁。2019年10月27日初诊。

浅表性胃炎伴糜烂病史。刻下：嗳气频频，胃脘隐痛，时有嘈杂不安。大便平素干燥，服燕之坊有缓解，脉细尺弱。舌红少苔。

学生处方

小萍萍：胃部隐隐作痛，可以判断为虚证，阴虚津液不足，则脉细；胃阴不足，津液上乘不足，阴虚则热，舌红少苔；胃阴不足，耗伤津液，津液不足，不能濡养大肠，如"舟没有水的托运，则无法运行"，所以大便干燥；嗳气是胃气上逆的一种表现，胃失和降，胃气上逆。叶天士提出胃阴学说，对治疗胃阴方面有自己的见解，在降胃和胃时，用甘平或甘凉濡润以养胃阴，"津液来复，使之通降"。在用药上，叶氏喜用沙参、麦冬、石斛、扁豆、山药、粳米、甘草之类。对于这个患者，其基本的病机为胃阴不足，气机不畅，可以运用叶氏治疗胃阴的经验，用沙参、麦冬、石斛等养胃阴之药，在此基础上加上疏肝行气之佛手；因有大便不畅的表现，所以也需加入一些润肠药。

小苗苗：有浅表性胃炎伴糜烂病史，胃阴亏虚，虚热内生，胃失濡润，所以胃脘隐痛，嘈杂不安。胃阴亏虚，津液少，不能向下濡润大肠，大便平素干燥。脉细、舌红少苔更是阴虚的典型舌苔、脉象。又有嗳气频频，说明还有肝郁气滞的表现。总体来说是胃阴不足伴肝郁气滞。治法当是养阴益胃，兼疏肝理气。选用叶氏养胃汤加减，麦冬、石斛、玉竹养胃生津；沙参清热滋阴；甘草、白扁豆补中；绿萼梅疏肝理气；加白芍，可缓解平滑肌痉挛，有止痛之效。叶天士认为"脾喜刚燥，胃喜柔润""阳明燥土，得阴自安"，主张甘平甘凉养胃阴，提出治胃宜降，甘凉通降，沙麦扁竹。叶天士认为"凡醒胃必先制肝"，所以在养阴益胃中，可以少加疏肝利气之品。

小晴晴：舌红少苔是阴虚之象，阴虚不能充养脉道则脉细弱。结合病史，加之胃部症状明显，患者应为胃阴不足证。阴虚内热，热郁胃中，则胃脘隐痛（隐痛一般不主实证），时有胃中嘈杂。胃阴亏虚，不能下润大肠，故大便秘结。主要症状为嗳气频频，综合考虑是由于脾胃虚弱。服用粗粮有缓解，表明患者脾胃功能不佳。

方药：吴鞠通的益胃汤，加白扁豆、山药、蒲公英。

处方还原

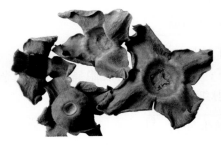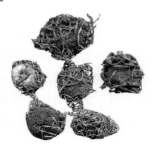

一诊：2019-10-27

处方：生地黄10g，沙参10g，麦冬10g，石斛10g，当归10g，炒川楝子10g，柿蒂10g，旋覆花（包）10g，蒲公英15g，炒延胡索10g，香橼15g，佛手15g，乌药20g，百合10g，玫瑰花6g，炙甘草6g。7剂，水煎服。

二诊：2019-11-03

舌红少苔，脉细，药后嗳气有缓，时有排气。

处方：上方去乌药，加丹参15g。7剂，水煎服。

三诊：2019-11-10

胃隐痛、嗳气均明显好转，大便正常，舌红，苔有增加，无口干口苦，无反酸。

处方：上方加山药，去炒延胡索。7剂，水煎服。

四诊：2019-11-17

饮食不节，病情稍有反复。每日晨起，胃脘隐痛时作，嗳气基本已无，白天基本无明显症状，脉仍弱，但较前好转，舌红少苔。

处方：上方加炒延胡索10g，白及10g，枇杷叶10g，去乌药、香橼、佛手、旋覆花。7剂，水煎服。

五诊：2019-11-24

嗳气基本不作，唯胃脘时有嘈杂不适，难以名状，食多则胀，脉细，大便正常，无口干、口苦、反酸。

处方：10月27日处方去柿蒂、旋覆花，加白及10g，玉竹10g。7剂，水煎服。

六诊：2019-12-01

本周无明显不适，舌苔仍少，苔质红，脉力增，仍细。

处方：上方去白及。7剂，水煎服。

随访，证情较稳定。

郜老师点按

结合患者四诊信息，同学们都判定该患者属于胃阴不足，胃气上逆，所以养阴和胃降逆当为正治，用药当以濡养胃阴的药物为主，如沙参、麦冬、石斛之类。大家的思路都基本正确，棒棒哒！

我在处方中选择了一贯煎加减，认为老年女性患者，滋养胃阴同时应加以疏肝解郁，故以一贯煎加减，滋阴疏肝为治。但此时方中不可以使用木香、青皮、枳实、厚朴之类的理气行气之品，因香燥之品反易耗伤阴液，应该用一些轻清灵动之品，做到理气而不伤阴，如香橼、佛手、玫瑰花等等。

同时，胃气上逆，方中选择柿蒂和旋覆花来和胃降逆。在方剂学中，我们学过旋覆代赭汤（旋覆花、半夏、甘草、人参、代赭石、生姜、大枣），该方具有降逆化痰、益气和胃之功效，主治胃虚痰阻气逆证。临床可见胃脘痞闷或胀满，按之不痛，频频嗳气，或见纳差、呃逆、恶心，甚或呕吐、舌苔白腻、脉缓或滑等症。原书载该方用于"伤寒发汗，若吐若下，解后，心下痞硬，噫气不除者"，此乃外邪虽经汗、吐、下而解，但治不得法，中气已伤，痰涎内生，胃失和降，痰气上逆之故。而本案患者属于胃阴不足，故本方不适用，所以一定要辨证哦，千万不能看到嗳气，就用旋覆代赭汤。但方中旋覆花我们可以拿来用，大家都知道"诸花皆升，旋覆独降；诸子皆降，苍耳独升"的说法。同时注意，旋覆花一定需要包煎哦。

右边肋骨下，怎么总是发胀呢

一位曾经的患者带着自己老公进来，说他右边肋骨下总是胀痛难受。拿出检查单，B超显示中度脂肪肝，肝肾囊肿（肝囊肿5mm），胃镜提示十二指肠球部浅表溃疡，浅表性胃炎伴糜烂出血，HP（+）。而且每晚睡不好，看西医感觉要去很多科室，所以还是来看看中医吧。

案例回放

肖某，男，42岁，2020年4月26日初诊。

右胁下胀痛不舒月余，胃脘无明显不适，食欲尚可。大便不成形，夜寐欠安，梦多易醒。舌边尖红，苔薄黄。脉弦急不舒。

学生处方

小岳同学：胁下胀痛，怀疑是肝气郁滞。脉弦急不舒也是肝气不舒所致。舌边尖红说明肝郁化火，舌尖红可能是肝火扰心导致夜寐欠安、梦多易醒而产生的心火。而苔薄黄，一方面说明确实有火有热，一方面说明可能没有什么痰湿。大便不成形，应该是肝郁脾虚的症状。因此综合认为是肝气瘀滞，兼有脾虚和心火。治宜疏肝理气，滋阴健脾，柔肝健脾。方以柴胡疏肝散为主，重用芍药，柔肝养阴，以防理气之药伤阴；甘草加量，酸甘化阴，缓急止痛；加延胡索理气止痛，加生地滋阴养血，配白术（加量）、防风（减量）合痛泻要方疏肝健脾，加栀子、牡丹皮清泻心肝之火，加茯苓健脾安神。因为HP（+），所以再加生姜、大枣，生姜加量。

小晴晴：中医学中无脂肪肝的病名，但根据其临床表现，大多归属于"积证""痞满""胁痛""痰瘀"等病证范围，与肝郁、痰湿有关。肝肾囊肿也与痰湿、瘀血有关。该患者主诉右胁肋胀痛不适且脉弦，应为肝失疏泄，经气郁滞。舌尖红、苔黄，表明已气郁化火。虽舌苔不腻，但结合脂肪肝和囊肿病史，也要考虑湿热淤堵。大便不成形，佐证了湿邪的存在。痰瘀内扰，神魂不安，则寐差。有气滞，或多或少考虑有血瘀存在。综合考虑，该患者辨证为肝郁气滞，湿热瘀阻。治法为疏肝化瘀，清泄湿热。

处方：四逆散合柴芩温胆汤加减。

具体方药：醋柴胡10g，生黄芩10g，枳壳15g，生甘草6g，赤白芍各15g，半夏6g，竹茹6g，陈皮15g，茯苓20g，葛根20g，防风6g（葛根、防风升清阳止泻），泽泻10g，生山楂20g（泽泻、山楂降脂化浊），丹参10g（化瘀），炒枣仁15g，首乌藤20g（炒枣仁、首乌藤安神）。

小轩：患者右胁下胀痛不舒，胁部为足厥阴肝经所过，故胁部胀痛应责之于肝。患者脉弦急不舒，提示肝郁气滞，不通则痛，肝郁气滞不通，故胁下胀痛。肝属木，脾属土，木旺克土，故大便不成形。脾土被克，虽未见有形之痰，无形之痰已生，胆为清净之腑，胆为邪扰，失其宁谧，故夜寐欠安，梦多易醒。肝郁化火，故舌边尖红，苔薄黄。治疗应以理气化痰为主，兼以清热。方以柴胡疏肝散为主，加化痰之品。

方药：柴胡8g，陈皮10g，川芎10g，香附10g，芍药10g，枳壳10g，甘草10g，黄芩10g，栀子5g，半夏10g，茯苓10g，绿梅花10g，佛手10g，夜交藤10g。

处方还原

处方：柴胡10g，黄芩10g，当归10g，炒白芍10g，生地黄10g，北沙参15g，玉竹15g，蒲公英15g，陈皮10g，法半夏6g，茯神20g，枳壳10g，竹茹10g，炒延胡索9g，炒川楝子6g，炙甘草6g。

二诊：2020-05-02。自觉右胁部胀闷感有缓，睡眠较前好转，脉来和缓。舌质暗，苔薄微黄。守方，加白及6g。7剂。

三诊：2020-05-09。右胁部胀闷感进一步缓解，服上药稍腹泻。舌淡胖，边有齿痕，苔薄微黄。脉来和缓。处方去枳壳，加荷叶10g，泽泻10g。升清降浊。7剂。

四诊：2020-05-30。右胁部胀闷感基本已无，睡眠平稳，舌淡胖，边有齿痕，苔薄黄，脉来和缓。唯少腹胀满不适，前方微调。加百合、乌药、苏梗理气消胀。

处方：柴胡6g，当归10g，炒白芍10g，生地10g，北沙参15g，蒲公英15g，炒川楝子6g，炒延胡索10g，陈皮10g，法半夏6g，茯神20g，竹茹10g，白及6g，百合15g，乌药10g，苏梗10g，炙甘草6g。10剂。

郜老师点按

本案患者病名为胁痛，是以胁肋部疼痛为主要表现的一种病证。足厥阴肝经布两胁，加之舌边尖红，苔薄黄，脏腑定位在肝无疑。肝藏血，血舍魂，肝火内扰，魂不守舍，故夜寐欠安，梦多易醒。脏腑定位，小伙伴们的定位都很准确！处方用药我选用了逍遥散、一贯煎和柴芩温胆汤合方加减。脉弦急不舒，肝体阴而用阳，加上生地，增强养肝体的作用。舌边尖红，苔薄黄，肝火内扰，恐伤肝阴，生地配伍沙参、当归、川楝子，又取一贯煎方义。虽然没有明显痰象，但根据夜寐欠安、梦多易醒，以及脉弦等表现，选用柴芩温胆汤。胁痛明显，用炒延胡索和川楝子，取金铃子散意，行气止痛。同时，虽然胃脘无明显不适，但胃镜提示十二指肠球部浅表溃疡，浅表性胃炎伴糜烂出血，因此，二诊时守方加白及6g。三诊，右胁部胀闷感症状进一步缓解，服上药稍腹泻，故去枳壳，加荷叶10g，泽泻10g，以调节脾胃，升清降浊。其实，回过头来看，初诊的时候，患者就说大便不成形，柴芩温胆汤中虽然把枳实换成了枳壳，但也可以不用。四诊，右胁部胀闷感基本已无，睡眠平稳，舌淡胖，边有齿痕，苔薄黄，脉来和缓，唯少腹胀满不适。前方微调，加百合、乌药、苏梗理气消胀。随访，无右胁部胀闷感，遂停药。

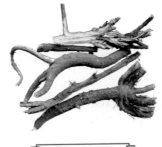

补充几点

1. 遇到脉弦急不舒，疏肝之余，一定要重视肝体阴而用阳，不能单纯一味疏肝行气，否则耗伤阴血，甚至会加重肝郁或肝火的症状。

2. 关于温胆汤，该方在唐代孙思邈《备急千金要方》和王焘编撰的《外台秘要》中均有记载，《外台秘要》言其出于南北朝姚僧垣所撰的《集验方》，由半夏、枳实、陈皮、竹茹、甘草、生姜六味药组成，主治"胆寒之大病后虚烦不得眠"。其后温胆汤又见于陈无择之《三因极一病证方论》，用药在《备急千金要方》原方基础上加茯苓、大枣，而生姜则由原来的四两减为五片，主治"气郁生痰变生的诸症"。明清医家又总结出不少加减化裁之法，如烦热者加黄连，名黄连温胆汤；痰滞者去竹茹，加胆南星，名为导痰汤；加柴胡、黄芩，又名柴芩温胆汤；加人参、菖蒲者名为涤痰汤。《证治准绳》去竹茹，加枣仁、五味子、远志、熟地黄、人参，名为十味温胆汤。个人认为，有惊悸不安、眩晕、头痛、失眠、健忘等症状，脉象滑、舌苔腻者，均可以本方化裁使用。本案患者，根据其夜寐欠安、梦多易醒，以及脉弦等表现，选用柴芩温胆汤以治之。

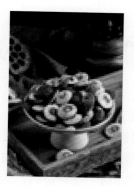

文献延伸

《素问·脏气法时论》："肝病者，两胁下痛引少腹，令人善怒。"

《灵枢·经脉》："胆足少阳之脉……是动则病口苦，善太息，心胁痛，不能转侧。"

《金匮要略·痰饮咳嗽病脉证并治》："水在肝，胁下支满，嚏而痛。"

《丹溪心法·胁痛》："胁痛，肝火盛，木气实，有死血，有痰流注。"

《景岳全书·胁痛》："胁痛之病，本属肝胆二经，以二经之脉皆循胁肋故也。""胁痛有内伤、外感之辨，凡寒邪在少阳经，乃病为胁痛，耳聋而呕，然必有寒热表证者，方是外感；如无表证，悉属内伤。但内伤胁痛者十居八九，外感胁痛则间有之耳。"

《症因脉治·胁痛》："内伤胁痛之因，或痰饮、悬饮，凝结两胁，或死血停滞胁肋，或恼怒郁结，肝火攻冲，或肾水不足……皆成胁肋之痛矣。"

体虚又有腹胀，该补还是该通

一位朋友带着她老公来了，患者瘦瘦高高，面色发黄，脸上还有几个小痘痘。朋友说，老公一吃完饭就说肚子胀得难受，不舒服。体质也不好，总觉得没劲，想给他补补吧，这不，吃了几顿好的补了一下，又出痘痘了，朋友叹口气看着老公："哎，难带呀……"是啊，到底该补还是该通呢？

案例回放

程某，男，33岁，2020年9月20日初诊。

体瘦乏力，脘腹胀满，食多尤甚，面部散发痘疹，色暗。余无明显不适。舌质淡，苔薄白。脉细弱，右关不足。

学生处方

小岳同学：体瘦乏力，舌质淡，苔薄白。脉细弱，右关不足。总体看下来是脾胃虚弱，其气既虚，营血易亏，从症状参见，应该是气血两虚。

脘腹胀满，食多尤甚，我认为是脾气虚、运化无力所致。面部散发痘疹、色暗，我认为这是火。

《内外伤辨惑论》言："脾胃气虚，则下流于肾""肾间受脾胃下流之湿气，闭塞其下，致阴火上冲。"谷气下流，阳气不升，则伏留于血脉而化火，所以才会起痘疹；阴火耗伤气血，气虚无华，血不荣面，所以色暗。

因此辨证是脾胃气虚，兼有阴火血虚。治法宜补中益气，兼清热滋阴。立方以补中益气汤为主，加芍药、生地黄（这个可以稍微多些）补养阴血；气血两虚，久必兼瘀，再加牛膝活血化瘀，引火下行（因为牛膝可以去阴虚火热之口疮齿痛，药力应该能上头面）。

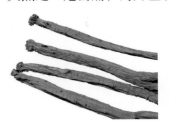
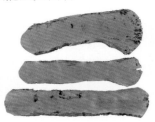
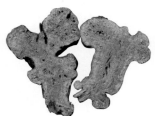

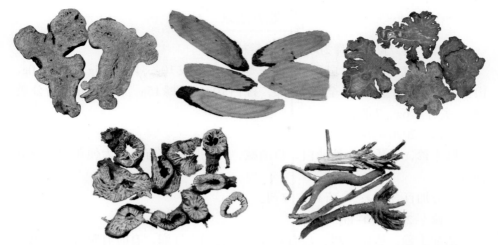

小祁同学：患者体瘦乏力，面色发黄，舌质淡，脉细弱，提示气血虚弱。右关主脾，右关不足说明脾胃虚。脘腹胀满，食多尤甚，说明有气机壅滞于中焦。面部散发痘疹、色暗，说明气机郁的时间久。

总体合参，患者脾胃虚弱，中焦气滞，脾升清、胃降浊功能失司。

胃以和降为顺（叶天士指出"脾宜升则健，胃宜降则和"），先通后补，气机正常再用补药，不至于壅滞更严重。

方药：异功散合厚朴半夏甘草人参汤。

党参、白术、茯苓、炙甘草、陈皮、厚朴、半夏（气滞可能有痰）、绿梅花、山药、神曲。

"发汗后，腹胀满者，厚朴半夏甘草人参汤主之"，厚朴半夏甘草人参汤具有补中散滞、和胃降逆之功效。主治中虚气滞，腹胀满，呕逆。

异功散主治脾虚气滞、饮食减少、胸脘痞闷、食入作胀、大便溏薄、神疲气短、身体羸瘦或面部浮肿者。出自《小儿药证直诀》卷下。

小谢同学：患者主诉为脘腹胀满，食多尤甚，即所谓食入不运，其病在脾。脾胃为后天之本，气血生化之源，脾虚则气血乏源，出现体瘦、乏力、脉细弱、右关不足等象，稍微补一点，则中焦堵塞，气滞生郁热，出现痘痘。舌淡，苔薄白，说明疾病轻浅，且患者年轻，用药宜轻宜平，稍事调补即可。辨证属脾气虚兼气滞。

处方：异功散合资生汤加减。

具体方药：党参5g，白术10g，生甘草6g，茯苓15g，陈皮8g，厚朴8g，山药20g，生鸡内金10g，枇杷叶15g。

处方还原

脾胃不足，胃以和降为顺，先通后补。

处方：党参6g，生白术10g，茯苓20g，陈皮10g，厚朴15g，半夏10g，山药20g，生内金10g，全瓜蒌10g，薤白10g，香橼15g，佛手15g，蒲公英15g，炙甘草6g。7剂。

二诊：2020-09-27

脉未诊，舌质红，苔薄白，痘渐减，胃脘胀满感有缓，大便正常，守方微调。

上方加百合10g，乌药10g。7剂。

三诊：2020-10-11

诸症平稳，胀满有缓，痘有新发，面色趋于红润，有时有嗳气。脉仍沉细，舌淡，苔薄微腻。守方。9月20日方加枇杷叶10g，炒薏苡仁15g。7剂。

党参6g，生白术10g，茯苓20g，陈皮10g，厚朴15g，半夏10g，山药20g，生内金10g，全瓜蒌10g，薤白10g，香橼15g，佛手15g，蒲公英15g，炙甘草6g，枇杷叶10g，炒薏苡仁15g。7剂。

四诊：2020-10-18

诸症平稳，基本无腹胀不适，舌尖红，苔薄白，脉象渐起，守方微调。随访基本稳定，偶有反复，仍以原方加减调理。

郜老师点按

这位患者属于虚实夹杂的腹胀，一方面体瘦乏力，同时又脘腹胀满。脉细弱，右关不足，脉象提示，脾气虚弱。脾主运化，运化失司，水湿内留，痰湿阻滞。因此治疗时应该攻补兼施。

处方用了异功散合厚朴生姜半夏甘草人参汤加减。这两个方都是适用于虚实夹杂证。异功散，出自《小儿药证直诀》，主治脾虚气滞、饮食减少、胸脘痞闷、食入作胀、大便溏薄、神疲气短、身体羸瘦或面部浮肿者，本方在四君子汤的基础上加陈皮，意在行气化滞、醒脾助运，有补而不滞的优点。

厚朴生姜半夏甘草人参汤，出自《伤寒论》第66条："发汗后，腹胀满者，厚朴生姜半夏甘草人参汤主之。"在郝万山老师的讲座中，通过案例特意强调了这个方子中各味药的比例，认为这是治疗脾虚痰湿阻滞、虚中夹实腹满的一张很好的方子。我们在使用它的时候，要特别注意它的剂量比例，后世医家说：这张方子是补三消七之法，用于治疗虚三实七之证。

该案患者，因为辨证也是属于有虚有实，胃以和降为顺，应先通后补。在开方的时候，党参只用了6g，厚朴用15g；同时患者很瘦，故以山药、内金配伍，取资生汤方义；瓜蒌、薤白、半夏加香橼、佛手，理气化痰消胀。后以此为基本方加减而安。

文献延伸

1. 异功散

[来源]《小儿药证直诀》卷下。

[原文]温中和气，治吐泻不思乳食。凡小儿虚冷病，共与数服，以助其气。

[组成]人参（切，去顶）、茯苓（去皮）、白术、陈皮（锉）、甘草各等分。

[用法]上为细末。每服6g，用水150mL，加生姜5片、大枣2个，同煎至100mL，空腹时温服。

[功用]健脾理气。

[主治]脾胃虚弱，中焦气滞，饮食减少，大便溏薄，胸脘痞闷不舒，或呕吐泄泻。现用于小儿消化不良属脾虚气滞者。

[进补应用]本方在四君子汤的基础上加陈皮，意在行气化滞，醒脾助运，有补而不滞的优点。

适合于脾虚气滞，稍服补药即感腹胀食少而"虚不受补"的人。

方歌助记

四君子汤中和义，参术茯苓甘草比，
益以夏陈名六君，祛痰补益阳虚饵，
除却半夏名异功，或加香砂气滞使。

2. 厚朴生姜半夏甘草人参汤

[来源]汉代张仲景《伤寒杂病论》，主治发汗后，腹胀满者。

[原文]

《伤寒论》第66条：发汗后，腹胀满者，厚朴生姜半夏甘草人参汤主之。

厚朴半斤（炙，去皮），生姜半斤（切），半夏半升（洗），甘草二两（炙），人参一两。

上五味，以水一斗，煮取三升，去滓，温服一升，日三服。

[条解]汗后腹胀满者，胃液伤而痰饮留滞，阳虚气滞而伏饮停蓄。人参、甘草益胃液。生姜生津液而祛痰饮，合半夏，蠲饮而散满。厚朴擅去满而燥湿。

[方义]此系消胀散寒、降逆补虚，治脾胃虚寒腹胀之方。

[功效]健脾温运，散滞除满。

[主治] 伤寒发汗后，表证已解。脾胃之阳气被伤，气滞不通，形成腹部胀满之证。但必须具有喜按、喜温，或兼痰涎，或兼呕逆，脉象虚弱等。

[方解] 方中厚朴苦温，宽中除满下气，最善消腹胀，凡气滞于中，郁而不散，食积于胃，羁留不行之胀满，皆可用之。生姜辛温，宣通阳气，和胃散饮；半夏辛温，降逆开结，燥湿涤饮。三药合之，辛开苦降，开结散滞，而主除满。人参、甘草甘温，补益脾气而助运化，两者协同，恰有理中汤之半的含义。诸药配合，补而不滞，消而不过，攻补兼施，恰合法度，最适于脾虚气滞之证。

[煎服法] 上5味，以水2000mL，煮取600mL，去滓，分3次温服（亦可另煎人参兑服）。

[用药大意] 厚朴消胀，生姜散寒，半夏降逆止呕，炙甘草、人参补虚。

按：厚朴同人参治虚胀最效。

[禁忌证] 腹胀拒按、脉有力者忌之，此系实证，宜泻不宜补。喜冷者也忌之，此系热证，宜凉不宜温。

[类似方剂]

小承气汤：此治汗后腹胀拒按的实热证之方。

理中汤：此治太阴病腹胀满兼吐泻的虚寒证之方。

[小知识] 临床上，腹胀常有三种情况。

一是虚胀，特征为腹满时减、喜温喜按，得温得按则减轻，治用理中汤类温中散寒。

二是实胀，特征为"腹满不减，减不足言""按之痛"，治用承气汤类通泻里实。

三是厚朴生姜半夏甘草人参汤证，证属虚中夹实，腹胀满一般多表现为上午轻、下午重、傍晚尤重，但胀满发作的时候不喜温按。在病机上以脾气虚弱为本，痰湿阻滞、气机不利为标，属虚实夹杂。

《郝万山伤寒论讲稿》中说：对于腹满这个症状来说，有虚有实，虚和实就是对偶统一的。在这里又提出来一种中间状态，虚中夹实，所以可见临床上的疾病是复杂的。实证的腹满，在《伤寒论》中记载"腹满不减，减不足言，当下之，宜服大承气汤"，我们将在阳明篇讲到。虚证的腹满，"太阴之为病，腹满而吐，食不下，自利益甚，时腹自痛，若下之，必胸下结硬""自利不渴者，属太阴，以其脏有寒故也，当温之"，我们将在太阴病篇里讨论。

我们现在讨论的就是虚中夹实的腹满，它特点是上午比较轻，下午重，尤其是傍晚前后比较重，到了傍晚前后，肚子胀满，叩之如鼓，甚至晚饭都吃不下去，第二天睡一宿觉，早晨起来肚子又瘪瘪的，这就是虚中夹实的腹满。为什么这种证候大都是上午轻、下午重？因为脾虚运化功能低下，起码夜间人们都不吃饭，脾阳、脾气得到了一点修复，而且早晨吃得一般比较少，对脾的负担不重，而且自然界上午的阳气开始逐渐生发，脾阳得到自然界阳气的这种支持，所以上午没有问题。中午又吃了一顿饭，到了下午，随着自然界阳气的衰退，脾阳、脾气得不到自然界阳气的资助，尤其是到了傍晚前后，阴气逐渐转盛，而人又经过了白天一天的操劳，所以这个时候，运化失司，痰湿内阻，气机壅滞的症状就更加突出，到了傍晚前后，腹部胀满，叩之如鼓，饮食不下，这正是虚中夹实这种腹满的临床特征。舌象一般来说，舌比较胖，边有齿痕，这是脾阳虚、脾气虚的一种特征，舌也比较淡，苔比较厚腻，在《伤寒论》中讲舌苔的地方不是太多。我们从临床观察来说，这种患者苔比较厚腻，这正提示了痰湿内盛、壅滞气机的一种表现，治疗的方子是：厚朴生姜半夏甘草人参汤，我们简称是厚姜半甘参汤。

——文献来源：《郝万山伤寒论讲稿》

方歌助记

厚朴半斤姜半斤，一参二草也须分，
半夏半升善除满，脾虚腹胀此方真。

妇科病证

难道更年期提前了

一位女性患者来到诊室，愁眉苦脸而又不好意思地问："郜医生，我最近月经量特别少，颜色也发黑，脾气也不好，脸色也不好，难道是更年期提前了？"一问年龄，才38岁，当然不是更年期啦。那到底是怎么回事呢？

案例回放

刘某，女，38岁，2014年11月15日初诊。

脉诊发现脉细数微弦，尺脉无力。舌诊见其舌红苔少。于是问其平日是否腰酸，患者点头称是。问是否有口干，患者答曰平日口干口渴。问其经前是否乳房胀痛，患者更是连连点头。患者疑惑地问："咦，医生啊，您怎么都知道我的症状啊？"呵呵，我笑着告诉她："因为您的舌脉都告诉我了呀。"四诊合参，经期尚准，只是月经量少色暗，恰逢经期即至。于是告诉她："不用担心，您的病情并不重，放心吧，不是更年期。趁这次经期，正好可以调一调。"听完这句话，她如释重负。可是又担心地问："哎呀，中药是不是很苦啊？"我笑眯眯地回答道："那就给您加点好吃的啊。"

处方：山药20g，山萸肉10g，生地黄10g，丹皮10g，泽泻10g，茯苓15g，柴胡10g，当归10g，杭白芍15g，生白术10g，女贞子12g，旱莲草12g，枸杞10g，桑椹子10g，炙甘草6g。7剂。

2014年11月24日二诊。

这天门诊的时候，刘女士看起来气色和心情都好了一些，说吃完药后三天，月经就来了，量还是不多，但是经色已转正红，乳房不胀，腰酸有缓，口干好转。脉象渐起，舌质红，舌苔渐生。

药证相合，于是原方微调，经后以补养为主。

处方：山药20g，山萸肉10g，生地黄10g，丹皮10g，制首乌15g，茯苓15g，当归10g，杭白芍15g，生白术10g，女贞子12g，旱莲草12g，枸杞10g，桑椹子10g，淫羊藿（仙灵脾）10g，炙甘草6g。7剂。

随访，月经颜色不再发暗，经量也慢慢增加，看来更年期提前的想法，有些多虑了啊！

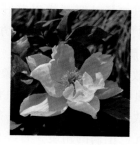

师生问对

经方子：患者肝郁之象，且阴虚内热，方用苦平之柴胡，虽有疏泄气机郁滞之力，然其苦易伤阴，何不用郁金、佛手、合欢之属？

芹芹：我是这样想的，柴胡可升发阳气，疏肝解郁；白芍敛阴，养血柔肝。二者合用，以补养肝血，条达肝气，使柴胡升散而无耗伤阴血之弊，以应肝体阴用阳之性。

芹芹：患者脉微弦，经前乳房胀痛，有肝郁之象，郜老师用了逍遥散疏解肝郁。

鹏鹏：方是由药组成，如果一个方子大多数药物没有，余以为就没必要再硬往逍遥散方上靠了，与其说拟方有逍遥散的部分药物，不如直接论其药物疏肝解郁养血之功。

玲玲：我觉得一诊的方药具备了逍遥散中的绝大多数药物，且患者有肝气不疏，郁在内的症状，加之脾虚、血热，用逍遥散恰如其分，从逍遥散中分析有何不妥？

鹏鹏：余以为一诊拟方以六味地黄丸为基础，和当归芍药散滋补肝肾，以充化源，合仲景当归芍药散活血补血，并佐二至，加入枸杞当是考虑到患者担心中药太难吃而调甘味。

郜老师：鹏鹏同学说得虽然有道理，但此处以逍遥散合六味地黄丸来论，则更为贴切。

郜老师：大家讨论得越来越好啦，对于大家已明确的问题我就不再重复，一些没解决和需要注意的问题，我在按语中总结了一下，供大家学习。

学子感悟

1.方义浅析

脉细数微弦，细数者阴虚血热，微弦者肝郁之象，且患者主诉已言及易怒；尺脉无力，肾虚无疑。舌红苔少，为阴虚内热之象。病位在肾，兼肝。此属肾阴虚证，郜老师方选六味地黄丸合二至丸加减。柴胡升郁，归芍养血，生术健脾燥湿，枸杞、桑椹二子补肾益精以养肝肾。方证相合，二诊效显，守方加减，制首乌伍仙灵脾，补肾精肾阳。心细方妙！

2.补肝肾同时，亦须补脾

患者舌红苔少，脉细数，乃是一派阴虚之象，阴虚生内热，热煎阴津，阴津减少，故口干渴；津血同源，阴津减少，血化乏源，故月经量少。脉象除有细数的特点外，尚有微弦之状，再加之其易怒且有乳房胀痛之感，知其肝气不疏，郁结于内；从五色主病的角度，月经色黑，提示肾有病变，患者素有腰痛，尺脉无力，乃肾阴虚之象。

除此之外，余以为患者尚有脾虚之象，从病因病机角度以及老师处方用药方面可窥见一二。患者肝郁症状明显，肝气不疏，横逆犯脾，日久必然导致脾虚。老师处方用药以六味地黄丸合二至丸为主方来滋阴补肾，方中山药补益脾阴，山萸肉补养肝肾，熟地滋阴补肾，试问若脾不虚，何以要肝脾肾同补？此外，逍遥散中的部分药物也显现在此方中，而逍遥散正是治疗肝郁血虚脾弱证的代表方，据此判断患者亦有脾虚之象。

郜老师点按

月经不调是妇科最常见的一类疾病，妇科大家陈自明提出妇科疾病以"肝脾为纲"，提纲挈领，强调"滋其化源，其经自通"，认为肝脾二脏是月经的化源，若因脾虚不能生血，郁结伤脾而血不通行，积怒伤肝而血闭的，肾水不养肝木而血亏，均当究其病因，滋其化源。

后世《傅青主女科》在此基础上进一步发挥，重视肾肝脾。原文有"经原非血也，乃天一之水，出自肾中""夫经本于肾""经水出诸肾"，认为月经病多与肾之阴阳失和有关，指出月经的多寡是"水气之验"，月经后期、月经过少是由肾水不足引起。

一诊时，根据该例患者舌脉，加上问诊，已基本能判定证属阴虚，病在肝脾肾，这一点同学们已经讨论明确，因此在治疗中同样从肝脾肾调治。补充一下，清代医家高鼓峰的《医宗己任编》中创立了一个名方叫做"滋水清肝饮"，方剂组成为"熟地、山萸肉、山药、泽泻、茯苓、丹皮、山栀、柴胡、当归、白芍、枣仁"，即六味地黄丸合加味逍遥散加减，滋水涵木，清肝健脾。本案即是用滋水清肝饮加二至补益肝肾，疏肝健脾，滋其化源。枸杞、桑椹一方面也可增强补肾之功，因"经水出诸肾"之故，同时也是为了改善药物的口感，虽然"良药苦口利于病"，可还是会好吃一些，患者容易接受呀。

此处细心的同学肯定要问，为何去掉了山栀和枣仁？这是因为考虑到山栀苦寒伤阴，所以舍去，且患者并无心神不安不寐之症，故未用枣仁。至于有同学认为柴胡劫阴，因为有滋阴之品为伍，所以不必多虑，并无耗伤阴血之弊。

同时该患者忧心忡忡，因此用药之余，还应辅以心理调节，放宽心态、调畅心情也是非常重要的。

二诊时，药证相合，取得了明显效果，但经后血海空虚，当以补养为主，故方中去疏肝之柴胡，去六味之泽泻，而加上何首乌、淫羊藿（仙灵脾）。

可见，中药调理月经病时，也需要注意随月经周期的不同而分别用药，可以理解为中医药的序贯疗法。

方歌助记

六味地黄丸

六味地黄益肾肝，萸薯丹泽地苓专，
更加知柏成八味，阴虚火旺自可煎。

逍遥散

逍遥散用当归芍，柴苓术草加姜薄，
疏肝健脾功最奇，调经再把丹栀入。

二至丸

二至女贞与旱莲，或加桑椹和成丸，
肝肾阴虚得培补，消除眩晕与失眠。

"大姨妈"，想说爱你不容易

案例回放

李女士，女，28岁。2015年3月17日初诊。

详问病史，李女士说，从几个月前，"大姨妈"就总是滴答滴答的不干净，每次持续半个月。前面几天滴滴答答量也不多，颜色发暗，中间有几天颜色稍微正常一些，然后又滴滴答答几天才能干净。找过医生，有的说是炎症，用了消炎药；还有的医生开了桃仁、红花，可是用完之后，感觉肚子里的肉像被一片片刮下来，疼得好厉害，而且要命的是不但血没止住，反而量更多了。本次月经自2015年3月2日起至今，达半月之久，量少色暗，每天一点力气都没有，好担心会失血过多啊。诊其脉，沉细无力，舌淡暗，苔薄白。

处方：生白术20g，生黄芪20g，党参10g，煅龙牡各30g，山萸肉10g，生杭芍15g，海螵蛸30g，茜草炭12g，荆芥炭10g，五倍子10g，生地黄10g，炙甘草6g。5剂。短信回访，1剂后漏下症状大为缓解，3剂后即止，服完5剂。嘱其下月行经时来复诊。

2015年4月5日二诊。

月经来潮第二天，仍量少色暗，患者遵医嘱复诊，问能不能让经量多一些，但时间要短一些。问完之后，李女士自己都不好意思地说："哎呀，我的要求是不是太多了？又想让多，又想让少，是不是太难办了？"我告诉她："可以的，因为你的量少和时间太长，其实道理是一样的呀，中医是可以双向调节的！"观其面色渐已红润，问其体力渐增，诊其脉象已起，望其舌淡暗，苔薄白微腻。

处方：生白术20g，生黄芪20g，党参10g，煅龙牡各30g，山萸肉10g，生杭芍15g，海螵蛸30g，茜草炭12g，生地黄10g，当归10g，茯苓20g，炙甘草6g。7剂。

随访，患者短信告知，服药后月经颜色总体比以前要好，而且一共10天就结束了。

三诊时仍守前法调治，药后李女士非常开心地告诉我："'大姨妈'终于正常啦，7天结束，而且没有滴答滴答、量少色黑那种情况啦！"

学子感悟

一诊方以固冲汤为底方进行加减，乃取其固冲摄血、益气健脾之功。综其舌脉诸证，知患者漏下难止是由于肾虚不固，脾虚不摄，冲脉滑脱所致。故治疗宜从脾、肾、冲脉来论治。

方中用生地黄，乃取其益脾补肾之功。生地黄甘寒微苦，《本草经解》中说："地黄味甘益脾，脾血润则运动不滞，气寒益肾，肾气充则开合如式。"此外，在《雷公炮制药性解》中记载："地黄可治妇人崩漏。"患者自觉身体乏力，运用生地黄以补肾气，肾气充则身体轻。患者初诊时面色萎黄，用生地黄以益其脾血，脾血旺则面色华。

师生问对

经方子：上面的感悟写得真好！但方中为何不用熟地滋补而用生地？两者炮制有差别，制方之旨定有区别。

郜老师：血得热则行，得寒则凝，故方中用生地而不用熟地。

经方子：崩漏治有三法：塞流、澄源、复旧。针对此患者，临床该如何具体应用？

郜老师：这个问题问得很好，我将在按语中详细地总结出来，供大家学习。

郜老师点按

本案患者患崩漏，妇科大家陈自明认为："妇人病有三十六种，皆由冲任劳损而致。"本案以张锡纯创立的固冲汤固冲摄血取效。该方中的海螵蛸和茜草为一重要药对。张锡纯云："不知二药大能固涩下焦，为治崩之主药也。"

刚才同学问到的塞流、澄源、复旧，历来是中医妇科治疗崩漏的三大原则。塞流即止血，澄源即正本清源，复旧即固本善后，一直为后世治疗妇科疾病所遵循。如《丹溪心法》云："初用止血以塞其流，中用清热凉血以澄其源，末用补血以还其旧。"

落实到本案中，初诊之时当以止血为主，同时正本清源。其病机属冲脉不固，故方中以固冲汤为底方，收涩止血。为增强止血之功，改茜草为茜草炭，并加荆芥炭，故1剂后漏下症状大为缓解，3剂后即止。

二诊时，患者提出月经量少色暗，究其根源，也是由于血海空虚，故在固冲摄血的同时，加入四物汤养血和血，固本善后。因川芎气香升散，恐温散动血，故舍去不用。

三诊时，仍守前法调治，得以痊愈，恢复正常。

方歌助记

固冲汤

固冲芪术山萸芍，龙牡倍桐茜海蛸，
益气健脾固摄血，脾虚冲脉不固疗。

四物汤

四物熟地归芍芎，补血调血此方宗，
营血虚滞诸多证，加减运用贵变通。

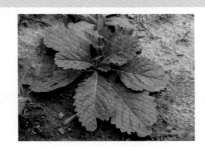

产后的烦恼

生个宝贝儿子本应该是非常开心的事，可是马女士还没来得及享受初为人母的快乐，就遇到了麻烦事儿。原来，马女士平时就有乳腺增生病史，这下得了产后淤积性乳腺炎，可真是吃了一番苦头。

案例回放

马某，女，30岁。2016年6月19日初诊。

产后十天。初产后乳汁不下，针灸后乳汁得下。后又服用当归生姜羊肉汤等，乳汁淤阻不通，服用通草蒲公英等仍缓解不显。体温高达39~40℃，遂至医院急诊，予退热消炎等对症处理。刻下：触诊右乳偏硬，并有明显硬结，红肿，皮肤表面发烫。今晨体温尚在39.7℃，现服退热药有缓。脉象左脉洪大略弦，右脉滑，双尺无力。舌红，苔腻中黄厚。

这个医案在初诊之后还有一个"鬼门关"的故事，写在下文中希望能给大家一些启发。

初诊后，患者因为乳汁淤积不通而胀痛，于是学生陪患者及其家属到某医院通乳治疗室进行通乳。全程约一个半小时，学生在治疗室外等候，通乳结束后患者自述："我快要死了。"当时患者表情非常恐惧，紧紧抱着自己的母亲。一开始以为通乳太痛，于是补充了点能量，喝了点水，平躺休息。等患者家属交费回来，渐觉患者表情不对，语态失常，时狂言乱语，全身痉挛不能自制，不识人。于是迅速挂急诊科，学生陪同并立即打电话将情况和郜老师详细说明。郜老师认为此患者产后当是因不适当操作大发汗致虚脱，嘱服生脉饮。学生将患者安顿好，立即到药房买了生脉饮成药，令患者频服，一连四盒。喝至第三盒，患者自觉足部及小腿已不痉挛，能控制，唯上身及面部还有痉挛。与此同时，急诊科询问完情况，抽完血检查回来，才滴注抗生素。学生一直守护，直至四盒"救命药"喝完，患者全身不再痉挛，神情平稳，也能叫出学生的名字。学生内心十分喜悦，打电话给郜老师，表达感谢。郜老师说："应该感谢生脉饮。"

学生处方

方一

患者平时就有乳腺增生病史，我推测患者平素可能情志抑郁，气滞不舒，气血周流失度，蕴结于乳房胃络，乳络经脉阻塞不通，不通则痛而引起乳房疼痛；肝气横逆犯胃，脾失健运，痰浊内生，气滞血瘀，挟痰结聚为核，循经留聚乳中，故乳中结块。参其舌脉可知患者中焦湿热痰浊阻滞，肝肾阴虚内热。方选逍遥散、六君子汤、二至丸为主。

拟方：陈皮10g，法半夏10g，竹茹10g，枳实12g，党参10g，茯苓20g，白术10g，柴胡10g，当归10g，白芍药15g，女贞子12g，墨旱莲12g，甘草6g。水煎服。

方二

参患者舌脉诸证，乃断其病机为气滞热壅，痰湿化热，乳络不通，治宜理气化痰，利湿清热，通乳消肿，拟以治乳腺炎之瓜蒌牛蒡汤为基础方进行加减化裁，盖因"女子乳头属肝，乳房属胃"，故取其疏肝清胃、通乳消肿之功。《外证医案汇编》指出"治乳症，不出一气字定之矣"，故在方中加入青皮、柴胡、陈皮以理气化痰；加薏苡仁、茯苓以利其湿；因触诊时乳房肿块明显，故予以赤芍、当归等品；因乳汁淤积明显，故予以王不留行、路路通之类；虽虑"产前宜凉，产后宜温"之原则，但患者热象明显，且前服当归生姜羊肉汤效微，故大胆加入生石膏和鲜生地黄以治其发热。

拟方：瓜蒌仁12g，牛蒡子9g，天花粉6g，金银花9g，连翘9g，青皮3g，柴胡6g，陈皮3g，当归12g，赤芍9g，王不留行9g，路路通9g，生石膏12g，鲜生地黄12g，白扁豆15g，茯苓12g，生甘草6g。5剂，水煎服。

外治：手法揉抓排乳，排乳后注意清洁乳头，局部红肿结块可外敷金黄散。

处方还原

一诊辨证：此痰热壅盛，拟仙方活命饮加减，通瘀散结、清热化痰解毒为法。

处方一：金银花、防风、白芷、当归、陈皮、赤芍、浙贝、全瓜蒌、穿山甲（先煎）、王不留行、漏芦、蒲公英、皂角刺、茯苓、炙甘草。2剂。

处方二：生石膏（必要时加用）。

因为下午的"鬼门关"事件，唯恐入于血分。嘱咐学生密切观察，如果温度渐退、疲倦困顿，就是向愈。如果热度复起、神志不清，为逆，需要当心脓毒血症。学生夜半短信告知，患者自觉疲倦乏力，体温下降至37℃以下。

二诊：2016-06-21

病史详前，2016-06-19查血常规示：白细胞17.52×10^9/L。同时以抗生素治疗。触诊局部，已无前日之硬，但根部仍有一硬块。皮温烫，色红。自诉可以吸出脓液少许。近两日体温波动在37~38.8℃。大便偏干，口渴，刻下体温38.3℃。脉左弦重按有力，脉右关濡数。舌质红中黄厚腻，但腻象已减。

有医生建议，等待脓成，手术切开排脓即可。患者及家属表示，不愿意手术。抗生素也输完三天。希望用中药控制病情进展。

二诊辨证：病情平稳，守方出入，加芳香化湿之品。

处方一：柴胡、黄芩、连翘、防风、白芷、当归、陈皮、赤芍、浙贝、全瓜蒌、穿山甲（先煎）、王不留行、漏芦、蒲公英、皂角刺、藿香、炒薏苡仁、通草、炙甘草。2剂，水煎服。

处方二：芙蓉膏外用。

三诊：2016-06-23

近两日体温在36.5~37.7℃。触诊乳房变软，但仍有硬结，时觉针刺样疼痛，大便时软，口渴减轻。刻下体温36.7℃。苔厚黄，腻象大减。脉右关已不濡数，双尺脉无力。

二诊辨证：守方出入，加黄芪益气固表托脓外出。

处方：柴胡根、黄芩、生黄芪、连翘、防风、白芷、当归、陈皮、赤芍、浙贝、全瓜蒌、穿山甲（先煎）、王不留行、漏芦、蒲公英、皂角刺、竹叶、通草、炙甘草。3剂，水煎服。

四诊：2016-06-26

近两日体温在36.5~37.5℃。触诊乳房较前明显变软，自述每2小时可以吸奶30mL左右。较为调畅，硬结仍在，但已不红。乳腺整体温度亦正常。体力渐增，大便正常。苔薄黄，脉已不弦，脉象和缓。

二诊辨证：去清热解毒之品，换以疏通为法，可以母乳喂养。

处方一：连翘、防风、白芷、当归、陈皮、赤芍、浙贝、全瓜蒌、穿山甲（先煎）、王不留行、漏芦、蒲公英、皂角刺、竹叶、通草、炙甘草。嘱：每剂3次，一天半一剂。

处方二：芙蓉膏外用。

师生问对

大卫：我一直在考虑，一诊处方时是否可以运用"甘温除大热"之法来进行治疗？

鹏鹏：产妇产后一般百脉气血俱虚，但此患者产后乳汁郁积不通是其热之标，且据医话所言已有热盛动风之象，此时应清其热，兼以通乳，以缓其标，不宜再使用此法。

郜老师：当归补血汤，主治血虚发热。虽脉来洪大，但重按无力，类似扞脉。该患者虽然产后失血，但整个诊治过程中脉象重按均有力。而且存在乳腺不通之实，所以不宜使用"甘温除热"之法。

郜老师：大家现在的讨论重点已经落到医理分析上了，非常棒。开药不是重点，学会分析问题，并且把分析思路整理出来才是重点。大家可以结合温病的相关知识，考虑一下为何患者二诊时会出现体温居高不下的现象？

大卫：可以从湿温病的特点进行考虑，因为湿邪黏滞，从而使得患者身热不退。

郜老师：湿邪阻滞，故增强化湿力度，故热退身安。而外用药芙蓉膏应该也起到了较好的作用。方便时你们可以看看芙蓉膏的大致组成。

玲玲：芙蓉膏因其治疗哺乳期乳汁淤积、乳腺炎疗效明显，且安全性高，被广大产妇誉为"哺乳期圣药"，其组成为芙蓉叶、黄芩、黄连、黄柏、大黄、泽兰叶、冰片，具有清热解毒消肿之功效。

郜老师：本案患者后来因为患侧乳腺好转后，却发现对侧乳腺又出现淤阻，后终于因为无奈选择了回乳。甚为遗憾。但本案给予我们的启示多多。对于外科痈证的处理，对于高热不退的处理，对于汗血同源的理解，对于脱证的急救等等，相信大家应该都会有所感悟的。

学子感悟

1.对于外科痈证的处理

中医治病，必然不能拘泥于一种治法。对于痈证的治疗，内外治之法合用往往能取得事半功倍的效果。因本案患者所患乃乳痈之病，故下文以乳痈为例进行分析。

内治法应分为乳痈初起、成脓和溃后三个阶段，分别对应消、托、补三法进行治疗。同时，阴阳之纲不可忘，痈证当别阴阳，阴阳不同则治法亦有所差异。本案患者一诊时证属乳痈阳证初起，故郜老师以清热解毒并疏利之法为治疗原则，以仙方活命饮为基础方进行加减化裁，力求清解热毒，消散硬结。二诊时患者肿块虽已成脓，但脓液尚少，此时宜用补益气血和透脓药物扶助正气，托毒外出。虽本案并未涉及补法，但仍在此提出，以联络思维。补法是指肿疡溃后，应用补养之药扶助正气、助养新生、促进创口早日愈合的一种治疗方法。

外治法在乳痈初起和成脓后所采取的措施亦有不同。以本案为例，患者在乳痈阳证初起之时，可对乳房进行热敷并加以按摩，以疏通乳络；此外，还可用金黄散（膏）或玉露散（膏）外敷；或用鲜菊花叶、鲜蒲公英、仙人掌去刺捣烂外敷等。独立于本案之外，若乳痈为阴证，可用回阳玉龙散（膏）

等进行治疗；若为半阴半阳之证，则首推冲和散。脓成之后，若脓出稀少，可以用郜老师之法，选用芙蓉膏外敷；若应指明显，则可采取手术疗法彻底切开排脓。

中医对于痈证的治疗并不局限于此，临床常选取膻中、少泽、太冲三穴进行针刺治疗，亦可达到催乳、通乳之效。

2.对于高热不退的处理

观患者舌脉，知其发热为痰湿阻滞，蕴而为热。湿邪致病有以下三个特点。

（1）湿性重浊：湿邪犯表，则令人头重身困，四肢酸楚，身热不扬；若湿滞经络，流注关节，则关节酸痛、沉重、活动不利，痛处不移；若湿流下焦，则小便混浊、不利、大便溏泄，或下利脓血，甚至妇人带下黏稠腥秽等。

（2）湿性黏滞：这一特性主要表现在两方面，一是湿病症状多黏腻不爽，如患者表现为小便不畅、大便黏滞不爽等；二是反映在病程上，迁延时日，缠绵难愈，如风湿病、湿温病。

（3）湿为阴邪，阻遏气机，损伤阳气：湿邪黏滞，留滞于脏腑经络，常常阻遏气机，使气机升降失常，出现胸脘痞闷、小便短涩、大便溏而不爽等症状。

但其过度发汗，阴虚生内热；乳为血化，产妇本就气血亏虚，未补其亏，反而过于通其乳汁，也易致阴血亏虚。

患者高热不退则是湿邪重浊黏滞，迁延病情；或许也与阴虚内热相互关联。

3.对于汗血同源的理解

"中焦受气取汁，变化而赤，是谓血。"阳加于阴谓之汗。从二者化源来看，血、汗的物质基础均离不开津液，过汗则耗伤阴津，从而影响阴血的化生；失血过多，势必导致阴津不足，阴阳偏失，阳无阴加，从而影响汗液生成。血与汗虽名异，然二者相互为用。

郜老师点按

四诊合参辨证，该患者观其局部，红肿热痛悉具，当属乳痈阳证初起，以仙方活命饮加减。《中医各家学说》中我们学过陈自明的知识，他不仅是妇科大家，还是外科大家。陈自明在治疗痈疽阳证时，重视消法，故认为初起之时，当清热解毒并疏利之法。仙方活命饮为"疮疡之圣药，外科之首方"，该方功能清热解毒，消肿溃坚，活血止痛。

总结一下：

1.外科痈证的处理，要分清所在阶段分别施治，这一点同学阐述得已经比较透彻。在此想提醒的是，以后大家在遇到此类病证，除内服药以外，外用治法也不容忽视。

2.关于汗血同源，同学们对其机理也很明晰。《伤寒论》有言："亡血家，不可发汗，发汗则寒栗而振。"故今后在应用汗法的时候，需要斟酌患者体质。而大汗之后，气随津脱，出现抽搐神志不清等，属于气阴不足之脱证，用生脉饮具有很好的急救功能。我们学过的生脉汤和参附汤，目前都已做成注射液，在中医急诊治疗脱证时可以发挥很好的作用，必要时甚至可以两药合用。

3.体温的问题。当时有同学问到，患者体温一直反复升高，但他发现虽然体温高，可患者的腿和胳膊很凉，是否考虑真寒假热？经过四诊后，发现脉象重按有力，才不予考虑。此种身热，可以认为属于我们学过的身热不扬，即患者自觉发热，按其肌肤却不甚热的一种症状，可见身热稽留而热象不剧，多见于湿温病，热为湿遏，以致发热在里，热势不扬。结合其舌脉，治宜用渗湿透热或清泄芳开之法而取效。

一个医案，可以将我们学习过的妇科、外科、伤寒、温病、方剂、中药、中诊、中基、各家学说等各科知识贯穿起来，所以，不得不感叹学好中医各门基础课程的重要性啊！

方歌助记

仙方活命饮

仙方活命金银花，防芷归陈草芍加，
贝母花粉兼乳没，穿山角刺酒煎佳，
一切痈毒能溃散，溃后忌服用勿差。

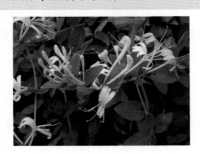

月经好像堵住了

陈女士的月经周期一直很正常，可是这个月不知怎么了，日期倒是还正常，可是量少得可怜，滴答滴答的。这是怎么回事呢？

案例回放

陈某，女，32岁，2017年1月23日初诊。

患者自诉月经淋漓6日，量少，自觉腰部和小肚子都坠坠胀胀的，自己试着吃了几天益母草颗粒，可还是量不多，就像堵住了一样，十分难受。观其舌暗红，苔薄腻，脉弦细微涩，尺不足。

学生处方

方一

据症此病应为"崩漏"，脾虚不能统摄血液，故延期量少，且腰腹坠胀，应为脾气不升，可参补中益气汤证。参舌苔薄腻，亦可佐证脾虚。虽舌暗红，然患者自行服益母草颗粒以活血调经却效差，则法应固摄。尺脉不足，则下元亏虚，宜培补下元。此证属脾肾亏虚，冲任不固，法宜益气健脾，固冲补肾。方选固冲汤加减。

拟方：黄芪30g，党参10g，白术15g，山茱萸20g，白芍15g，当归10g，生龙骨30g，牡蛎30g，海螵蛸10g，茜草10g，升麻6g，柴胡6g，山药20g。6剂，水煎服。

方二

提纲挈领，本案关键为患者"月经量少"，余以为可采用"通因通用"之法来治疗由气滞血瘀所导致的月经不通之证，以血府逐瘀汤为基础方进行加减化裁，则诸证可解。舌暗红、脉涩及自觉腰腹坠胀等证的出现均可显示患者气滞血瘀之象明显，细观其舌脉，腻苔主湿浊，弦脉主肝郁，细脉提示阴血亏虚，双尺不足则提示有肾虚之状，故治疗的总体思路大致为活血化瘀，理气祛湿，健脾疏肝补肾。

拟方：桃仁12g，红花12g，赤白芍各6g，川芎6g，牛膝9g，生地黄9g，当归9g，桔梗6g，枳壳6g，柴胡6g，香附6g，苍白术各9g，山药20g，茯苓6g，泽泻6g，泽兰9g，女贞子10g，旱莲草10g，甘草6g。7剂，水煎服。

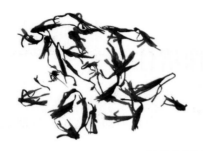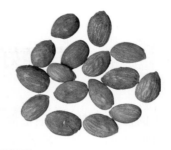

<h2 style="text-align:center">处方还原</h2>

四诊合参，当属血瘀为患，益母草颗粒虽有化瘀之功，但力度不够，故以王清任血府逐瘀汤加减。

处方：柴胡10g，桔梗10g，枳壳10g，牛膝10g，桃仁10g，红花10g，川芎10g，生地黄10g，当归10g，赤白芍10g，炙甘草6g，石楠叶10g，鸡血藤30g，香附12g，郁金12g。5剂，水煎服。

后患者短信告知，服药后第二天，月经即痛快而至，此乃通因通用而收效。

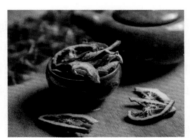

<h2 style="text-align:center">师生问对</h2>

郜老师：经方子同学，患者主诉是量少，未有淋漓不尽之描述，如何得出是崩漏之证？

经方子：患者月经滴滴答答，持续6日之久，所以我判断为崩漏之证。

郜老师：正常月经一般是3~7天，6天应该是属于正常的。患者主诉中表示月经像堵住了，患者的问题在于将月经"通"开，而不是"堵"上。经方子同学，是不是没有认真读案例呢？

经方子：读了，因为患者曾服用过益母草之类无效，又加之其尺脉不足，所以没有考虑运用桃仁、三棱之属。

郜老师：你没有考虑是不是益母草"通"力不足，而直接反向考虑。这种发散性的思维是值得表扬的！

玲玲：其实一直在斟酌是否要运用血府逐瘀汤，因为《方剂学》中说其功用为活血化瘀、行气止痛，主治胸中血瘀证。但细细推敲，此方证的病机关键在于血瘀，兼有气滞，故余以为可弱化"胸中"二字，将其引申为治疗全身血瘀证之通用方。

郜老师：王清任的逐瘀汤系列，在我们方剂学中被定义为活血化瘀的重要方剂。有学者认为，王清任的逐瘀汤意在调气，可以跳出方剂课本的局限，畅所欲言！

经方子：其实我觉得此病可以定位在少腹，方用少腹逐瘀汤即可。

玲玲：不过患者的寒象在案例中没有明确体现，所以我以为运用少腹逐瘀汤似乎不太合适。

郜老师点按

前面两位同学观点不一，可以说也体现出同学们处理该类患者的两种典型想法。需要说明的是，辨证中，我们不能仅仅依赖患者的症状，还要根据其舌象和脉象，"治病求本"。

该患者虽然主诉为滴滴答答，貌似崩漏，然而究其舌脉，却反映出瘀血未去之征。故虽然病史里说到服用益母草颗粒无效，但患者并未因此而虚弱，反而依然是坠胀感依旧。结合患者体质，认为不应固涩，反应以通利为法，此为通因通用之理。

通因通用，治疗学术语，反治法之一，是以通治通，即用通利药治疗具有实性通泄症状的病症，适用于食积腹痛、泻下不畅及膀胱湿热所致尿急、尿频、尿痛之类病症。《素问·至真要大论》曰："寒因寒用，热因热用，塞因塞用，通因通用，必伏其所主，而先其所因。"

而患者尺脉不足，考虑也许是由于气血不得流通而致，未必肾虚，故一诊中单纯以通为法，打算二诊中再看，若仍尺脉不足，则以补益为法。但患者未再复诊。

至于血府逐瘀，如同学所言，不必纠结于其所谓病位所在，其方意在行气活血，临床中本方非常广泛地用于妇科病的治疗。而少腹逐瘀，则多用于寒凝血瘀之证。

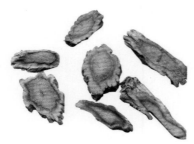

方歌助记

血府逐瘀汤

血府当归生地桃，红花甘草壳赤芍，

柴胡芎桔牛膝等，血化下行不作劳。

每晚都会被肚子疼醒的日子远去啦

王女士最近小肚子疼得厉害，甚至每晚都会被疼醒，妇科门诊诊断为附件炎、宫颈糜烂，给予常规抗炎治疗，但效果不大。这不，月底了，因为自己的工作是会计，近期加班比较多，每天都累得腰酸背疼，再加上肚子疼，真是痛苦不堪啊。

案例回放

王某，女，31岁，2015年11月10日初诊。

患者素有附件炎、宫颈糜烂病史。刻下：少腹疼痛不休，劳则加重，晨起时多因腹痛而醒。平素白带量多色白，质黏稠，腰酸无力，性格急躁易怒。舌质红苔根腻，脉弦微数。

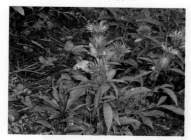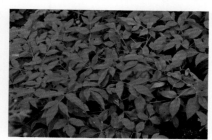

学生处方

方一

带下由津液所化，经脾气转输运化，今带下色白量多，质黏稠，兼苔根腻，属下焦湿热，脾困运化不及；肝主疏泄，调畅情志，暴躁易怒，肝气上逆，情志失调，气机郁滞，劳则气动，气行不畅，势必引起少腹疼痛。治以疏肝解郁，行气通滞，清利下焦湿热。

拟方：柴胡10g，炒赤白芍各15g，茯苓15g，白术10g，薄荷10g，牡丹皮6g，枳实6g，郁金6g，苍术6g，黄柏6g，白果6g，生甘草10g。5剂，日一剂，水煎服，分温再服。

方二

少腹为肝经所过之处，且患者易怒、脉弦，此肝郁之象。木郁克土，则脾虚，宜疏肝健脾。下焦湿热，虚实夹杂。当清补兼施。以逍遥散合完带汤合三妙散加减。

拟方：炒白术15g，炒苍术15g，盐黄柏3g，炒白芍20g，茯苓20g，醋柴胡10g，当归6g，荆芥6g，车前子15g，怀山药30g，怀牛膝30g，炙甘草10g。6剂，水煎服。

方三

患者之病，责之肝、脾、肾三脏，参其舌脉诸证，知其病机为肝郁脾虚，气滞湿盛，治以疏肝补脾，化湿止带，调畅气机。拟用当归芍药散合完带汤加减治疗。

拟方：当归9g，白芍18g，茯苓9g，川芎6g，苍白术各9g，泽泻12g，山药30g，柴胡6g，杜仲6g，续断6g，陈皮6g，炙甘草6g。7剂，水煎服。

处方还原

当归10g，杭白芍20g，赤芍10g，茯苓20g，泽泻10g，生白术10g，山药15g，党参6g，黄柏10g，白果10g，芡实10g，生薏仁15g，车前子10g，荆芥炭10g，蒲公英15g，炙甘草6g。7剂，水煎服。

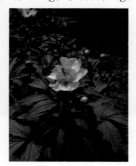
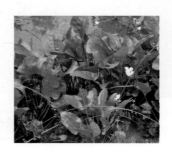

二诊：2015-11-17

经一诊用药后，腹痛之症有缓，带下时多时少。苔腻有减。

上方加忍冬藤10g，柴胡10g。7剂，水煎服。

三诊：2015-11-24

腹痛及带下之症均有明显好转，但仍有腰酸。舌红苔腻均减，脉弦微数。

当归15g，杭白芍20g，赤芍10g，土茯苓15g，泽泻10g，生白术10g，山药15g，山茱萸10g，生地10g，黄柏10g，白果10g，芡实10g，生薏仁15g，车前子10g，荆芥炭10g，蒲公英10g，忍冬藤10g，炙甘草6g。7剂，水煎服。

随访，患者每晚都会被肚子疼醒的日子终于远去啦。叮嘱患者务必自己注意生活起居，腹痛及带下之症未再发作。后顺利怀孕生产。

郜老师点按

该患者腹痛绵绵不休，带下频频，四诊合参，证属肝脾不和，虽然有劳则加重，腰酸不适，但首要矛盾当从肝脾着手，故处方以当归芍药散合完带汤合易黄汤。小伙伴们对病机把握得都很准确呀！棒棒哒！

补充几点：

虽然患者白带量多色白，颜色不黄，但质黏稠，且结合舌脉认为内有郁热存在，故不可单纯使用完带汤，加上易黄汤后方药疗效会更加明显。张从正的《儒门事亲》中记载了一则治疗带下的案例，特意说到"勿以赤为热、白为寒"，大家可以看看。

附：《儒门事亲》带下医案：息城李左衙之妻，病白带如水，窈满中绵绵不绝，秽臭之气不可近，面黄食减，已三年矣。诸医皆云积冷，起石硫黄、姜附之药重重燥补，污水转多，常以衲日易数次。或一药以木炭十斤，置药在坩埚中，盐泥封固，三日三夜炭火不绝，烧令通赤，名曰火龙丹。服至数升，污水弥甚。烽艾烧针，三年之间，不可胜数。戴人断之曰：此带浊水。本热乘太阳经，其寒水不可胜如此也。夫水自高而趋下，宜先绝其上源。乃涌痰水二三升，次日下沃水十余行，三遍，汗出周身。至明旦，病患云：污已不下矣。次用寒凉之剂，服及半载，产一子。《内经》曰：少热，溲出白液。带之为病，溶溶然若坐水中。故治带下同治湿法，泻痢皆宜逐水、利小溲。勿以赤为热，白为寒。今代刘河间书中言之详矣。

因此，在临床中遇到带下疾病，不可单凭颜色辨别寒热，气味、质地、舌脉均应成为我们综合考虑的因素。

患者腹痛厉害，对于这种妇科炎症，不可拘泥于炎症二字而滥用清热解毒之品，这种腹痛多从肝脾调治，芍药用量一般需用到15~30g，也可赤白芍同用。但必须指出，由于本病易治易效，亦易反复，故在治疗取得临床痊愈之后，要进行必要的巩固治疗，需要坚持服药一段时间。而且疲劳、熬夜及摄入肥甘厚味、辛辣刺激的饮食，均都可以引起症状的反复，因此，提醒患者注意饮食起居的医嘱也很重要。

知识延伸

《傅青主女科·女科上卷·带下·白带下第一》：夫带下俱是湿症。而以"带"名者，因带脉不能约束而有此病，故以名之。盖带脉通于任、督，任、督病而带脉始病。带脉者，所以约束胞胎之系也。带脉无力，则难以提系，必然胎胞不固，故曰带弱则胎易坠，带伤则胎不牢。然而带脉之伤，非独跌闪挫气已也，或行房而放纵，或饮酒而颠狂，虽无疼痛之苦，而有暗耗之害，则气不能化经水，而反变为带病矣。故病带者，唯尼僧、寡妇，出嫁之女多有之，而在室女则少也。况加以脾气之虚，肝气之郁，湿气之侵，热气之逼，安得不成带下之病哉！故妇人有终年累月下流白物，如涕如唾，不能禁止，甚则臭秽者，所谓白带也。夫白带乃湿盛而火衰，肝郁而气弱，则脾土受伤，湿土之气下陷，是以脾精不守，不能化荣血以为经水，反变成白滑之物，由阴门直下，欲自禁而不可得也。治法宜大补脾胃之气，稍佐以疏肝之品，使风木不闭塞于地中，则地气自升腾于天上，脾气健而湿气消，自无白带之患矣。方用完带汤。

《金匮要略》卷下妇人妊娠病脉证并治第二十："妇人怀妊，腹中疞痛，当归芍药散主之。"妇人杂病脉证并治第二十二："妇人腹中诸疾痛，当归芍药散主之。"

方歌助记

当归芍药散

当归芍药散川芎，茯苓白术泽泻从，
妊娠血虚少腹痛，养血行气并止痛。

完带汤

完带汤中用白术，山药人参白芍辅，
苍术车前黑芥穗，陈皮甘草与柴胡。

易黄汤

易黄山药与芡实，白果黄柏车前子，
能消带下黏稠秽，补肾清热又祛湿。

为什么每月总有几天要发火

王女士说，好像每次月经快来的时候，自己总有那么几天身上不舒服，而且更重要的是，就像个火爆辣椒，脾气急死了，看谁都不顺眼。患者老公在旁边插嘴："对啊，郜医生，您能把她脾气改好吗？要不老冲我和孩子发火……"

案例回放

王某，女，35岁。2017年9月7日初诊。

患者有乳腺增生病史。每逢经前一周，乳房胀痛难忍，不可触碰。脾气急躁易怒，经行则缓。月经有血块，自觉不够畅通。刻下，经期将至，上症均存。舌质淡胖，有齿痕，苔薄白，脉弦细。

学生处方

方一

七情郁结，肝失疏泄，乳络阻滞，发为乳胀，辨其为肝郁气滞之证，宜用疏肝解郁通络之法治之，方选柴胡疏肝散加减。因患者有乳腺增生病史，故方中还选用夏枯草、橘络等药物针对其症。考虑其亦有肝郁化火之象，故方中还兼有清热泻火之药。

拟方：柴胡9g，白芍12g，川芎9g，枳壳6g，陈皮9g，香附6g，橘络6g，郁金9g，夏枯草9g，白芷6g，天花粉6g，生麦芽12g，蒲公英12g，泽兰6g，丹皮6g。7剂。

方二

此舌脉为典型肝郁脾虚夹瘀之证，拟逍遥散加减，调肝脾，通血脉。

拟方：当归20g，炒白芍20g，柴胡6g，茯苓12g，炙甘草10g，炒白术12g，薄荷8g（后下），益母草30g，八月札15g，丹皮15g，丹参15g。7剂。

方三

肝藏血，主疏泄，肝郁气滞，则见月经不畅，乳房胀痛。肝木不能条达，则脾气急躁易怒。又参患者舌脉，知其亦有痰湿阻滞。故治以疏肝解郁、理气化痰为主。

拟方：当归12g，赤白芍12g，柴胡10g，茯苓10g，白术10g，香附12g，郁金12g，鸡血藤30g，橘核10g，荔枝核10g，炙甘草6g。

处方还原

处方：丹皮10g，炒山栀10g，柴胡10g，当归15g，赤芍10g，白术15g，茯苓20g，薄荷（后下）6g，香附12g，郁金12g，橘核10g，荔枝核10g，川芎10g，生地黄10g，炙甘草6g。7剂。

随诊：药后乳房胀痛明显缓解，急躁发火情绪缓解。嘱其下次月经前两周就诊，连续3个月，随访，诸症皆缓。她和老公都高兴地说：看来吃中药还真能把脾气改了呀，太神奇了！

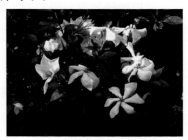

郜老师点按

该案例比较典型，属于肝郁化火之证，会有患者常说自己肝火旺，以加味逍遥散加减即可。这一点，小伙伴们基本都把握住啦！用药方面大家也都很好，除了行气，除了泻火，也都用了当归、白芍这类养血之品，要注意我们在中医基础理论课程中学过的"肝体阴而用阳"理论。

"体"即为肝脏本体；"用"是指肝脏的功能活动，包括病理变化。

"体阴"应从两个方面理解：肝居膈下，位于腹中，属阴脏；肝藏血，血属阴，肝脏必须依赖阴血的滋养才能发挥其正常的生理功能。

"用阳"也应从以下两个方面理解。

一是指其具有升发、疏泄的功能，以气为用；肝性喜条达，内寄相火，主升主动，按阴阳来分则属于阳。

二是从肝的病理变化上看，肝阳易亢，肝风易动。肝病常表现为肝阳上亢、肝风内动的病机，症见眩晕、面赤、肢体麻木、易怒、抽搐、震颤、角弓反张等，按阴阳属性亦属阳。

同时，肝以气为用、属阳，以血为本、属阴，阳主动，阴主静，因而称"肝体阴而用阳"。这是对肝脏体与用，亦即其生理、病理特性的高度概括。

临床处方用药时要牢牢记住这一点，遇到肝气郁滞，甚至郁而化火的患者，在疏肝解郁泻火同时，一定要加养肝血而合肝用。否则用大量行气泻火药容易伤阴，反而会适得其反。

此外，对于女性患者，我们也多从肝论治，因为叶天士的《临证指南医案》中有句名言，叫做"女子以肝为先天"，主要是强调肝对于女子的重要程度。

一、女子以肝为先天的生理基础

1.女子经、带、胎、产以肝为枢纽

女性经、带、胎、产之生理现象虽与肾、肝、脾胃的功能均有密切关系，但三者之中又以肝为枢纽。肾精虽是月经产生的根本，且有"经水出诸肾"之说，但精必须化以为血，藏之于肝，注之于冲脉，始能转化为月经。同时，精虽能化血，亦赖血之充养；精与血、肝与肾之间相互滋生，相得益彰。此外，肝与肾之间，一主疏泄，一主闭藏，两者相互制约，相反相成，共同主持着对女子生殖生理的调节功能。至于脾胃，虽是气血生化之源，但脾气上升，胃气下降，均有赖于肝的疏泄功能正常。

2.肝与冲任二脉关系密切，尤以冲脉为最

肝、肾、脾、胃还与冲任二脉的生理紧密联系。冲任二脉直接参与女性生殖生理活动，冲任二脉的盛通，不仅需要肾之煦濡，脾之长养，还有赖于肝之调和。肝与冲脉的关系尤为密切。

二、女子以肝为先天的病理基础

1.女子多肝郁之证

女子属阴，以血为本，在生理上有经、带、胎、产之特点；同时，又屡伤于血，使机体处于"有余于气，不足于血"的生理欠平衡状态。妇科疾病亦自然从这几方面反映出来，有余于气则肝气易郁易滞，不足于血则肝血易虚，情绪易于抑郁，导致肝功能失常的病变。肝为刚脏，最易动荡，情绪激动则勃然大怒，所欲不遂则抑郁不乐，甚至不悲自泣，暗自哀恸。并且，女子阴类，阴性凝结，易于怫郁，而诸郁不离肝，郁怒伤肝而致肝之功能失常，此为妇科病主要病理基础。

2.女子多肝血不足之证

肝藏血，因胎产众多或脾胃不足，或久病耗血，遂致肝血虚亏；又女子数脱其血，血伤则肝先受累，所以妇女病的特点均表现为耗精伤血。又，肝肾同源，冲任两脉都隶属于肝肾；肾与肝是"母"与"子"关系，肝血、肾精，一荣俱荣，一损俱损，休戚相关，子病及母。又，肝血虚则肾精亏，肝阴虚则肾阴虚，肝肾阴虚，亦不乏女子肝血不足所引发。

3.肝郁化火之证

肝之病变反映于妇科方面，其中涉及的病理基础还包括肝郁化火。肝郁则气盛，气盛则化火，火性炎上，肝火旺盛，则肝气容易上逆，从而引发妇

科病证。若肝经湿热下注，亦可见化热化火之妇科病。

4.肝脏兼证

肝有本脏自病，或他脏之病转致肝病，或有肝病累及他脏发病之种种变化。如肝郁乘脾，脾之化源不足则脾虚血少，冲任失养；若肝郁脾虚，则水湿不化；或肝气横逆犯胃，胃失和降则致恶阻；及肝郁伤肺，则肺失肃降；肝郁伤心，心阴暗耗，营血不足等等，皆属于肝脏兼证。

白带像豆腐渣一样怎么办

近年来，许女士被难言之隐折腾得痛苦不堪，这不，这几天老毛病又犯了，于是求助于中医治疗。

案例回放

许某，女，33岁，2015年11月17日初诊。

患者霉菌性阴道炎反复发作近3年，近一周加重。刻下：白带呈豆腐渣样，伴阴部瘙痒，腰酸。舌苔根腻偏黄；脉尺沉，寸、关滑。

学生处方

方一

带下之病，当责于脾，健脾为第一法。取完带汤之意，重用白术、山药。其下焦湿热，参清热化湿，合四妙散以利湿热。因阴部瘙痒，加土茯苓以解毒利湿。拟方完带汤合四妙散加减。

拟方：炒白术30g，苍术15g，盐黄柏6g，柴胡10g，白芍10g，山药30g，芥穗10g，陈皮10g，川牛膝20g，薏苡仁30g，土茯苓30g，生甘草10g。7剂，水煎服。

方二

根据舌根腻偏黄、脉沉滑，是知湿浊为患；病程3年之久，加之腰酸，久病及肾，久病必虚，拟祛湿化浊疏风之法。方用萆薢渗湿汤（《疡科心得集》）加苍术、藿香、苦参、杜仲。

拟方：萆薢6g，薏苡仁20g，黄柏9g，赤茯苓9g，丹皮6g，泽泻9g，滑石6g，通草6g，苍术9g，藿香6g，苦参6g，杜仲12g。5剂，水煎服。

方三

此为湿热下注，蕴结日久，生虫成毒，继而伤肾。《傅青主女科》云："夫带下俱是湿症。"又："治带必先祛湿，祛湿必先理脾，佐以温肾固涩之品。"方用萆薢渗湿汤加清热祛湿、健脾温肾之品，因患者阴痒，附外洗方，内外合治。

拟方：萆薢20g，薏苡仁30g，炒苍术30g，川黄柏15g，牛膝15g，赤茯苓10g，丹皮10g，泽泻15g，车前子（包）30g，通草10g，土茯苓60g，白芷15g，白鲜皮20g，山药30g。7剂，水煎服。

外洗方：炒苍术30g，川柏30g，苦参30g，蛇床子30g。7剂，外洗。

方四

患者刻下白带呈豆腐渣样，伴有阴部瘙痒。结合舌脉，认为湿浊下注。又因反复发作近三年，久病致虚，又见肾虚之征。治当清热利湿，解毒杀虫，补肾固带。拟用程氏萆薢汤加减。

拟方：萆薢12g，黄柏（炒）10g，石菖蒲4g，茯苓6g，白术6g，莲子心2g，丹参5g，车前子5g，土茯苓20g，甘草5g，川牛膝10g，山药20g，芡实20g。7剂，水煎服。

方五

参患者舌脉诸症，知为脾湿偏盛流注下焦。湿热蕴积于下，损伤任、带二脉，故阴部瘙痒，白带呈豆腐渣样。病情反复持久及肾，则腰酸。治宜清利湿热止带，方选萆薢渗湿汤加减。

拟方：萆薢12g，生苡仁20g，黄柏10g，山药30g，芡实12g，滑石12g，车前子10g，牡丹皮10g，苍术12g，藿香12g，牛膝6g，柴胡6g。7剂，水煎服。

处方还原

白果10g，芡实10g，黄柏10g，车前子10g，山药20g，椿根皮10g，土茯苓20g，茯苓20g，生薏仁15g，苍术10g，蛇床子10g，蒲公英10g，荆芥炭10g，生甘草6g。7剂，水煎服。

外洗方：黄柏10g，苦参20g，白鲜皮20g，蛇床子20g，土茯苓20g，椿根皮10g。7剂，外洗。

二诊：2015-12-01

经一诊用药后，患者病情明显好转，已无豆腐渣样白带，阴部基本无瘙痒。但仍有腰酸、小便黄之症。本次月经12月27日行经，较前为畅。舌苔根腻有减。脉尺沉，寸关滑。拟方如下。

内服方：上方加生地10g。7剂，水煎服。

外洗方：同上。

后嘱咐患者每月除月经期外，均需内服、外洗用药，坚持3个月。患者配合治疗，随访未再复发，偶有瘙痒，仅用外洗方即可。

师生问对

格林：老师，现在说的白带是旧时的带下吗？不像以前那样再细分白带、黄带、赤带吗？所以这个患者的白带，是发黄的吗？

郜老师：是哒。

经方子：以前的带下是妇科的代称吧，比如扁鹊到某地即为带下医。

郜老师：那是以前的以前。在临床中遇到白带过多患者，一定要注意问颜色、味道、是否黏稠等。

格林：本来我也想用易黄汤，但案例没具体讲白带的颜色、气味，舌苔只是微黄，就作罢了。

经方子：殊途同归，抓住病因病机即可。

格林：谢谢指教。

郜老师点按

带下为妇科常见病、多发病，是指带下量明显增多，色、质、气味异常，如赤白相兼，或五色杂下，或脓浊样，有臭气等；或伴有全身或局部症状，如腰痛、神疲等。

临床上造成带下病的原因很多，多数为感染或炎症引起，如滴虫性阴道炎、霉菌性阴道炎、老年性阴道炎、子宫颈糜烂、子宫内膜炎；也有部分是由于宫内节育器、子宫颈息肉、宫颈癌等其他问题引起。但无论在西医是何种病名，均可视为中医带下病来治疗。

本案患者为霉菌性阴道炎，结合霉菌性阴道炎的特点——容易缠绵反复，因此要巩固疗效，必须嘱咐患者坚持服药3个月以上。同时生活起居要严格按照基本要求来做。

大家对该病例的分析，可以看出都牢牢把握住了"带下俱是湿症"这一点。处方有选用完带汤、四妙散、萆薢渗湿汤者，思路基本都是可行的。

我采用的是以易黄汤为底方。易黄汤由山药一两、芡实一两、黄柏二钱、车前子一钱、白果十枚组成。方中炒山药、炒芡实补脾益肾，固涩止带，《本草求真》谓"山药之补，本有过于芡实，而芡实之涩，更有甚于山药"，故共为君药。傅青主认为，此二药"专补任脉之虚，又能利水"。白果收涩止带，兼除湿热，傅青主谓其能引药"入任脉之中"，使止带之功"更为便捷"，故为臣药。肾与任脉相通，用黄柏清肾中之火，以解任脉之热；再以车前子清热利湿，二药合用则热邪得清，湿有去路，共为佐药。诸药合用，重在补涩，辅以清利，使肾虚得复，热清湿祛，则带下自愈。

此外，需要注意，对于这类瘙痒类疾病，一般内服、外用一起使用可以增强疗效。而苦参这类口感不好的药物，尽量放在外用药里比较好。

【文献延伸】

《傅青主女科·女科上卷·带下·黄带下第三》

妇人有带下而色黄者，宛如黄茶浓汁，其气腥秽，所谓黄带是也。夫黄带乃任脉之湿热也。任脉本不能容水，湿气安得而入而化为黄带乎？

不知带脉横生，通于任脉，任脉直上走于唇齿，唇齿之间，原有不断之泉下贯于任脉以化精，使任脉无热气之绕，则口中之津液尽化为精，以入于肾矣。唯有热邪存于下焦之间，则津液不能化精，而反化湿也。

夫湿者，土之气，实水之侵；热者，火之气，实木之生。水色本黑，火色本红，今湿与热合，欲化红而不能，欲返黑而不得，煎熬成汁，因变为黄色矣。此乃不从水火之化，而从湿化也。

所以世之人有以黄带为脾之湿热，单去治脾而不得痊者，是不知真水、真火合成丹邪、元邪，绕于任脉、胞胎之间，而化此黔色也，单治脾何能痊乎！法宜补任脉之虚，而清肾火之炎，则庶几矣。方用易黄汤。

方歌助记

易黄山药与芡实，白果黄柏车前子，
能消带下黏稠秽，补肾清热又祛湿。

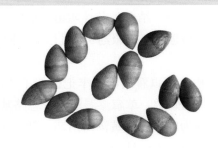

难道需要用比水蛭更猛烈的药吗

一位女性患者来到诊室，原来月经已经俩月没来了。前面也找医生看了，吃了一些药，只记得里面有水蛭，吃完之后肚子疼，但也还是没来。

月经该来不来，到底怎么回事呢？虽说免了不少麻烦，可还是让人很着急啊，难道需要用比水蛭更猛烈的药吗？

案例回放

李某，女，32岁。2018年10月12日初诊。

月经两月未行，末次月经2018年8月11日，在前医就诊服活血化瘀药后，少腹隐痛，但仍无经行。平素手足不温，腰疼软，乏力，脉沉细，舌尖暗，苔薄白。（排除怀孕）

学生处方

方一

停经2个月，服活血化瘀方无效。攻法不中，此误治。平素手足不温，腰疼软，此阳虚不得温养。脉沉细者，阳虚血少。舌尖暗者，血不得养而夹瘀。法宜温阳养血活血以通经。

拟方：制艾叶15g，阿胶珠10g，熟地30g，酒当归30g，炒白芍30g，川芎6g，赤芍15g，菟丝子30g，肉桂6g，盐小茴香10g，盐杜仲10g，炙甘草10。7剂，水煎服。

用方思路：方用胶艾四物汤温经养血，以温补为主，佐菟丝子补肾以通经。少腹隐痛且有寒象，加辛温之肉桂、小茴香。少佐杜仲以补肾中之火。

方二

舌脉合参，以虚为主，兼以瘀阻，拟温补气血为主

拟方：炙黄芪30g，党参25g，熟地黄25g，当归12g，川芎15g，杭白芍12g，吴茱萸12g，山药25g，茯苓9g，泽泻9g，丹皮6g，肉桂6g，桃红各9g，大枣6枚，炙甘草10g。7剂，水煎服。

辅以针灸治疗，针刺三阴交、足三里、合谷、后溪、脾俞、膈俞、肾俞、归来。艾盒灸神阙、命门。

方三

患者平素手足不温，应是阳虚，腰为肾之府，腰疼软应为肾阳不足。乏力提示气虚，脉沉细，沉主里，阳气不足，细提示虚证。舌尖暗为有瘀血阻滞。

病机：肾阳不足，冲任虚寒兼瘀血阻滞。前方用活血化瘀药无效，应是未加入温养气血的药。

治则：温经散寒，养血祛瘀。

拟方：肉桂9g，吴茱萸9g，川芎6g，当归6g，白芍9g，生姜6g，法半夏6g，党参9g，甘草6g，阿胶6g，艾叶6g，小茴香6g，黄芪6g。7剂，水煎服。

用方思路：温经汤加减，易桂枝为肉桂，去丹皮、麦冬，加艾叶和小茴香以温阳散寒，缓解腹部隐痛。患者乏力，加黄芪补气。

方四

平素手足不温，腰酸软，阳虚肾精不足，乏力，脉沉细、舌尖暗、苔薄白说明气虚血瘀，应当益气补血。

拟方：当归9g，川芎9g，茯苓9g，陈皮9g，泽泻9g，薏仁12g，白扁豆9g，黄芪9g，丹参9g，菟丝子9g，续断9g，牛膝9g，甘草6g。7剂，水煎服。

方五

肾阳不足，寒从内生，机体失于温阳而见手足不温、腰膝疼软之状；阳虚血寒，久不得温解，则血行滞缓，寒瘀交结，月经周期延迟。参其舌脉，为血虚夹瘀之象。遵"诸寒收引，皆属于肾"之旨，以温肾暖宫、养血活血、散寒通脉为要。

拟方：菟丝子15g，苁蓉15g，杜仲15g，制牛膝9g，肉桂6g，吴茱萸6g，艾叶6g，当归12g，白芍6g，川芎6g，生地黄6g，白术6g，党参6g，炙甘草6g。7剂，水煎服。

用方思路：方中菟丝子、苁蓉，温补肾阳，培补命门；杜仲、制牛膝，补益肝肾，强壮腰膝；肉桂、吴茱萸、艾叶，温经散寒通脉；白术、党参，补气健脾；当归、川芎，养血活血调经，以温行血运，化其血瘀。

处方还原

处方：吴茱萸6g，当归10g，川芎10g，炒白芍20g，山药20g，山茱萸10g，生地黄10g，茯苓20g，生白术10g，鸡血藤30g，石楠叶10g，菟丝子10g，女贞子15g，旱莲草15g，杜仲10g，川断10g，炙甘草6g。7剂。

并嘱咐其每天测基础体温。

二诊：2018-10-19

基础体温35.8~36.4℃波动，服药后经未行，自觉身体发热、手足不温有缓解，自述偶有遗尿，脉沉细，舌淡暗，苔薄白。原方既效，守方微调。

处方：吴茱萸6g，当归10g，川芎10g，炒白芍20g，山药20g，山茱萸10g，生地黄10g，茯苓20g，生白术10g，鸡血藤30g，石楠叶10g，菟丝子10g，香附12g，郁金12g，川断10g，桑螵蛸10g，金樱子10g，枸杞子10g，炙甘草6g。10剂。

三诊：2018-10-29

服药后腰疼明显好转，遗尿有好转，体温波动于36.5左右。面色红润，手足已温，自觉口干，白带频频。舌质转于红活，脉象已起，调方加活血化瘀之品。

处方：山药20g，山茱萸10g，生地黄10g，茯苓20g，生白术10g，丹皮10g，当归10g，川芎10g，炒白芍20g，鸡血藤30g，石楠叶10g，香附12g，郁金12g，海螵蛸30g，白果10g，芡实10g，败酱草10g，炙甘草6g，益母草10g。7剂。

四诊：2018-11-05

自10月30日起，体温明显升高，波动于36.9~37.1℃，遗尿腰疼已好转，白带明显好转，脉象起，舌质红活。

处方：山药20g，山茱萸10g，生地黄10g，茯苓20g，生白术10g，柴胡10g，当归10g，川芎10g，炒白芍20g，赤芍10g，鸡血藤30g，石楠叶10g，香附12g，郁金12g，益母草10g，桔梗10g，炙甘草6g，牛膝10g。10剂。

五诊：2018-11-19

11月6日经行，一周结束，经色基本正常，虽量少但较前有改善，脉象沉，经后补血为先。

处方：山药20g，山茱萸10g，生地黄10g，茯苓20g，生白术10g，柴胡10g，当归10g，炒白芍20g，鸡血藤30g，香附12g，郁金12g，女贞子20g，旱莲草20g，枸杞子10g，炙甘草6g。7剂。

后仍以此方案补肾活血，12月时月经如期而至，经色经量均有改善，遂停药。

邰老师点按

本则医案大家分析得都很好，这里想提醒大家两点。

首先，对于月经后期或闭经的患者，绝对不能一味活血化瘀，应该分析血瘀后的病机是什么，而后才能正确处方用药。本案患者，前医未经辨证直接使用活血化瘀的水蛭等药，只能增加患者的痛苦，倘若怀疑活血力度不够，贸然使用比水蛭还猛烈的药物，则更会耗伤气血。

经水出诸肾，该案患者当先补后攻，分步治疗，方为正确的治疗方法。在治疗过程中，医生和患者都不能着急，需要慢慢调理。

"经水出诸肾"是《傅青主女科》中的一句名言，是傅氏长期理论研究和临床经验积累的结晶，体现了他调经的基本观点——重肾补肾。

傅青主把肾在月经失调中的机理作了比较全面的发挥，认为"肾水火太旺""肾中火旺而阴水亏""肾之或通或闭"等，这是月经病的主因，制定方剂如两地汤、定经汤等，取得了良好的疗效，现仍为妇科临床所用。

傅青主治疗妇科病重视肾的作用，但不局限于肾，同时对肝、脾进行调理，强调肝肾同治、脾肾同治，我们在临床上治疗月经病须重肾补肾，但不可拘泥于一方一法，当辨证审因，治病必求于本。

月经的产生与天癸成熟、冲任通畅、脏腑气血旺盛有关。肾气化生天癸为主导；天癸是元阴的物质，表现出化生月经的动力作用；冲任受督带的调节和约束，受脏腑气血的资助，在天癸的作用下，广聚脏腑之血，满溢于胞宫，化为经血。

心主血，肝藏血，脾胃化生气血，肺气贯百脉，肾藏精，精化血，皆维持月经之正常。

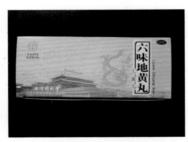

其次，大家可能关注到，我在治疗过程中嘱咐患者测量基础体温，基础体温与月经的关系，大家应该都知道吧？这对我们的用药思路也可以起到提示作用。

[基础体温与月经知识点]

1.排卵期监测与基础体温

人体处在清醒而又非常安静，不受肌肉活动、精神紧张、食物及环境温度等因素影响时的状态叫做"基础状态"，基础状态下的体温，就叫做"基础体温"，通常在早晨起床前测定。

女性的基础体温因随月经周期而变动，在卵泡期内体温较低，排卵日最低，排卵后升高0.3~0.6℃。

2.孕早期监测与基础体温

怀孕后基础体温不会下降，会持续在高温状态。体温持续高温是怀孕后卵巢分泌的孕激素增加导致的。若基础体温上升后持续不降，如长达18天之久，则受孕的可能性较大。

当然，此时仍需排除其他可致基础体温升高的因素，如全身感染性疾病等。

一场虚惊

春节假期的一天，李女士不安地跑来问我，让我看看她是不是得了肿瘤。怎么回事呢？原来李女士发现自己乳腺上有一个小包块，好几个月了，吃了消炎药和逍遥丸都没啥效果。所以怀疑是不是得了啥恶性病，要不要去检查看看。

案例回放

李某，女，30岁，2015年春节初诊。

自述有乳腺增生病史，乳腺部位有包块，时有疼痛。平素食欲不振，便溏，脉沉细，舌尖红，舌苔白腻厚。触诊：左乳内触诊有一包块，质软圆滑，活动良好，腋下无淋巴结触及。

学生处方

方一

患者左乳触诊示一质软圆滑包块，活动良好，且腋下无淋巴结触及，诊断为中医外科之乳核。查阅文献可知，乳核病因病机多因情志内伤，肝气郁结，或忧思伤脾，运化失司，痰湿内生，气滞痰凝，乳房胃络受阻而致。患者平素食欲不振，便溏，兼及白腻浊苔，知其病因病机乃为乃湿阻中焦，湿蕴阳微，脾胃失于健运；此外，患者忧心忡忡，为病情发展深扰，势必郁气受蕴。主以开郁散结，健脾化湿。

拟方：川芎6g，炒苍白术各10g，制香附12g，炒栀子6g，焦三仙各10g，薤白6g，白芍10g，柴胡6g，茯苓10g，瓜蒌10g，川黄连3g，当归12g，生甘草6g。7剂，日一剂，水煎，分温再服。

方二

乳腺增生，即中医所说之乳癖，由于患者左乳包块质软圆滑，活动度好，腋下未触及淋巴结，就排除了乳癖癌变的可能。参患者舌脉诸证，知其脾虚湿盛症状明显，故治疗需健脾祛湿。《丹溪心法》谓："凡人身上中下有块者，多是痰。"所以本案的治法除健脾祛湿外，亦需化痰散结，兼以止痛。

拟方：党参12g，苍白术各6g，茯苓6g，山药20g，莲子肉6g，白扁豆12g，当归9g，陈皮6g，半夏9g，薤白9g，瓜蒌12g，川贝6g，香附6g，蒲公英15g，乳香6g，没药6g，白芥子6g，夏枯草6g。7剂，水煎服。

方三

患者平素食欲不振，便溏，可知其脾胃虚弱，运化失职。舌脉和参，知其肝阴亏虚，中焦湿阻，气机不畅。笔者将其定位在肝、肾、脾胃，《疡科心得集》有云：以阳明胃土最畏肝木，肝木有所不舒，胃见木之郁，唯恐来克，伏而不扬，气不敢舒。因此以调理冲任、疏肝解郁为主。

拟方：炒丹皮10g，山栀10g，醋柴胡10g，当归15g，赤芍15g，白芍15g，茯苓20g，生白术10g，女贞子15g，旱莲草15g，淫羊藿10g，肉苁蓉10g，海藻12g，昆布12g，生苡仁20g，橘核12g，炙甘草6g。7剂，水煎。

处方还原

四诊合参，诊为痰湿阻络。

处方：陈皮10g，半夏10g，薤白10g，茯苓20g，生苡仁15g，苍白术子10g，旋覆花10g，茜草10g，丝瓜络10g，郁金10g，路路通10g，归尾10g，全蝎6g。

5剂后症状大减，后由当地医生加减，续服5剂，得以痊愈。

郜老师点按

结合本案，该患者中医病名为"乳核"，这一点结合所学知识可以明确判断，其病因病机中医多认为由于肝气郁结，气痰滞结于乳络，演变为核。本案四诊合参，结合既往服药病史（逍遥丸无效），可知当从痰湿论治为基本大法。但对于此类患者，病史较长，有形包块形成，可从"久病入络"考虑，本案在治疗中秉承叶天士思想，从络病调治，方取旋覆花汤方义，以辛润辛香辛咸之品，并加虫类药而收显效。

《金匮要略》："肝着，其人常欲蹈其胸上，先未苦时，但欲饮热，旋覆花汤主之。"旋覆花汤方：旋覆花三两，葱十四茎，新绛少许。旋覆花，《神农本草经》谓："主结气，胁下满，下气。"新绛，清人医案中还用，后来就没有这味药了。因为染帛为绛的原料是茜草根，所以今天以茜草作新绛用。茜草别名"血见愁"，有活血行血通络的作用。至于葱，则取其辛通。

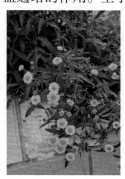

　　叶天士对此方大为欣赏，称之为"络方"，并发挥《黄帝内经》《难经》《伤寒杂病论》中有关思想，认为人之疾病，病程有长短，病情有轻重，是由于邪气侵及人体，有伤及经络、气血的不同。凡病程短、病情轻者，邪气仅伤及人体气分，病位在经；若疾病迁延日久，病程长，病情较重，则邪气深入，由气及血，伤及血络。提出"初为气结在经，久则血伤入络"，认为络病范围极广，表现不一，治当灵活多变。但总则以通立法，以辛为治。

　　辛润之品：具流通之性，善入络通脉，如当归须、桃仁、柏子仁等。

　　辛香行气：攻坚通脉之品，非辛香无以入络，一般可用小茴香、青陈皮、薤白汁、川楝子（金铃子）、延胡索等。

　　辛咸之品：善入络软坚散结，络病日深，须用虫蚁辛咸之品，如水蛭、虻虫、土鳖虫、穿山甲、露蜂房、鳖甲、地龙、全蝎、蜣螂等。"每取虫蚁迅速飞走诸灵，俾飞者升，走者降，血无凝着，气可宣通。"

　　同学们对本案都花了很多心思去研究，非常值得鼓励，下面再强调三点内容。

　　1.遇到乳腺疾病的患者，一定要尽可能地触诊，看看活动度，与周围组织是否有粘连，以及腋下淋巴结是否触及，以尽早与肿瘤病变鉴别，必要时行相关检查。

　　2.该患者痰湿较盛，从痰湿论治为其基本治法，但对于此类患者，病史较长，有形包块形成，可从"久病入络"考虑。

　　3.此外，此类患者，肝气条达很重要，因此务必嘱咐患者保持心情愉快很重要，否则非常容易反复发作。

方歌助记

旋覆花汤

肝著之人欲蹈胸，热汤一饮就轻松，
覆花三两葱十四，新绛通行少许从。

每月总有那么几天肚子疼怎么办呢

对于女性来说，每个月"好朋友"来的时候总会有些不舒服，这倒也是正常的。可是，如果疼得死去活来，就非常痛苦啦。下面这位患者便是捂着肚子，痛苦不堪，由妈妈扶着进来的。

案例回放

李某，女，19岁，2019年9月15日初诊。痛经病史多年，正值月经第1天，小腹疼痛难忍，手足不温。平素易腹泻、嗳气、腹胀，经期尤甚。面部痘疹。舌淡，苔白腻，脉沉细无力。

学生处方

方一

疼痛的病机是不通则痛，不荣则痛。患者手足不温，考虑是阳虚，脾主四肢，可能是脾阳虚；平时腹泻，嗳气，腹胀，考虑脾肾阳虚，火不暖土；脾阳虚运化无力，痰湿内生，则舌淡、苔白腻；脾胃为气血生化之源，脾胃虚，则气血生化乏源，故脉细；沉主里，无力为虚证。治疗应温肾暖脾，健脾益气。

方药：四神丸加四物汤。

我觉得虽然不能通过舌脉上看到有血瘀的症状，但是根据其疼痛特点（剧烈疼痛），痛经病史多年（久病必虚，久病必瘀），以及阳虚寒凝，瘀血内停，所以此痛经应该是虚实夹杂，因虚致实。

方二

脾肾阳虚，痰湿中阻。腹泻应考虑到脾阳虚，久泻则需要考虑到肾阳虚（腹泻及脾，久泻及肾）。嗳气，腹胀，中焦阳虚，气机郁滞，水湿内停，运化无力。舌淡、苔白腻，脉沉细无力，脉症相应。脾胃为气血生化之源，月经来时经血流失，诸症更重。痛经一为血瘀，一为血虚，我认为此例二者皆有，因为其痛经病史多年，久病必虚，久病必瘀，治疗应以活血补血为法。

方药：四物汤，四神丸加减，陈皮，半夏。

方三

从手足不温、平素易腹泻，可以看出患者有脾阳虚的表现（脾主四肢，脾阳虚有寒证表现，所以手足不温；脾运化失司，会有腹泻表现）。

嗳气、腹胀，可以看出有肝失疏泄，气机郁滞。舌淡，苔白腻，可以看出有湿；脉沉主里，细主血少，无力主虚。总体来看，患者是由于脾阳虚夹有湿气，加之肝失疏泄所致的小腹疼痛。《金匮要略》云："见肝之病，知肝传脾，当先实脾。"治疗应温中补血，健脾除湿，疏肝止痛。

方药：小建中汤加减＋四物汤加减＋二陈汤加减＋金铃子散加减。

桂枝6g，白芍9g，生姜9g，饴糖30g，当归9g，川芎6g，熟地黄12g，陈皮9g，半夏9g，川楝子9g，延胡索9g，蒲黄6g（包），五灵脂6g（包），甘草10g，大枣10g。

方四

手足不温，平素易腹泻，嗳气，腹胀，舌淡，苔白腻，为脾虚湿盛兼有肝郁之相。脉沉细无力，沉主里，细主水。脾虚导致平素带下多。

方药：调经以四物汤为底方，加上参苓白术散、失笑散（止痛），苍术、生薏苡仁、芡实、白果止带，川楝子疏肝。

处方还原

治法：疏肝健脾、和胃降气。

处方：当归10g，川芎10g，生地黄10g，炒白芍10g，白果10g，芡实10g，生苡仁20g，茯苓20g，泽泻10g，薤白10g，法半夏10g，陈皮10g，旋覆花10g，炒川楝子10g，炒延胡索10g，蒲黄10g（包），五灵脂10g（包），炙甘草6g。

二诊：2019-09-22

服药后，第二天痛经即明显减轻，9月21日经尽。嗳气、腹胀、痘疹亦好转。苔腻明显减轻，脉和缓。

处方：上方去川楝子、炒延胡索、蒲黄、五灵脂。

三诊：2019-09-29

腹胀、腹痛、嗳气均有好转，偶有2～3次大便不成形，白带减少。9月15日经行，右脉弦细，左脉沉，舌苔厚白微腻，舌质淡。痘疹复有复发之势。予疏肝调脾，前方加痛泻要方、四逆散。

处方：当归10g，川芎10g，生地黄10g，白芍10g，牡丹皮10g，酒黄芩10g，蜜枇杷叶10g，茯苓20g，薤白10g，法半夏10g，陈皮10g，北沙参10g，炙甘草6g，醋北柴胡8g，生白术10g，防风6g。共7剂。

三诊：2019-10-07

症状：腹胀、腹痛、嗳气有好转，仍有两三次大便不成形，白带减少，右脉弦细，左脉沉，舌苔薄白微腻，舌质淡，痘疹有复发之势。

治法：疏肝理脾。

方药：前方加痛泻要方、四逆散。7剂。

四诊：2019-10-27

症状：10月12日经行，痘疹以额头、下巴为重，腹胀、腹痛已无，大便成形，带下减，仍有嗳气不舒，舌淡暗，苔白微腻，脉右弦细、左脉沉。

方药：上方去薤白、防风，加地骨皮10g，鸡血藤15g。7剂。

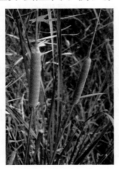 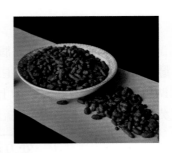

郜老师点按

痛经为最常见的妇科症状之一，指行经前后或月经期出现下腹部疼痛、坠胀，伴有腰酸或其他不适，症状严重，影响生活质量者。痛经分为原发性和继发性两类。原发性痛经指生殖器官无器质性病变的痛经；继发性痛经指由盆腔器质性疾病，如子宫内膜异位症、子宫腺肌病等引起的痛经。

中医认为，痛经主要由肝气郁结、情志不疏、瘀阻经络、身体受凉、体质虚弱，致气血运行不畅所致，正所谓"痛则不通，不通则痛"。有的朋友可能会问，为什么会不通呢？其实原因很多。比如吃雪糕、喝冷饮，甚至在经期吃这些就更麻烦喽。中医认为，寒凝血瘀欧！再如，现代女性工作压力大，很多女性不能很好地管理自己的情绪，久而久之，气滞血瘀，也会引起痛经；体质虚弱，气为血之帅，气虚血瘀等等，这些因素都会导致气血不够通畅，造成瘀血，会引起痛经。因此，对应于中医的治疗，我们并不单纯是活血化瘀，而是要分析病机，分别采用不同的治疗方法，通则不痛啦！所以江湖传说的生姜红糖水，不一定会适用于所有患者啊。

回到这位患者身上，小伙伴们都很棒，给出的方案都没有单纯去活血化瘀，而是想到了去寻求病机。四诊合参，又有经期腹泻、嗳气等症状会加重，《医宗金鉴·妇科心法要诀》调经门·经行吐泻云："经行泄泻是脾虚，鸭溏清痛是寒湿，胃弱饮伤多吐饮，食伤必痛吐其食。"可知该患者是肝脾不和而导致的，因此，当以调和肝脾为法。经期处方需要注意，多以四物汤为底方。同时，方中川楝子、炒延胡索为金铃子散，蒲黄、五灵脂为失笑散，这四味药可以说是治疗痛经的灵丹妙药，行气活血止痛。该患者在药后第二天痛经即明显减轻。后仍以调和肝脾为主要治法，随访得知月经再行，已无痛经发作。

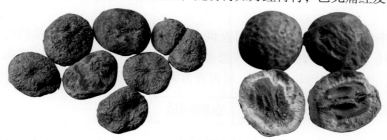

附案：李某，30岁，痛经一年余，服布洛芬（芬必得）十余片仍无法缓解，就诊时捂着肚子走进来，无法直腰，十分痛苦。四诊合参辨证为寒凝血瘀，处以温经活血法。

处方：先予颗粒剂2剂，后予草药5剂。

川芎10g，生地黄10g，当归10g，白芍15g，茯苓20g，生白术10g，泽泻10g，炒延胡索12g，炒川楝子10g，防风6g，陈皮10g，生蒲黄10g，小茴香10g，炙甘草6g，肉桂3g。

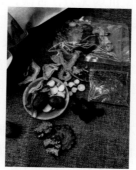

随访，吃药4小时后基本不疼，过后也没以前疼的厉害，嘱月经结束后一周再来就诊，中药的效果就是这么棒哦！

生化妊娠流产，膏方调理助孕

冬季的一天，诊室里来了母女俩。女儿已经三十岁了，可是妈妈还是很着急地代为陈述了病史，原来该患者痛经多年，时年怀孕两次，然而都是生化妊娠，患者的妈妈非常着急，听说膏方调养好，便想来开点膏方。

案例回放

王某，女，30岁。2019年12月8日初诊。

末次月经12月3日，时值经来第6天。痛经多年，生化妊娠两次（2019年6月、8月），有甲状腺功能减退病史，未服药。欲予膏方调治，先予理气和血清热。刻下：口腔溃疡。脉象弱而无力，舌淡，苔薄白。

处方：柴胡10g，当归10g，炒白芍15g，茯苓20g，生白术10g，丹皮10g，炒栀子10g，川芎10g，生地黄10g，藿香10g，石膏10g，炙甘草6g。7剂。

2019年12月15日二诊。

口腔溃疡已愈，刻下脉象沉弱无力，舌淡，苔薄白，用膏方补益肝肾以调冲任，嘱患者12月29日来诊，以调痛经。

处方：山药、党参、生黄芪、茯苓、生白术、炙甘草、川芎、生地黄、当归、炒白芍、枸杞子、杜仲、续断、桑寄生、黄精、女贞子、旱莲草、海螵蛸（乌贼骨）、紫石英、鸡血藤、香橼、佛手。阿胶、黄酒、蜂蜜，收膏。

2019年12月29日三诊。

经将期，自觉少腹坠胀不适，手足不温，脉细弦，苔薄白，舌淡。

处方：桃仁10g，红花10g，川芎10g，生地黄10g，赤芍10g，当归10g，炒延胡索（元胡）12g，炒川楝子10g，蒲黄10g，五灵脂（包）10g，小茴香10g，肉桂3g，川断10g，炙甘草6g，鸡血藤30g。7剂。

2020年1月10日随访，本月痛经好转。6月14日随访，已怀孕3个月。

郜老师点按

生化妊娠是指血HCG一过性升高后很快下降至正常水平，超声检查无妊娠的形态学证据，提示受精卵着床失败，常发生在妊娠5周以内，也被称为亚临床流产、隐匿性流产。患者主要可表现为腹痛、阴道流血。若患者出现3次以上的生化妊娠应引起重视，及时就医以明确原因，并予以治疗。引起生化妊娠的因素并不完全明确，通常认为可能与环境因素、胚胎因素、母体因素及男方因素、遗传因素有关，本病好发于有妇科炎症、孕前或者孕期有用药史的女性。一般患者没有太明显的身体症状，其常见的主要表现为阴道出血、月经稍延迟、经量稍增多。出血常常易被患者误认为是月经而忽视，部分患者可能还会出现腹痛、腰酸痛等症状。

本案患者初诊时还有口腔溃疡，因此需要先理气和血清热，以逍遥散和泻黄散加减合方而取效。二诊时热象已去，处以膏方缓调。取薯蓣丸之义，重用山药平补，四君、四物益气养血，枸杞子、杜仲、续断、桑寄生、黄精、女贞子、墨旱莲，补益肝肾。海螵蛸（乌贼骨）、紫石英为奇经用药。叶天士倡奇经辨证，又立奇经用药法则，如"冲脉为病用紫石英以为镇逆，任脉为病用龟板以为静摄，督脉为病用鹿角以为温煦，带脉为病用当归以为宣补"等；并有"八脉隶于肝肾"之说。叶氏经验独到又别出心裁，为中医妇科中别开生面者。本案中用了海螵蛸和紫石英，《神农本草经》记载："乌贼骨，味咸，微温。主治女子漏下赤白经汁，血闭，阴蚀，肿痛，寒热，癥瘕无子。紫石英，味甘温，主心腹咳逆，邪气，补不足，女子风寒在子宫，绝孕，十年无子。久服温中，轻身延年。生山谷。"三诊时，正值月经前期，故使用少腹逐瘀汤活血逐瘀，祛寒止痛，痛经好转。后以膏方调理而受孕。

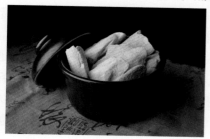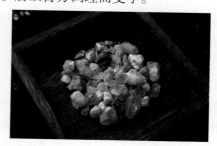

关于膏方的那些事

膏方，又叫膏剂，以其剂型为名，属于中医里丸、散、膏、丹、酒、露、汤、锭八种剂型之膏剂。膏方一般由20味左右的中药组成，具有很好的滋补作用。

1.膏方具有补虚和治病两大特点

一些春夏易发之病，如哮喘等，如果能在冬季将身体调养好，就不易发作，正所谓"正气内存，邪不可干"。中国民间素有冬令进补的习惯，冬季是一年四季中进补的最好季节。长期以来，人们就讲究"冬令进补"，在冬天，内服滋补膏方，强壮身体，到了来年春天，精神抖擞，步行矫捷，思维灵敏，在民间也有"冬令一进补，春天可打虎"的说法，是很有道理的。从现代医学角度来看，冬天气温低，热量耗散多，胃肠道功能相对较其他季节强，生理功能的旺盛有利于人体对于营养物质的吸收利用，可以更多地转化为自身物质。人体在冬季新陈代谢速度减慢，此时适当补养，可调解和改善人体各器官的生理功能，增强抵抗力，达到防病治病的作用。

2. "阴平阳秘，以衡为补"，完全体现了传统医学的整体观念

中医理论认为，人的生命活动以阴阳脏腑气血为依据，阴阳脏腑气血平衡则能健康无恙，延年益寿，故《素问·生气通天论》曰："阴平阳秘，精神乃治。"病邪有阴邪、阳邪，人体正气也有阴阳之气，疾病的发生就是阴阳失去相对平衡，出现阴阳偏盛或阴阳偏衰的结果。因此，利用药物的偏胜之性，来纠正人体阴阳气血的不平衡，"阴平阳秘，精神乃治"，是中医养生和治病的基本思想，也是制作膏方的主要原则。

女性由于生理病理特点易致气血不足、阴阳失调，平时工作、家务繁忙，无暇顾及身体，很少服药，所以服用膏方更为适宜。选用合理的膏滋药，既可以治疗其疾病，又能调理其体质。再配合合理饮食，平和心态，适当锻炼，能保证女性充沛的精力，健康的体魄，红润弹性的肤色，由内而外的美丽。

贴心小贴士

服用膏方要取得好的效果，能充分消化吸收是关键。有些人脾胃运化功能较差，临床常见舌苔厚腻、没有食欲，同时感觉胸胁痞闷等，此时服用膏方，不但影响到对膏方的消化吸收，反而加重脾胃负担，出现各种不适症状。因此，在此类人群正式服用膏方前，医生一般会因人而异开出一些能运脾健胃、理气化湿的中药，以改善其脾胃功能，为膏方的消化吸收创造有利的条件。这些中药先膏方而行，因此被形象地称为"开路药"。"开路药"一般以医生根据症状开出的汤剂最有针对性，通常提前2~3周服用。除汤剂外，也可在医生的指导下服用一些中成药作为"开路药"。

痛经，手脚冰凉一定需要温补吗

女性正值经期或经行前后，出现周期性小腹疼痛，或痛引腰骶，甚则剧痛昏厥者，称为"痛经"，亦称"经行腹痛"。若经前或经期仅有小腹或腰部轻微的胀痛不适，不影响日常工作和生活者，则属经期常见生理现象，不作病论。

这天，一位女性患者来到诊室，原来是位痛经的姑娘，诊脉时发现她手冰凉。她说手脚一直冰凉，睡觉从来都是蜷在一起，被窝根本暖不热。姑娘着急地说："医生，我是不是就是寒性体质，要好好补一下、温一下吧？但是脸上还会起痘痘呢！"那么，患者到底是寒是热，到底要不要温呢？

案例回放

唐某，女，23岁，2020年11月8日初诊。

痛经病史5年余，LMP：11月3日，第一天时腹痛下坠，腰痛不舒。月经量少，有血块，颜色偏深。经前痘疹增多，以下颏部为主，手足不温。舌尖红，苔中后偏厚而微腻，脉双尺不足，右脉弦细，左脉关滑。

月经方过，以养血活血为主，体内有郁热，先以通达为法，后温补为方。

处方：柴胡10g，当归10g，炒白芍15g，茯苓20g，生白术10g，香附12g，郁金12g，通草8g，鸡血藤30g，山药20g，生地黄10g，菟丝子10g，枸杞子10g，生甘草6g，沙苑子10g，枇杷叶10g。7剂。

2020年11月15日二诊。

药后手足渐温和，痘疹颜色变淡，脉仍双尺不足，右脉渐起，左脉关仍滑，左寸不足。舌苔变薄，舌尖不红，热象渐去。守方，加疏导之品。

处方：上方加泽泻10g，改菟丝子15g，枸杞子15g。7剂。

2020年11月22日三诊。

手足渐温，既往睡眠蜷卧，现可舒展，痘疹基本已无，既往经前明显，余无明显不适，舌尖不红，舌淡红，苔薄白，脉象渐起，守方。

处方：上方加炒延胡索（元胡）12g，炒川楝子6g。7剂。

2020年11月29日四诊。

经将期，手足得温，额头上有新发、散发痘疹，大便稍不畅，舌淡红，苔薄白，脉双尺不足，双寸关微滑。补肾活血，调经止痛。

处方：生地黄15g，川芎12g，当归15g，赤芍10g，白芍10g，蒲黄10g（包），五灵脂10g（包），炒延胡索12g，炒川楝子8g，女贞子20g，旱莲草20g，菟丝子10g，枸杞子10g，沙苑子10g，覆盆子10g，山药20g，制没药8g，炙甘草6g，川断10g。7剂。

2020年12月10日五诊。

LMP：12.4~12.9，痛经好转，量仍不多，血块有减。本次经前未再发痘疹，唯近日熬夜又有新出。手足已温，舌淡，苔薄白，脉双尺不足，双关微滑。月经方过，稍事调补。

处方：11月8日方微调，改通草为5g，鸡血藤为15g，枇杷叶为12g。7剂。

2020年12月20日六诊。

时值排卵期，近期未熬夜，痘疹已减，仍偶发，舌淡，苔薄白，舌有齿痕，脉双尺不足，右寸关滑象明显，左脉和缓。

处方1：当归10g，炒白芍15g，醋柴胡10g，香附12g，郁金12g，通草5g，茯苓20g，生白术10g，枇杷叶12g，山药20g，菟丝子15g，枸杞子15g，生甘草6g。7剂。

处方2：12月30日开始服。

当归10g，川芎10g，生地黄10g，赤药10g，炒白芍10g，炒延胡索12g，炒川楝子10g，生蒲黄10g，五灵脂10g，制没药6g，女贞子10g，墨旱莲20g，川断10g，炙甘草6g。4剂。

郜老师点按

凡在经期或经行前后，出现周期性小腹疼痛，或痛引腰骶，甚至剧痛晕厥者，称为"痛经"，亦称"经行腹痛"。中医认为，本病的发生与冲任、胞宫的周期性生理变化密切相关。

主要病机在于邪气内伏或精血素亏，更值经期前后冲任二脉气血的生理变化急骤，导致胞宫的气血运行不畅，"不通则痛"，或胞宫失于濡养，"不荣则痛"，故使痛经发作。

本病常见的分型有肾气亏损、气血虚弱、气滞血瘀、寒凝血瘀和湿热蕴结。

本案患者，痛经病史5年余，手足不温，貌似是由于寒凝而血瘀，但是四诊合参，根据经前痘疹增多、舌尖红、脉有弦滑之象，认为其实际是气滞血瘀和寒凝血瘀二者并存。

一诊，月经方过，故以养血活血为主。患者体内有郁热，先以通达为法，后议温补，此时不可轻用桂、附等过于温补之品。方用逍遥散疏导肝气，使气血流通，达于四末。同时月经后以四物养血和血、景岳归肾丸方义，平补阴阳。鸡血藤配通草，补血通络。

二诊，药后手足渐温和。痘疹颜色变淡，脉仍双尺不足，右脉渐起，左脉关仍滑，左寸不足。舌苔变薄，舌尖不红，热象渐去。药证相合，临近排卵期，故守方，加疏导之品。

上方加泽泻10g，构成当归芍药散，调和肝脾。增菟丝子15g，枸杞子15g，因为妇科大家罗元恺教授认为，排卵后黄体形成，山药、菟丝子、枸杞子三药同用，具有促进黄体的作用。故增加了这几味药的用量。

三诊，睡卧可舒展，痘疹基本已无，既往经前明显，余无明显不适，舌尖不红，舌淡红，苔薄白，脉象渐起，加炒延胡索12g，炒川楝子6g，乃金铃子散也。

四诊，经将期，手足得温，证情稳定。处方中有四物，有失笑散，有金铃子散，有五子衍宗，共奏补肾活血、调经止痛之效。

五诊，12月4日至12月9日经行，痛经好转。量仍不多，血块有减，本次经前未再发痘疹，唯近日熬夜又有新出，手足已温。患者很是高兴，气色也明显好转。

整体看来，该患者整个治疗过程中未用桂、附、鹿角霜等温补之品，但手脚不温和痛经均得到了明显的改善。

像手脚发凉这样的症状在女性患者中经常会见到，而且还有一个共同的现象就是患者着急温补，但无论食疗还是药治，又经常会出现上火的情形，患者常常又会失望，以为自己是虚不受补。

其实，这类患者往往具有脾气急躁、脉弦、舌尖红等郁热的表现，在温补之前需要使用疏导肝气的药物来达到使气血流通的目的，如果气血流通后，郁热已去，再用温补也不迟。

此外，在治疗中，我往往会要求患者用药渣泡脚，内外合治，往往效果更佳。

知识拓展

归肾丸，中医方剂名，出自《景岳全书》卷五十一，具有补阴益阳、养血填精之功效。

组成：熟地黄八两（240g），山药四两（120g），山茱萸肉四两（120g），茯苓四两（120g），当归三两（90g），枸杞四两（120g），杜仲（盐水炒）四两（120g），菟丝子（制）四两（120g）。

歌诀：熟地当归二山茱，枸杞丝子加杜仲。

滋肾补血冲任养，肾虚头昏此方君。

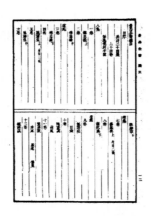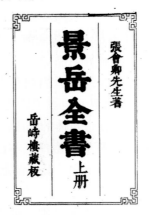

文献源流

1.《诸病源候论》："妇人月水来腹痛者，由劳伤血气，以至体虚，受风冷之气客于胞络，损伤冲任之脉。"

2.《妇人大全良方·行经腹痛》："妇人经来腹痛，由风冷客于胞络冲任，或伤手太阳、少阴经，用温经汤、桂枝桃仁汤。若忧思气郁而血滞，用桂枝桃仁汤、地黄通经丸。若血结而成块，用万病丸。"

3.《医学入门·经水不调》："经事欲行，脐腹绞痛者，为血滞……经水临行时痛者，为气滞……经水将来，阵痛阵止者为血实……经水将行，被风冷相搏，绕脐疝痛者，乃寒气客于血室""经后痛者，为血虚。"

4.《景岳全书·妇人规·经期腹痛》："经行腹痛，证有虚实……然实痛者，多痛于未行之前，经通而痛自减；虚痛者，于即行之后，血去而痛未止，或血去而痛益甚。大都可按、可揉者为虚，拒按、拒揉者为实。"

月经总是提前，到底什么原因呢

月经先期，又称"经行先期、经早"，是指月经周期提前7天以上，或20天左右一行，连续发生2个周期或以上。

月经后期一直是女性的烦恼，可是月经提前也同样困扰着女性朋友。这不，今天来门诊的方女士，月经总是提前7～10天，已经差不多4年了，平白无故要比别人多来很多次呢。而且浑身上下也都不舒服，哪儿都疼，头疼、腰疼、背疼、胳膊肘疼、胃疼……呃，怎么办呢？

案例回放

方某，女，40岁。2017年4月22日初诊。

月经提前7～10天近4年，量少，色黑。LMP：4月15日，月经方尽，色黑量少，大便日行一次，偏干。自觉周身疼痛不舒。时有胃脘隐痛，晨起口干，无口苦。舌尖红，舌苔薄腻微黄。左脉关滑，右脉弦细，双尺不足。

处方：生地黄10g，北沙参10g，枸杞10g，当归10g，炒川楝子6g，玉竹10g，赤白芍各10g，山药20g，山茱萸10g，泽泻10g，丹皮10g，茯神10g，香附12g，郁金12g，鸡血藤30g，威灵仙10g，生甘草6g。7剂。

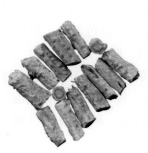
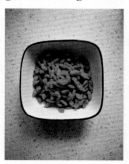

2017年4月29日二诊。

服药后口干、腰痛症状有缓，本周胃有隐痛一次（因过食辛辣），头痛偶作，舌尖红，苔薄黄，寸关较盛，双尺不足。

处方：生地黄10g，北沙参10g，枸杞10g，当归10g，炒川楝子6g，玉竹10g，石斛10g，细辛3g，山药20g，山茱萸10g，鸡血藤30g，绿萼梅10g，生白芍10g，炙甘草6g。7剂。

2017年5月6日三诊。

本周症状较稳定，胃隐痛，头痛未作，右肘关节疼痛，口干基本未作，唯仍觉背部仍有疼痛，右脉略沉。

处方：生地黄10g，北沙参10g，枸杞10g，当归10g，炒川楝子6g，葛根30g，桂枝6g，赤白芍各10g，桑枝20g，鸡血藤30g，海风藤10g，络石藤10g，钩藤10g，威灵仙10g，炙甘草6g。7剂。

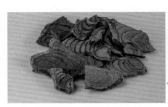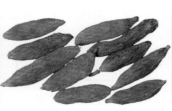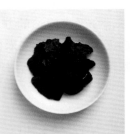

2017年5月13日四诊。

头痛未作，诸症均有所好转，月经5月10日得行，经量较前有所增多。但颜色仍较暗，左寸弦，右脉和缓，舌尖略红，舌体舌象正常。

处方：生地黄10g，北沙参10g，枸杞10g，当归10g，炒川楝子6g，葛根30g，桂枝6g，赤白芍各10g，桑枝20g，鸡血藤30g，海风藤10g，钩藤10g，威灵仙10g，蒲公英15g，炙甘草6g。7剂。

2017年9月22日五诊。

最近几个月均较为稳定，无明显不适，故未再就医。刻下头痛已无，双臂肿胀不适亦明显缓解，月经提前5天左右，颜色发暗，胃脘无明显不适，尺脉不足，左脉关微滑，舌尖微红，苔薄白，调理为法。

处方：生地黄10g，山药20g，山茱萸10g，丹皮10g，泽泻10g，茯苓20g，女贞子12g，墨旱莲12g，沙参10g，枸杞10g，当归10g，炒川楝子6g，柴胡10g，炒白芍10g，生白术10g，川断10g，炙甘草6g。7剂。

2017年9月29日六诊。

服前药后，大便一日多行，尺脉不足，舌质偏红，苔略厚（末次月经9月15日—9月21日）。守原方出入，减寒凉之品。

处方：熟地黄10g，山药20g，山茱萸10g，丹皮8g，泽泻10g，茯苓20g，女贞子12g，墨旱莲12g，沙参10g，枸杞10g，当归10g，柴胡10g，炒白芍10g，生白术10g，桑寄生10g，川断10g，生苡仁20g，葛根30g，炙甘草6g。7剂。

2017年10月6日七诊。

本周胃脘无不适，经将期，大便2日1行，脉象较前有力，舌质淡红，苔薄略腻，有小叶增生病史。守原方微调。腰酸亦好转。

处方：熟地黄10g，山药20g，山茱萸10g，丹皮8g，泽泻10g，茯苓20g，女贞子15g，墨旱莲15g，沙参10g，枸杞10g，当归10g，柴胡10g，炒白芍10g，生白术10g，桑寄生10g，川断10g，生苡仁20g，炙甘草6g，橘核12g。14剂。

2017年10月20日八诊。

月经10月15日行，未提前，颜色深，既往提前7～10天，经前乳胀明显缓解，腰酸得缓。舌尖已不红，苔薄白。脉象和缓有力。

处方：炒山药20g，山茱萸10g，生地黄10g，丹皮10g，泽泻10g，茯苓20g，桑寄生10g，续断10g，鸡血藤20g，当归10g，炒白芍10g，蒲公英10g，北沙参10g，玉竹10g，炙甘草6g。14剂。

2017年11月3日九诊。

本次月经10月15日来，量少色深，余无不适，腰酸明显好转，无经前乳胀，胃中未痛，舌尖红，苔薄腻微黄，脉和缓。经将期。

处方：炒山药20g，山茱萸10g，生地黄10g，丹皮8g，泽泻10g，茯苓20g，蒲公英15g，女贞子12g，旱莲草12g，鸡血藤30g，石楠叶10g，当归10g，炒白芍10g，北沙参10g，炙甘草6g。14剂。

随访诸症平稳，月经基本在25～28天，遂停药。

郜老师点按

月经提前是月经不调的一个症状，就是指月经来潮的时间早于预期时间。通常认为该问题是由神经内分泌功能失调引起，可以通过饮食、起居和药物进行治疗。

中医认为，导致月经提前，主要与以下两种因素关系最为密切。

血热：素体阳气盛，以致经期提前。《丹溪心法》说："经水不及期而来者，血热也。"血热又有实热、虚热、肝郁化热之别。

气虚：饮食失节或劳累过度的人最易损伤脾气。如《景岳全书·妇人规》云："若脉证无火，而经早不及期者，乃心脾气虚，不能固摄而然。"

该患者初诊时症状很多，月经提前，量少，色黑，大便偏干，胃脘隐痛，口干，舌尖红，苔微黄，均提示有热在内。左脉关滑，右脉弦细，提示脏腑定位在肝胃。因此辨证认为当属肝胃郁热在内，内扰血海，导致出现月经提前症状。双尺不足，月经量少色黑，则说明肾水不足，盖"经水出诸肾，而肝为肾之子，肝郁则肾亦郁矣"（《傅青主女科》）。郁热在内，形成瘀血，不通则痛，故周身疼痛。

用药以一贯煎和六味地黄合方，滋水涵木，疏肝和胃。并加入香附、郁金增强疏肝力度，鸡血藤、威灵仙通络止痛。

证、药相合，故服药后口干、腰痛症状有缓。本周胃有隐痛一次（因过食辛辣），头痛偶作，仍守方加减。头痛，加祝谌予先生常用的药对——生地黄、细辛。

三诊自诉较稳定，各症状均稳定，基本方不变，加入四藤一仙汤，以通络止痛。

四诊诸症继续好转，月经5月10日得行，提前5天。经量较前有所增多，但颜色仍较暗。守方加减。半年后病人复诊，仍守原治法取效，病情稳定，月经也不提前，遂停药。

本案要点：虽然症状烦多，但病机都是郁热在内，因此需牢记"谨守病机"。

文献延伸

《素问·至真要大论》："谨守病机，各司其属。有者求之，无者求之。"

《医宗金鉴·妇科心法要诀》

1.经来前后为愆期，前热后滞有虚实，淡少为虚不胀痛，紫多胀痛属有余。

注：经来或前或后，谓之愆期，皆属经病。经来往前赶，日不足三旬者，属血热。若下血多，色深红而浊，则为有余之热。若下血少，色浅淡而清，则为不足之热也。

经来往后退，日过三旬后者，属血滞。若色浅淡，血少，不胀痛者，则属血虚，血少涩滞，不足之病。若色紫，血多，腹胀痛者，则属气实，血多瘀滞，有余之病也。

2.先期实热物芩连，虚热地骨皮饮丹。

血多胶艾热芩术，逐瘀桃红紫块黏。

血少浅淡虚不摄，当归补血归芪先。

虚甚参芪圣愈补，血滞姜芩丹附延。

逐瘀芎归佛手散，又名芎归效若仙。

子宫内膜过度增生，一定要刮宫吗

一位患者着急地和我约了门诊，一进诊室，就把B超单递给我，看了以后吓我一跳，显示子宫内膜厚20mm。原来，患者已经快三个月没来月经了，做了B超，医院建议要刮宫，患者害怕，所以来找我开中药吃。

案例回放

王某，女，36岁。2020年11月13日初诊。

Lmp：2020-08-18，半个月方尽，至今月经近3个月未行。平素月经经期不定，均后推，但从来没有这么久不来。当日做B超显示：子宫内膜厚20mm，提示盆腔积液47mm。大便2～3天一次，便干，脱肛。舌红苔少，舌底络脉瘀阻，脉滑，尺弱。此为瘀热在内，治疗当以血府逐瘀汤为底方，活血通经为主。

处方：桃仁10g，红花10g，川芎10g，北沙参15g，当归20g，生地黄15g，赤白芍各15g，柴胡10g，川牛膝10g，枳实15g，泽兰10g，益母草10g，鸡血藤30g，水蛭3g，炙甘草6g。7剂。

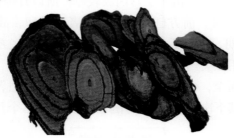

2020年12月15日二诊。

Lmp：11月16日，14日服药后，11月16日晚上见血，17日全天一天量较大，一晚上就用了三次拉拉裤。自诉11月底白带增多，呈蛋清样。刻下舌红苔薄（初诊时苔少），脉沉，大便仍干，2～3日一行，但较前改善，无脱肛。前方已效，根据白带情况认为本月有排卵，月经应该不会过度推迟，经将期，仍以活血化瘀为法。

处方：桃仁10g，红花10g，川芎10g，当归10g，地黄10g，赤芍10g，炒白芍20g，柴胡10g，川牛膝10g，枳实10g，桔梗10g，鸡血藤30g，石楠叶10g，益母草10g，茺蔚子10g，炙甘草6g。7剂。

随访，12月22日经行，本次月经6日即干净，量比上次少一半，颜色一直是鲜红色，到经期结束都没有出现褐色的情况。患者非常高兴，并约好下次就诊时间。

郜老师点按

本案患者月经3个月未行，子宫内膜厚度达20mm，但是没有来月经，西医妇科一般建议刮宫。

中医四诊合参，提示瘀血在内，舌底络脉表现瘀阻之象。同时，舌红苔少、脉滑，提示瘀血日久，内蕴生热伤阴，故而舌红苔少，滑为邪盛有余之脉，亦提示有内热。

处方以血府逐瘀汤为底方，活血通经为主。北沙参以补其阴分，泽兰、益母草、鸡血藤活血通经；益母草与泽兰均味苦辛、入肝经，都具有活血调经、散瘀消痈、利水消肿之功能，临床常相须配伍，既能活血化瘀，又能利水，用于水瘀互阻证，对于盆腔积液亦有治疗作用。

水蛭，味辛、咸、苦，性平，有小毒，入肝经，具有破血逐瘀、通经消癥的功效。《神农本草经》谓：逐恶血瘀血，月闭，破血瘕积聚，无子，利水道。《药性》谓：治女子月闭，欲成血劳。虫类药走窜力量较强，活血通络，取抵当汤方义。

用药两天后月经得行，由于子宫内膜较厚，所以月经量大于寻常。

患者第二次就诊时，前方已效，并且患者有排卵，故而认为月经应该不会过度推迟，经将期，仍以活血化瘀的血府逐瘀汤为底方，但因为瘀血情况有缓解，所以未再用虫类药，以草木之辈治之足矣。

药后月经如期而至，6日即干净，颜色鲜红，可见患者的瘀血状态得到了很好的改善。嘱咐其下次经前一周再用药调理，坚持3个月经周期就可以啦。

科普小课堂

首先我们来了解一下子宫内膜的周期性变化。

子宫内膜分为功能层和基底层2层。内膜表面2/3为致密层和海绵层，统称功能层，受卵巢性激素影响发生周期变化而脱落。

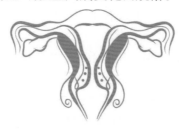

基底层为靠近子宫肌层的1/3内膜，不受卵巢性激素影响，不发生周期性的变化。

子宫内膜是产生月经的地方，受到激素水平的影响，因此在整个月经周期中，子宫内膜的厚度以及子宫内膜形态都呈周期性变化。

一般来说，在月经刚刚干净的时候，也就是卵泡生长期，子宫内膜是4mm；随着卵巢激素的水平升高，子宫内膜在雌激素的作用下逐渐增厚，一般在排卵期可以达到8~10mm。

排卵结束后就进入到黄体期，黄体期主要的激素水平是孕激素，在孕激素的作用下，子宫内膜持续增厚，可能到15mm。

月经前雌孕激素水平下降，子宫内膜失去激素支持，会出现撤退性出血，子宫内膜开始剥脱，月经后子宫内膜厚度又恢复到4mm左右。

文献延伸

太阳病六七日，表证犹存，脉微而沉，反不结胸，其人发狂者，以热在下焦，少腹当硬满，小便自利者，下血乃愈，所以然者，以太阳随经，瘀热在里故也，抵当汤主之。

太阳病，身黄，脉沉结，少腹硬，小便不利者，为无血也，小便自利，其人如狂，血证谛也，抵当汤主之。

阳明病，其人喜忘者，必有蓄血，所以然者，本有久瘀血，故今喜忘，屎虽硬，大便反易，其色必黑者，宜抵当汤下之。

妇人经水不利下，抵当汤主之。

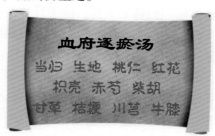

血府逐瘀汤
当归 生地 桃仁 红花
枳壳 赤芍 柴胡
甘草 桔梗 川芎 牛膝

腹股沟疼痛怎么办

这天又有一位女性朋友来到诊室，腹股沟疼痛伴随小肚子疼痛、腰部疼痛已经半年多啦，腰部还发冷，吃了妇科千金片有效，但是劳累后又发作了。真的是痛苦不堪啊！

案例回放

王某，女，45岁，2020年11月17日初诊。

腹股沟疼痛、少腹疼痛、腰部疼痛半年余，同时腰部发冷。HPV（－），TCT（－）。胃糜烂病史，肠化皮瘤病史。妇科检查示：宫颈轻度糜烂，盆腔积液，白带正常，服用妇科千金片有效，但劳累后复作，脾气易急，平素月经提前1周，LMP：11月10日。右侧腹股沟（－），左侧可扪及淋巴结，1cm×1.5cm大小，压痛（－）。舌质红，苔少，脉弦急不舒。

学生处方

小谢同学：腹股沟疼痛，少腹疼痛，腰部疼痛，病位定位在肝肾。腹股沟、少腹为肝经循行之处，腰者肾之府。舌红、苔少、脉弦，提示肝气不疏，肝肾阴虚。阴虚生热，热灼血瘀，瘀血阻络，不通即痛。热迫血行，瘀血不去，新血难安，则月经提前。妇科千金片，由千斤拔、金樱根、穿心莲、功劳木、单面针、当归、鸡血藤、党参等组成，具有清热除湿、益气化瘀的功效。服妇科千金片有效，也佐证了我们的诊断。

肝木以条达为顺，治宜滋肝阴疏肝气。方选一贯煎加减。具体药物：北沙参10g，麦冬10g，当归15g，生地黄15g，枸杞10g，川楝子5g，鸡血藤20g，党参10g，醋柴胡8g，白芍15g。

小轩同学：患者腹股沟疼痛、少腹疼痛、腰部疼痛半年余。中医认为不通则痛，患者腹痛、腰痛必有实邪的存在。久病必虚，结合患者劳累后复发，可判断患者为本虚标实之证。患者服用妇科千金片有效，妇科千金片具有清热除湿、益气化瘀的功效，以方测证，可判断患者为气虚血瘀证。患者脾气易急，脉弦而不舒，提示肝气郁结。患者主要病机为肝气郁结，木旺乘土，脾气不足，不能推动血液运行，而致血瘀。

《金匮要略》云："妇人腹中诸疾痛，当归芍药散主之。"当归芍药散具有疏肝健脾、益气活血的功效，与患者症状相符，故治疗以当归芍药散为主方。加佛手、绿梅花以增强疏肝之效。患者舌质红，可加栀子清热。

小祁同学：腹股沟疼痛、少腹疼痛、腰部疼痛说明患者病位在肝肾，腹股沟为肝经循行部位，腰为肾之府。妇科千金片有清热利湿、活血化瘀的功效，服后有效但劳累后复作，说明患者有气虚气滞，妇科千金片补气行气力度不够。盆腔积液、腹股沟左侧可扪及淋巴结（属于中医癥瘕积聚范畴）多由湿热、瘀血、痰饮所致，舌质红、苔少乃阴虚表现，脾气急、脉弦急不舒为肝郁气滞表现。整体合参，患者属肝郁气滞，肝肾阴虚，湿热瘀阻。治疗应疏肝解郁，滋补肝肾，行气散结，清热除湿。

方药：一贯煎合逍遥散合桂枝茯苓丸、红藤败酱散加减。

沙参、麦冬、当归、生地黄、枸杞、川楝子、白芍、柴胡、茯苓、白术、桂枝、丹皮、桃仁、红藤、败酱草、白芥子（消皮里膜外之痰）。可辅以中药外治，以阳和膏外敷。

处方还原

一诊：2020-11-17

处方：当归芍药散合薏苡附子败酱散、甘草干姜汤加减。

当归20g，炒白芍30g，茯苓20g，泽泻10g，泽兰10g，白术15g，薏苡仁15g，附子6g（先煎），败酱草12g，大血藤10g，蒲公英12g，鸡血藤20g，通草10g，绿梅花10g，柴胡6g，续断10g，炙甘草6g，干姜3g。7剂。

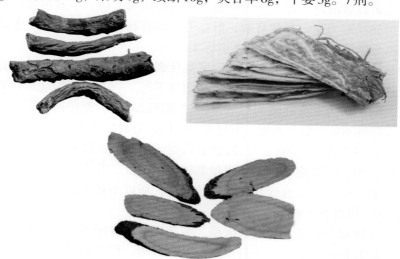

二诊：2020-11-24

腹股沟疼痛好转，少腹坠胀感，腰部疼痛、发冷感均明显好转，大便完谷不化，有不消化的味道，自觉口气重。脉数，但较前和缓，舌红苔薄。

上方减温补之力，去干姜，减附子量。

当归20g，炒白芍30g，茯苓20g，泽泻10g，泽兰10g，白术12g，薏苡仁10g，附子5g（先煎），败酱草15g，大血藤10g，蒲公英18g，通草10g，绿梅花10g，续断10g，炙甘草10g。7剂。

三诊：2020-12-08

腹股沟疼痛不作，左侧少腹坠胀不舒，尿常规正常，腰部发冷感，腰疼好转。LMP：12月2日-12月3日，一日尽，颜色转红。大便仍不成形，但不消化的味道已无，一日1～2次。口气重已无。脉沉缓，舌尖仍红，苔薄白，面色红润，守方。

上方加升麻5g，减附子至4g。再加百合20g，乌药10g。7剂。

郜老师点按

盆腔炎是指女性生殖器官、子宫周围结缔组织及盆腔腹膜的炎症。慢性盆腔炎症往往是由急性期治疗不彻底迁延而来，其发病时间长，病情较顽固。细菌逆行感染，通过子宫、输卵管而到达盆腔。

但在现实生活中，并不是所有的妇女都会患上盆腔炎，发病只是少数。这是因为女性生殖系统有自然的防御功能，在正常情况下，能抵御细菌的入侵，只有当机体的抵抗力下降，或由于其他原因使女性的自然防御功能遭到破坏时，才会导致盆腔炎的发生。

该患者以腹股沟疼痛、少腹疼痛、腰部疼痛为主诉，不通则痛，妇科千金片以清热祛湿为主，虽然有效，但在劳累后容易发作，因此诊疗中认为该患者并不是单纯湿热在内，而是本虚标实。

湿热为标比较清楚，那么本虚到底是什么呢？根据患者所描述的劳累后容易发作，以及腰部发冷，认为应当是阳气不振。一方面病程迁延日久，耗伤阳气，同时因为有炎症就清热解毒，过用寒凉之品，也会损伤阳气。脉弦急不舒，肝气不畅，肝气乘脾，肝脾不和，因此有腹痛发生。

综上，一诊处方用当归芍药散合薏苡附子败酱散、甘草干姜汤加减。但患者舌红苔少，所以附子和干姜用量都很小。舌红、苔少、脉弦，有同学考虑到一贯煎，但患者阳虚症状还是比较明显，所以不建议使用该方。方中重用芍药30g，以缓急止痛。

二诊，腹股沟疼痛、少腹坠胀感、腰部疼痛和发冷感均明显好转，自觉口气重，脉数但较前和缓，舌苔由苔少变成苔薄。但大便完谷不化，有不消化的味道。上方减温补之力，去干姜，减附子量。

三诊，腹股沟疼痛不作，腰部发冷感、腰疼好转，左侧少腹坠胀不舒，大便仍不成形，但不消化的味道已无，面色红润，在上方基础上加升麻以增加升提之功，加百合、乌药行气消胀。

文献延伸

当归芍药散

1.《金匮要略》："妇人怀妊，腹中疞痛，当归芍药散主之。"

2.《金匮要略》："妇人腹中诸疾痛，当归芍药散主之。"

3.徐彬《金匮要略论注》："痛者，绵绵而痛，不若寒疝之绞痛、血气之刺痛也。乃正气不足，使阴得乘阳，而水气胜土，脾郁不伸，郁而求伸，土气不调，则痛而绵绵矣。故以归、芍养血，苓、术扶脾，泽泻泻其有余之旧水，川芎畅其欲遂之血气。不用黄芩，疞痛因虚则稍夹寒也。然不用热药，原非大寒，正气充则微寒自去耳。"

4.岳美中《岳美中医案集》："此方之证，腹中挛急而痛，或上迫心下及胸，或小便有不利，痛时或不能俯仰。腹诊：脐旁拘挛疼痛，有的推右则移于左，推左则移于右，腹中如有物而非块，属血与水停滞。方中芎、归、芍药和血疏肝，益血之虚；苓、术、泽泻运脾胜湿，除水之气。方中多用芍药，芍药专主拘挛，取其缓解腹中急痛。合用之，既疏瘀滞之血，又散郁蓄之水。服后小便或如血色，大便或有下水者，系药中病，是佳兆，应坚持多服之。"

薏苡附子败酱散

1.《金匮要略》："肠痈之为病，其身甲错，腹皮急，按之濡，如肿状，腹无积聚，身无热，脉数，此为肠内有痈脓，薏苡附子败酱散主之。"

2.《金匮玉函经二注》："血积于内，然后错甲于外，经所言也。肠痈何故亦然那？痈成于内，血泣而不流也。唯不流，气亦滞，遂使腹皮如肿，按之仍濡。虽其患在肠胃间，究非腹有积聚也。外无热而见数脉者，其为痈脓在里可知矣。然大肠与肺相表里，腑病而或上移于脏，正可虞也。故以保肺而下走者，使不上乘。附子辛散以逐结，败酱苦寒以祛毒而排脓。务令脓化为水，仍从水道而出，将血病解而气亦开，抑何神乎。"

3.《金匮要略心典》："薏苡破毒肿、利肠胃，为君；败酱一名苦菜，治暴热火疮，排脓破血，为臣；附子则假其辛热以行郁滞之气尔。"

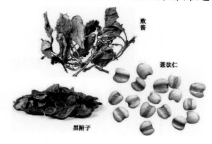

甘草干姜汤

1.《伤寒论》："伤寒脉浮，自汗出，小便数，心烦，微恶寒，脚挛急，反与桂枝汤，欲攻其表，此误也。得之便厥，咽中干，烦躁吐逆者，作甘草干姜汤与之，以复其阳；若厥愈足温者，更作芍药甘草汤与之，其脚即伸；若胃气不和，谵语者，少与调胃承气汤；若重发汗，复加烧针者，四逆汤主之。"

2.《金镜内台方议》："脉浮，自汗出，恶寒者，为中风。今此又兼小便数者，心烦脚挛急，为阴阳之气虚，不可发汗。反与桂枝汤误汗之，得之便厥，咽中干，烦躁上逆也，此乃不可汗而误攻其表，营卫之气虚伤所致也。故与甘草为君，干姜为臣，二者之辛甘合之，以复阳气也。"

3.《寒温条辨》："此即四逆汤去附也。辛甘合用，专复胸中之阳气，其夹食夹阴，面赤足冷，发热喘嗽，腹痛便滑，内外合邪，难于发散，或寒冷伤胃，不便参术者，并宜服之，真胃虚夹寒之圣剂也。"

儿科病证

娃娃抵抗力太差，急煞全家

诊室一开门，呼啦啦来了五个人，一个娃娃，爸爸妈妈，还有爷爷奶奶。一看这架势，就知道准是给孩子看病呢。果然，妈妈怀里的孩子哭闹不安，嚷着要走。妈妈哄着说着，一家人都愁眉不展。奶奶抱歉地说，孩子实在是去医院去怕了，见到医生就要哭。大人们也被熬坏了，这孩子几乎每20天就要住院输液。病情发展十分迅速，早上打个喷嚏，中午咳嗽，下午发热，肺炎，就必须得住院，住上一个礼拜，没几天，一阵风吹来，就又住院了……家长们边说边叹气，自己的娃娃咋就是个纸娃娃呢？这不，决定采用中医方法来增强体质，看怎么补补。

案例回放

刘某，男，2岁，2014年12月30日初诊。

患儿于2个月时，因化脓性脑膜炎入住ICU行大量激素治疗，抵抗力极差，易外感而致咳嗽、肺炎，几乎每20天住院输液。刻下：食欲不振，大便干燥，多日一行，口臭有味，急躁易怒。喜俯卧，夜寐不安，易于出汗。指纹偏紫，舌质偏红。

学生处方

方一

此小儿之病，病症较普通患儿颇复杂。因有化脓性脑膜炎病史，此属温病范畴，且因过度治疗，伤及正气，致抵抗力极差，易外感咳嗽。四诊合参，病位在肺胃，其为肺胃热盛，因肺与大肠相表里，故大便干燥。胃不和则卧不安，且小儿运化功能较差，宜行消滞之法。此一派实证，切不可补益，免犯虚虚实实之戒。拟麻杏石甘汤加味。

拟方：炙麻黄3g，杏仁9g，生石膏15g，炙甘草9g，槟榔9g，神曲9g，炒莱菔子12g。6剂，水煎服。

方二

急则治标，指纹偏紫，则内有热，根据病因推断可知，大量激素损伤小孩正气，致使脾胃功能失调，土弱木侮，因此当下可清胃热，疏肝解郁。虽有热象，但小孩已经被苦寒激素损伤，属阳气已伤，正气不足，不可再用苦寒之品，可用增液承气汤合逍遥散加减。

拟方：细生地12g，麦冬12g，玄参9g，芒硝3g，大黄3g（先煎），柴胡6g，白芍6g，枳实6g，白术3g，茯苓3g，生姜皮3g，大枣1枚，甘草3g，黄芩3g。3剂，水煎服。

增液承气汤可缓其标，配黄芩除胃中积热，宽中下气，枳壳缓而枳实速也，再以逍遥散疏肝解郁健脾，在整个配伍中应该以清、通为主，以健脾护胃为辅，脾胃为后天之本，留得一分胃气，便有一分生机。麦冬亦有保肺之功，生地黄更有填肾之妙。待症状缓解，可用玉屏风散增强正气（免疫力）。

［小儿推拿］清肺平肝，退六腑，清脾胃，运八卦，摩腹！

（1）退六腑：从肘横纹推向腕横纹，能清热、凉血、解毒，主治一切实热证。

（2）清脾胃：脾经穴在拇指外侧，拇指根到拇指尖；胃经穴在拇指外侧，自腕横纹至拇指根部。清脾胃时，沿拇指外侧向拇指尖单方向重复直推。

功效：消食积，清胃热。

小儿推拿作为独立的一门学科，在儿科有着无可替代的作用，特别是在小儿喝药难的情况下，更显得略胜一筹！

方三

此患儿口臭有味，大便干燥，舌质偏红，为胃热炽盛之象，邪热炽盛，热迫汗出；虽食欲不振，脾气虚弱，然治所当求其标，清其热，予白虎加人参汤加减。

拟方：石膏3g，太子参6g，知母3g，玄参3g，麦冬3g，芦根15g，生甘草6g。5剂，日一剂，水煎服。

小儿为少阳生发之体，脾胃虚弱，运化不足，常易致小儿素体虚弱，易于生病，对于此患儿，视所服之剂功效何如，若病情好转，可予中成药肥儿丸服用。

或拟方：青皮3g，陈皮3g，苍术3g，使君子3g，山药9g，炒白术3g，焦楂曲各5g，炒麦芽5g。14剂，制成丸剂作服。

方四

小儿指纹色紫，提示多有邪热郁滞；参其症状，可知其病变部位主要在胃，胃热津伤则大便干燥，多日一行；胃气不降则口臭不安；胃为水谷之海，脾胃不和则食欲不振。加之其舌质偏红，故此时宜清不宜补，故治疗以清胃热、养胃阴为主。

拟方：石膏6g，麦冬3g，知母6g，粳米12g，炙甘草3g，沙参3g，山栀3g，黄连1g，陈皮3g。7剂，水煎服。

嘱咐患儿家属让其多喝热水，饮食可选用豆腐、春笋、萝卜、秋葵等。

处方还原

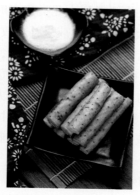

生山药10g，生内金10g，玄参5g，炒牛蒡18g，生白术10g，火麻仁10g，青龙齿5g。

同时嘱咐家长经常给孩子捏脊、摩腹。

二诊：2014-02-10

前段时间因肺炎复住院。但最近大便2日一行，较前好转。有时仰卧睡，出汗好转，食欲好转。舌淡苔白，指纹仍偏紫。这次小朋友来的时候不再哭闹，他终于发现原来有的医生是不打针的呀。

处方：山药10g，生内金10g，生白术10g，牛蒡子15g，浮小麦10g，青龙齿15g，党参5g，茯苓10g，陈皮5g，火麻仁10g，枳壳5g。10剂。

三诊：2014-03-03

最近停药十余天，仍无大碍，抵抗力明显增加。奶奶高兴地说，这一个月都很好，终于不用老住院了。有时鼻窍不利，因外出，故带药前行。

处方：山药10g，生白术10g，生内金10g，牛蒡子5g，枳壳5g，党参5g，茯苓10g，陈皮5g，煅龙牡10g，火麻仁10g，辛夷5g。30剂。

四诊：2014-04-20

家长很高兴，说春天风大，没想到吹着风的孩子也安然无恙，故守方续服。

如今患儿已经5岁多了，在这几年中，孩子只要有感冒咳嗽不适，就会主动提出来吃中药。家长欣喜地看到孩子吃饭越来越香，身体越来越好，几乎再也不用去医院打针输液了。

郜老师点按

中医儿科有一部著作非常重要，就是钱乙的《小儿药证直诀》。这是一部中医儿科学专著，全书论治始终遵循"小儿脏腑柔弱，易虚易实，易寒易热"这一生理、病理特点，遣方用药寒温适度，补泻并用，扶正祛邪兼顾，以柔养脏腑为本。因此，我们在临证遇到小儿类患者时，务必要谨记这一基本用药原则，用药务求柔润，轻清灵动，力戒呆补竣攻。

对于小儿的体质，钱乙认为小儿为纯阳之体，在诊治过程中时时以顾护阴液为要，同时于脏腑之中重视扶助脾胃生生之气。

此外，在解析本案之前，我们先学习另一个方剂，就是张锡纯先生创立的资生汤一方。资生汤出自张锡纯所著《医学衷中参西录》治阴虚劳热方中，主治劳瘵羸弱已甚，饮食减少，喘促咳嗽，身热脉虚数者，亦治女子血枯不月等症。其方药由生山药一两、玄参五钱、於术三钱、生鸡内金二钱、炒牛蒡子三钱组成。如热甚，加生地黄五六钱。

张锡纯认为："劳瘵治疗之法应遵二阳之病发心脾之旨，当告诫病者淡泊寡欲，以养其心，又当补其脾胃，使饮食渐渐加多，身体自渐渐复原。所以方中用於术以健脾之阳，脾土健壮，自能助胃。山药以滋胃之阴，胃汁充足，自能纳食。鸡内金助健脾胃。方中此三味为不可挪移之品。玄参用之以去上焦之浮热，尤以治劳瘵之阴虚者尤宜。牛蒡子体滑气香，能润肺又能利肺，与山药、玄参并用，大能止嗽定喘，以成安肺之功，加之以为佐使。另外，如阴虚热甚，加生地黄，用其凉血退热之功。"张锡纯遵《内经》之旨，结合临证，创制了资生汤一方，治疗劳瘵，疗效卓著。

分析张锡纯制方之意，病机乃阴虚为本，虚热为标。故方中用大量山药以固本，臣以白术、内金健运脾胃，佐以牛蒡、玄参清虚热而止嗽。此方组方精练，制方严谨，用之疗效卓著，为不可多得之方。此外，张锡纯对山药、白术、内金等药性进行了详细解析，认为山药必须生用，炒用则分毫无效；白术应当使用浙江於潜者佳；内金为鸡之脾胃，能助消化，兼有以脾胃补脾胃之妙，三者皆生用，这些也是张锡纯用药之特色，值得我们研究学习。

下面落实到本则案例，该患儿抵抗力非常差，家长们也很着急，但同时，小患者又并非单纯虚损，而是存在着明显的热象，表现如大便干、口臭、指纹偏紫、舌质偏红等等。值得表扬的是，同学们对此都很明了，发现该患儿是虚实夹杂，而且本虚标实，气阴不足为其本，肺胃积热为其标。那么该如何处理呢？可以看到，尽管大家治法不一，但是大家都提出了要顾护脾胃，这说明大家对儿科的治疗要点还是很明确的。小儿脏腑娇嫩，稍有不慎，则会伤及脾胃，变生他证。

在治疗中，我们先是使用了张锡纯的资生汤，不难看出，该方虽然是治疗劳瘵羸弱，但非常适用于本案的本虚标实之证。患儿夜寐不安，加青龙齿治小儿惊热，镇静安神。大便干燥，加火麻仁润肠通便。值得一提的是，这类经常咳嗽发热的孩子，多半都伴有不同程度的便秘，中医认为，肺与大肠相表里，邪热上扰，咳喘不安，故一定要注意大便的通畅，邪热从便而走。二诊时，虽然患儿再次住院，但邪热有减，从大便、出汗、食欲、舌象等均可看出。故减玄参清热力度，加党参、茯苓、陈皮、枳壳，取钱乙的异功散和张元素枳术丸之意，可以看出，虽然补益，但并不竣补。同时，教会家长给孩子捏脊、摩腹等小儿推拿手法，也增强了孩子的体质。

大家的处方都各有可取之处，如果该患儿处于咳嗽发热的急性期，则应用麻杏石甘汤就非常合适；增液承气汤甘寒养阴，不失为一个好的思路，小儿推拿更是在儿科中有很好的应用，逍遥散此时貌似不太合适，不过茯苓、白术健运脾胃是很好的药对。认清标本，分步治疗，思路很好，而且改汤剂为丸剂，也是一个很好的选择。清胃热、养胃阴，可是两岁娃娃用黄连，估计有些吃不消吧。

方歌助记

枳术丸

枳术丸是消补方，荷叶烧饭作丸尝；
若加麦芽与神曲，消食化滞力更强。

资生汤

资生汤是劳热方，白术山药玄牛金；
主治劳瘵羸弱病，热甚可加生地黄。

儿子成了小哑巴

儿子放学回家了，声音有些嘶哑，我以为是在学校里喊叫太多啦，并没有在意。

可是晚上拖地时，突然听到家里好像有一只小狗在叫一样，原来是小家伙的咳嗽，不由心头一紧，因为我知道，这是一种严重的病……医学常识告诉我，这种咳嗽声，在医学上叫做犬吠样咳嗽，是急性喉炎的表现。

我看了扁桃体，并无肿大，于是初步判定是喉炎，但为了确诊还是来到了医院。

急诊科的医生建议去喉科会诊。喉科医生听了孩子的声音，一脸严肃地说："孩子声音都这样了，怎么才来医院。急性喉炎，立刻住院！"儿子一脸地害怕，不安地哭起来。老公则一脸信任地看着我："你不是中医吗？中医有什么办法呀？"看着儿子和老公，我果断地在病历上签了"拒绝住院"的字样，一起回了家。

回家抱着儿子，我告诉他："你刚才听到医生说了吧，你的病很重，但是妈妈有办法，不过你要乖乖听妈妈的话。"儿子懂事地点了点头。由于工作性质的原因，我平时嗓子经常不舒服，在家里备了很多木蝴蝶，这下全派上了用场。我把木蝴蝶全找出来，大概20g的样子，煮了水。一杯接一杯地给儿子喝。小家伙很配合，一杯一杯地乖乖喝下去。

夜色已深，小人儿慢慢睡着啦，看着他熟睡的小脸，听着他均匀的呼吸声，我心想着应该是没有太大事情了。第二天早上，儿子一睁眼，我就急切地让他喊妈妈。

儿子非常清晰地喊出了"妈妈"，声音脆生生的，比昨天好多了。我激动地抱着儿子："咱们不用住院啦！"又去抓了一些木蝴蝶，煮水代茶饮，频服。

第二天一早，小人儿好端端地上学去啦。

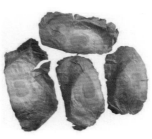

木蝴蝶

利咽润肺 疏肝和胃 敛疮生肌

师生问对

郜老师：本周的医案是以我们家的小家伙做主人公的，是亲身经历过的、最真实的分享哦！

玲玲：老师在这次的病案中只用了一味药——木蝴蝶，证明了在治疗急性喉炎方面，木蝴蝶真的是效果显著啊！

鹏鹏：王一仁在《饮片新参》中说：木蝴蝶，色白，形如蝴蝶，中有扁子。性味苦香平。不仅有开声音的功效，还有清肺平肝、解郁理气的作用。

郜老师：讨论的都很棒，大家可以试着查阅喉炎和木蝴蝶方面的相关资料，在拓展课外知识的同时，也能加深对这则病案的理解。

学子感悟

1. 略谈咽喉之脏腑络属关系

（1）肺主气、司呼吸，喉下为气道，乃气息出入要塞，咽喉通利，才能平稳呼吸；肺气虚损，气津不足可致咽喉失养，甚则虚热上攻，而致咽喉红肿。

（2）新安医家郑梅涧在《重楼玉钥·诸风秘论》云："咽主地气，属脾土。"咽喉与脾胃关系密切，《太平圣惠方》载："夫咽喉者，生于肺胃之气也。咽者嚥（音燕）也，空可嚥物，又谓之嗌，主通利水谷，胃气之道路。"胃气充沛，清升浊降，咽喉得以荣养；胃的功能失调，可致咽喉疾病，胃热上攻，会使咽喉红肿疼痛。

（3）张景岳称肾为"声音之根"，肾阴虚，虚火上炎，亦可致咽喉红肿疼痛。

（4）《素问·奇病论》曰："夫肝者，中之将也，取决于胆，咽为之使。"肝主疏泄，肝气调大，则户门清利，声音响亮。

（5）咽喉是经脉交会之处，十二经脉中除足太阳膀胱经，其余经脉皆循行于咽喉。

2. 从木蝴蝶的应用看"治上焦如羽"之法

患者症状呈犬吠样咳嗽，则是典型的急性喉炎的表现。病位在上焦，因此要用轻清升浮的药物，因为非轻清上浮之品不能达到在上的病所。此时切不可过用苦寒沉降之药，因为轻者，轻如羽毛，直达上焦，因势利导，祛邪于外；反之，若过用苦寒则沉而下降，引邪内陷或变生他症，犯治上犯中之戒。病案中用单味药木蝴蝶，取其清轻之性，以清肺利咽，因为轻可去实。

此外，病案中患者频频服用木蝴蝶煎煮的汤，因为频频服之，可使药力在上焦产生持续集中的作用。

余在查阅文献时发现，历代医家均注重运用"治上焦如羽，非轻不举"这一原则，因为要达到"如羽"，就必须掌握"非轻不举"。因此在组方上，必须选气薄、味辛、质轻之品，才能得轻清宣透之效；用药量上要轻，才能获升浮之益；煎药时间宜短，短时才能获气香之精华；服药量要少而频，少、频方能取药液续集流连胸中之长。如此而"举"，必达"如羽"。

郜老师点按

木蝴蝶质地轻盈，轻可去实，治上焦如羽，非轻不举，不知道大家有没有注意到，这里其实还用到了取象比类的思维方法哦！所以大家以后在学习中药时，不要仅仅注意药物的功效主治，升降浮沉同样要掌握。药物的升降浮沉影响因素很多，比如药物质地、部位、炮制、配伍等等。作为医生，重要的是把握病位，看清病势，因势利导，以收疗效。

小儿咳嗽，除了消炎、清热解毒，还有什么办法呢

小儿咳嗽是临床儿科常见呼吸道病症，可以由很多原因引起，比如咽炎、扁桃体炎、气管炎、肺炎等等。但是，是不是见到炎症就要用抗生素呢？是不是见到炎症就直接对应地用清热解毒的中药呢？下面来讨论两个医案。

案例回放

案一：夏某，男，3岁。2016年3月9日就诊。

咳嗽20天，服2周阿奇霉素无效。刻下：咳嗽有痰，指纹紫，听诊有哮鸣音，舌质红，脉微数。

案二：潘某，女，5岁。2016年11月17日就诊。

咳嗽2个月，屡用清肺热类药，不效。刻下：舌淡苔白，脉缓。

学生处方

方一

案一：舌脉指纹俱为热证，咳嗽有痰，当泻肺热，兼化痰。拟泻白散加减。

拟方：桑白皮9g，地骨皮9g，粳米15g，生甘草6g，法半夏6g，陈皮9g。3剂，水煎服。

案二：舌脉为虚象，非一派清热之药可矣，当师培土生金之法，拟参苓白术散加减。

拟方：党参9g，茯苓9g，炒白术9g，陈皮6g，山药12g，砂仁6g，桔梗9g，薏米15g，炙甘草6g。5剂，水煎服。

方二

案一：患儿三月患病，迁延不愈，恐为外感治疗不当，咳嗽日久，病邪入里，郁而化热所致，故出现舌质红、脉微数、指纹紫等里热之象。《临证指南医案》中提出"咳为气逆，嗽为有痰"的观点，故此案患者可判断为痰热咳嗽，治以清肺化痰止咳，方用清金化痰汤加减。

拟方：桑白皮6g，黄芩3g，栀子3g，瓜蒌皮3g，浙贝3g，橘红9g，桔梗6g，甘草3g。3剂，水煎服。

案二：参患者之舌脉，可判断为气虚咳嗽，但气虚日久，必然导致血虚，故治以益气健脾，兼以补血。方用参苓白术散原方减量，再加当归6g，补血养血。

方三

案一：患儿舌脉指纹俱显里实热证，愚猜想患儿体质当属强健，可能是因初感外邪治疗不当，入里化热，咳嗽有痰，法当清肺化痰，方选麻杏石甘汤加减。

拟方：麻黄3g，苦杏仁5g，石膏3g，瓜蒌皮3g，鸡内金3g，甘草3g。3剂，水煎服。

案二：患儿咳嗽久不止，知其乃为肺虚，宜补脾为主。方选参苓白术散加减。

拟方：党参10g，茯苓15g，白术10g，陈皮5g，山药15g，砂仁5g，薏苡仁15g，桔梗5g，北五味子5g，麦冬5g，甘草6g。5剂，水煎服。

处方还原

案一：夏某，证属痰热蕴肺，治当以清热化痰为法，以麻杏石甘汤为底方。

处方：炙麻黄3g，杏仁5g，石膏（先煎）10g，炙紫菀10g，炙款冬花10g，桔梗5g，厚朴5g，炙枇杷叶10g，炙甘草3g。4剂，药后愈。

案二：潘某，虽病程已历两月，但舌脉合参，仍属风寒在肺，疏风止咳为法，以止嗽散加减。

处方：桔梗5g，紫菀10g，款冬花10g，荆芥6g，百部6g，陈皮5g，苏叶5g，前胡5g，枳壳5g，炙枇杷叶10g，炙甘草3g。5剂，药后愈。

郜老师点按

第一个案例，是有痰热在内，方选麻杏石甘汤。麻杏石甘汤是《伤寒论》中的名方，是张仲景专为清肺热而设的，用以治疗肺热"汗出而喘"。《伤寒论》说："发汗后，不可更行桂枝汤。汗出而喘，无大热者，可与麻黄杏仁甘草石膏汤。"伤寒注家多以伤寒发汗而表未解，且肺中因寒而蕴热为论。尤在泾《伤寒贯珠集》说："缘邪气外闭之时，肺气已自蕴热，发汗之后，其邪不从汗而出之表者，必从内而并于肺耳。"

这里想说一下，当确认有肺热在内的话，石膏是可以放心使用的，只用3g的话，剂量太少了，可能不起作用，一般至少10g。

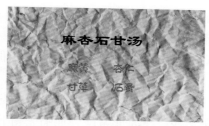

第二个案例，前面的医生就是受到定势思维的影响，没有辨证，而使用清热类药物，当然无法取效。而小伙伴们都不约而同地选择了培土生金的参苓白术散，治病求本的思维值得提倡，但此时患儿仍有风邪在表，因此疏风止咳类药物显得有所不足，可以考虑在参苓白术散的基础上加疏风止咳类药物即可。

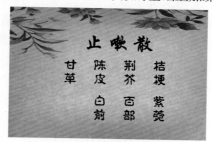

总之，咳嗽不可怕，可怕的是不辨证而滥用方药啊！

这两个医案的本身都比较简单，大家的辨证思路也比较清晰。目的主要是想让大家在临证中不要形成定势思维，不是所有的咳嗽都一方不变，还是要四诊合参，中医辨证为要，这才是我们需要培养的中医思维。

［附案一则］

2017年9月15日，晨起，儿子说嗓子疼得很，说不出话。一看扁桃体，左侧扁桃体2度肿大，但无脓液，咽部也并不红肿。苔薄白略厚，脉浮滑。小家伙还说痰非常多，一顿早饭的功夫就不停地吐痰。

早上家里并没有什么药物，只有最传统的罗汉果和木蝴蝶，于是在杯子里泡上这两样，想了想又加了点陈皮，暂且给他当茶饮吧。

然后开始思索汤药，《伤寒论》311条："少阴病，二三日，咽痛者，可与甘草汤，不瘥，与桔梗汤。"《伤寒论》313条："少阴病，咽中痛，半夏散及汤主之。"《伤寒论》七版教材以方测证，认为"此为寒邪客于咽喉，邪气闭郁，痰湿阻滞所致，因寒邪痰湿客于咽喉，故咽喉部一般不见红肿，同时或可伴见恶寒、痰涎多、气逆欲呕、舌淡苔润等。用以半夏散及汤，通阳散寒，涤痰开结。"黄元御认为："浊阴上逆，冲击咽喉，因而作痛。半夏、桂枝降其冲气，甘草缓其急迫也。"

由此想到儿子虽然咽疼厉害，但是并无红肿，且痰涎极多，结合舌脉，正是寒邪痰湿所致，于是用半夏散与桔梗汤合方，给出处方：法半夏、桂枝、桔梗、生甘草。去抓药，一剂8块钱，拿了两剂。

晚上回来，儿子说自己在学校一天喝了四杯水，但嗓子还是疼得厉害。闻到熬的药，儿子说："咦，一股卤菜味！"尝了一口，说药的味道也不算难喝，于是一饮而尽。一夜安睡。第二天早上起床后，发现嗓子不疼了，扁桃体明显缩小，痰也明显减少，于是非常配合地喝完剩下的药。哈哈，一剂药解决问题啦！

［总结体会］

1.不是所有的咽疼都是要清热解毒，辨证得法，方能取效！

2.发现了一味药，前两天买了点菇娘吃，就是小时候吃的香泡泡，儿时的回忆，呵呵！儿子嗓子疼的时候，我坐在桌边看着菇娘，想着这东西皮薄轻盈，按照中医取类比象的思路，对咽部疾患肯定有帮助。于是查了一下，发现它果然是一味中药，就是有时在文献中看到的挂金灯，也叫灯笼草、酸浆果，有清热解毒、镇咳利尿的功效。于是恍然大悟，以后赶紧把菇娘皮都收好备用哈。

方歌助记

麻杏石甘汤

伤寒麻杏甘石汤，汗出而喘法度良；
辛凉宣泻能清肺，定喘除热效力彰。

止嗽散

止嗽散内用桔梗，紫菀荆芥百部陈；
白前甘草共为末，姜汤调服止嗽频。

心脑系病证

后脑勺像针扎一样疼怎么办

李先生为某工厂工人，这天捂着头来到诊室，说自己后脑勺疼了两个多月。原来，李先生两个月前经历过一场车祸，出院后就留下了这个头痛的后遗症，真让人头疼啊！

治疗期间，输液基本以营养神经为主，钱花了不少，可是没啥效果。李先生提出，能不能给开点便宜的中药试试看。

案例回放

李某，男，42岁，2012年2月25日初诊。

自诉头部后脑勺固定一点针刺样疼痛2个月余。血压：135/90mmHg，以降血压药维持。无其他明显不适。舌淡暗，脉沉涩。

学生处方

方一

中医不可拘泥于西医的病名。从舌脉判断，不难知为瘀阻，当以通为用，法在活血化瘀，可用失笑散。

方二

参患者舌脉诸证，知其除瘀血之征明显外，亦有气滞之象，治宜活血化瘀，行气止痛，故以血府逐瘀汤为基础方进行加减化裁，同时虑其血压尚高，方中亦同时予以三七等降血压药。

拟方：桃仁12g，红花9g，当归9g，生地黄9g，牛膝9g，川芎9g，桔梗6g，赤白芍各6g，枳壳6g，柴胡6g，香附6g，三七6g，葛根6g，炙甘草6g。7剂，水煎服。

头部瘀血，亦可予以针灸治疗，以百会、头维、风池为主穴，以膈俞、内关、血海、阿是穴为配穴进行治疗。

方三

四诊合参，当属瘀血为患。本可仿王清任通窍逐瘀汤之意，碍于麝香较贵，且患者有价格要求，处方用药受此限制，病家欲走捷径，奈何？

拟三七粉，黄酒送服。若加全蝎、蜈蚣对药，效如桴鼓无疑。取散剂，"散者散也"，黄酒助药上行兼活血化瘀。

拟方：三七粉3g，全蝎3g，蜈蚣3g，黄酒20mL。6剂。

方四

通窍活血汤适用于瘀血阻滞血脉所致病症，川芎引药上入头窍，赤芍活血散瘀，桃仁、红花共奏活血之功。

拟方：川芎6g，赤芍6g，桃仁6g，红花6g，大葱2根，大枣5枚。7剂，日一剂，水煎服。

至于患者先前自己花费高昂医疗费，输营养神经药之类，如今却转念希冀花小钱吃中药，欲使久治未果之病痊愈，于愚之学，实属捉襟见肘。如若不然，撤去正在服用的降压药，换之以吴茱萸打粉，做成药饼，贴敷涌泉穴，当可缓一时之急。

处方还原

一诊处方：桃仁10g，红花10g，赤芍10g，当归10g，川芎10g，生地黄10g，细辛（先煎）3g。7剂。嘱煎药时放老葱1根，生姜3片，黄酒2两。

拿药后，患者惊讶于药物如此之少，价格如此之低，区区几十元钱而已，将信将疑中拿走了药。

[后续治疗]

二诊：2012-03-03

患者自诉严格按照要求，熬药时放入了大葱、生姜和黄酒，头痛有缓，自觉咽中有痰，有头晕不适。舌脉如前。

原方加半夏10g，白术10g，天麻10g，陈皮10g，茯苓20g，钩藤（后下）10g，石决明15g。4剂。

三诊：2012-03-17

患者头晕得缓，但自认为头痛症状不如用一诊处方缓解有效。于是复使用一诊处方7剂。

四诊：2012-03-24

舌质由暗转红，脉来和缓，头痛基本痊愈。未再服药。

师生问对

大卫："不通则痛，通则不痛"，除中药治疗外，刮痧不失为一个好办法。在临床上经常看到刮痧在调畅气机方面具有特别的效果，其功用可概括为"调""通"。后脑属膀胱经，因此可刮背部膀胱经和督脉，膀胱经可调畅气血，活血化瘀，督脉可激发阳气，共奏以通为用之功！

郜老师：大卫同学提出了刮痧疗法，思维不局限于中药治疗，值得表扬。看过大家所拟的方药之后，觉得大家都在积极从中医角度思考病机所在，没有被患者的治疗史所迷惑，这说明大家的中医思维在逐步地建立，非常好！

郜老师点按

该患者对症状描述得很清楚，就指着后脑勺一块指甲盖大的地方，说就像针扎一样的痛，用中医语言概括出来就是固定一点的针刺样疼痛，加之舌淡暗，脉沉涩，四诊合参，明明白白就是一个血瘀证。对此，大家判断得都很清楚。

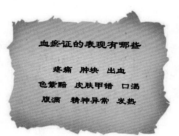

血瘀证的表现有哪些

疼痛 肿块 出血
色紫黯 皮肤甲错 口渴
腹满 精神异常 发热

其病位明确，在头。王清任先生提出的分部治疗法，其中对于头面之血证的处方就有通窍活血汤，当时写完病历，眼前真是快速闪现出了这个方剂。然而麝香价格昂贵，患者经济困难，只好舍去。又恐发散力度不够，故方中加入祝谌予先生治疗头痛的经典药对——细辛、生地。细辛发散风寒，祛风止痛；干地黄清热凉血，养阴生津。细辛气味香窜，升散之力颇强，有较好的通络止痛之功；干地黄性味甘寒，善于滋阴清热、凉血止血。二药伍用，以细辛之升散，引干地黄之甘寒，直达上焦，共奏清热止痛之效，而无燥烈升散之弊。而原方中的生姜、老葱和黄酒，当然要叮嘱患者按要求加入。

患者将信将疑中服用了本方，取得了一定效果。然二诊时，笔者进行了大幅度调整，结果疗效和价格都不如一诊处方。所以，患者三诊时仍要吃一诊的方子，深感经典方剂之疗效显著，以及守方之重要，更深感中药简便效廉之巨大优势！

知识拓展

血瘀证

血瘀证，中医病证名。指瘀血内阻，以疼痛、肿块、出血、舌紫、脉涩等为主要表现的证候。凡离开经脉的血液，未能及时排出或消散，而停留于某一处；或血液运行受阻，壅积于经脉或器官之内，失却生理功能者，均属瘀血。临证常以活血化瘀药为君药，以行活血化瘀之功。

活血化瘀药是指能疏通血脉、祛除血瘀的药物，临床用于治疗血瘀证。多辛、苦，主归肝、心经，入血分，善于走散通行，而有活血化瘀的作用。临床主要用于治疗瘀血阻滞所引起的各种病证，证见疼痛、瘀阻等。

根据药物作用的强弱和主治病证的不同，活血药可分为活血化瘀药和破血消癥药两类。

①活血化瘀药：主要用于血行障碍、瘀血阻滞引起的各种病证。如血滞经闭、行经腹痛、瘀血头痛、外伤及术后瘀血腹痛、风湿痹痛、中风瘫痪、半身不遂；痈疽肿痛、跌打伤痛等。常用药有川芎、乳香、没药、延胡索、郁金、姜黄、丹参、虎杖、益母草、鸡血藤、红藤、红花、桃仁、五灵脂、牛膝、穿山甲、泽兰、凌霄花、自然铜、血竭、王不留行、苏木、茺蔚子、马鞭草、水红花子、石见穿、皂角刺等。

②破血消癥药：较活血化瘀药作用猛烈，有攻逐瘀血蓄结之势。用于大量瘀血停聚的蓄血证和气滞血瘀结为癥块的癥瘕证。常用药有干漆、刘寄奴、蛀虫、水蛭、蜣螂、斑蝥、三棱、莪术等。

方歌助记

> **通窍活血汤**
>
> 通窍全凭好麝香，桃仁大枣与葱姜；
> 川芎黄酒赤芍药，表里通经第一方。

眼冒金星为哪般

四月底的一天，合肥的温度已经很高了，这天诊室里来了一位女士，穿着一件厚的外套。原来是一位头晕的患者，她说自己两个多月以来都觉得头晕得厉害，感觉天旋地转。她告诉我："郜医生，你知道吗？晕得厉害的时候，眼前真的可以看到星星呀……"

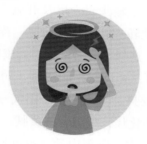

案例回放

李某，女，30岁，2015年4月28日初诊。

这位患者自诉头晕耳鸣似天旋地转2个月余。于1月21日行剖宫产，从此就常常晕得厉害，躺在床上，看着天花板都在转。曾经找医生看过，却开了诸多阿胶等大补之品，价格昂贵，未曾拿药。考虑到头晕，我请李女士把外套脱下，量一下血压。正在撸起袖子，准备量血压时，一阵风吹过，李女士却不由自主地发抖，我一阵紧张，结果李女士看看我说："没事的，我怕冷，只要一冷就会发抖的，每天都会有，先把头晕治好就行。"又开玩笑地补充道："老公以为是不是剖宫产动了哪根神经，所以总发抖。"玩笑归玩笑，这位患者的症状貌似有些复杂呀。量毕，血压正常。

理理思路，总结一下四诊信息。

主诉头晕耳鸣似天旋地转2个月余。刻下：头晕耳鸣似天旋地转，平素恶寒，易于感冒，遇寒发抖，夜间咳嗽。舌淡，苔黄腻，脉沉。

学生处方

方一

该患者既有畏寒怕冷症状，又有舌苔黄腻之湿热蕴蒸之候，其脉沉，故愚认为，其病机为湿热郁于下焦，清阳不升，浊阴上逆。浊阴上犯清窍，出现头晕、耳鸣之状，阳气郁而不得发，失于温煦、防护，故患者畏寒怕冷、易于感冒。治以宣发郁阳，兼利湿浊。方以补中益气汤、二妙散加减。

拟方：党参10g，白术10g，陈皮10g，当归10g，赤白芍各10g，苍术6g，黄柏6g，防风10g，羌独活各10g，紫菀10g，生姜10g，升麻10g，生甘草10g。7剂，水煎服。

方二

肾为先天之本，主骨生髓，脑为髓之海，肾精不足则髓海空虚；脾气亏虚，不能将水谷精微吸收并上输头目，以及肝血不足，都可致头目失养，从而致患者头晕耳鸣似天旋地转。肺主宣发肃降，夜间寅时为肺经当令，此时人的气往下走，肺气亏虚，宣降功能失常，引起夜间咳嗽。如《灵枢·本脏》曰："卫气者，所以温分肉，充皮肤，肥凑理，司开阖者也。"今肺气亏虚，不能固表，则恶寒、遇寒发抖、易于感冒。阳气亏虚，不能温脾，以致运化失常，水液内停，蕴而生热化痰，致患者苔黄腻。再兼肾精亏虚，真阴不足，相火浮动于上；以及肝血亏虚，肝阳内动，也可致虚热内扰，头晕耳鸣。方选知柏地黄丸和玉屏风散加减。

拟方：知母、黄柏、生地黄、山萸肉、干山药、泽泻、牡丹皮、茯苓、防风、黄芪、白术、蒲公英、陈皮、甘草。

因没有临床经验，对剂量没有概念，所以药物克数没有具体标明。

方三

吾以为主体还是以清湿热为主，但考虑到知柏地黄丸中的滋肾阴之药过多恐恋邪，所以将其中部分药物换掉，加入二陈汤的成分，加之其恶风怕冷，故加入了玉屏风散中的主药来进行治疗。

拟方：法半夏10g，生白术12g，黄芪12g，防风6g，车前子6g，陈皮10g，茯苓20g，枳壳10g，黄柏6g，薏苡仁20g，山萸肉6g，葛根6g，生甘草6g。7剂，水煎服。

处方还原

一诊处方：半夏白术天麻汤和温胆汤加减

法半夏10g，生白术10g，天麻10g，陈皮10g，茯苓20g，枳壳10g，竹茹10g，钩藤10g，生苡仁30g，山药20g，菖蒲10g，炙甘草6g。7剂。

二诊：2015-05-06

经一诊用药后，刻下：头晕、发抖均有明显好转，咳嗽愈。但仍感乏力，恶寒怕冷。舌淡，苔白腻，脉沉。

拟方如下：法半夏10g，生白术10g，天麻12g，陈皮10g，茯苓20g，枳壳10g，竹茹10g，钩藤12g，生苡仁30g，菖蒲10g，泽泻10g，杭白芍10g，炮附片3g（先煎），炙甘草6g。7剂。

三诊：2015-05-13

服上药后，头晕明显好转，已无发抖之症，另咳嗽愈，但仍有乏力。舌淡，苔薄白，脉象渐起。

拟方如下：法半夏10g，陈皮10g，党参10g，茯苓20g，生白术10g，枳壳10g，竹茹10g，天麻12g，钩藤12g，泽泻10g，菖蒲10g，炮附子3g（先煎），蔓荆子6g，升麻6g，柴胡6g，炙甘草6g。7剂。

四诊：以薯蓣丸加减。

师生问对

芹芹：此患者因虚生邪，需补虚祛邪，故吾以知柏地黄丸和玉屏风散加减治疗此病。

玲玲：此方滋肾阴之药稍多，易生滋腻，不利于清利湿热；补气行气之药稍少，恐生壅滞，不利于气机通畅。

芹芹：我考虑到清湿热，但没找到合适之药，药性温者偏多，行气药大多也偏温，我无从下手。

经方子：细看患者身份，邪在不可温补，虽有恶寒发抖，但此时应清痰湿热，此正是痰热上扰清窍所致。

芹芹：我将恶寒发抖归于内虚外现，可痰热如何而生？湿热又该定位在哪？

鹏鹏：我觉得恶寒与湿热并见是湿浊阻滞，阳郁不得外透。问诊内容中舌淡、苔黄腻，未示具体部位，之所以觉得是下焦，所谓产妇产前一团火，是针对其妊娠期间冲任气血充盈，易生热，之所以会觉得湿热在下焦，觉得应该是产妇属剖宫产，而非自然分娩，冲任气血不得泻，产后调摄不当，而致热蕴于下焦。

郜老师点按

患者初诊主诉眩晕，考虑是张介宾所言之"无虚不作眩"，还是朱丹溪所言之"无痰不作眩"。又见其发抖之象，《伤寒论》第316条原文："少阴病，二三日不已，至四五日，腹痛，小便不利，四肢沉重疼痛，自下利者，此为有水气。其人或咳，或小便利，或下利，或呕者，真武汤主之。"

更加犹豫不决。

然察其脉证，四诊合参，考虑其头晕耳鸣似天旋地转，舌淡，苔黄腻，正是痰热之证，上扰清窍而见眩晕。虽有恶寒发抖，但此时温补，恐有不妥。故一诊之时仅以半夏白术天麻汤合温胆汤加减，清其痰热，以观其变。二诊之时，痰热已清，舌苔由黄腻转为白腻，头晕、发抖均有明显好转，咳嗽愈，药已中的。但仍感乏力，恶寒怕冷，故于前方合真武汤壮肾中之真阳以逐水饮。三诊时头晕明显好转，已无恶寒发抖之症状。效不更方，继续巩固。四诊，诸症好转，唯觉乏力，以薯蓣丸调理脾胃，益气和营。调理善后半月而诸症安。

方歌助记

半夏白术天麻汤

半夏白术天麻汤，苓草橘红大枣姜；
眩晕头痛风痰证，痰盛阴亏切莫尝。

温胆汤

温胆汤中苓半草，枳竹陈皮加姜枣；
虚烦不眠证多端，均属胆虚痰热扰。

薯蓣丸

虚劳不足风气伤，薯蓣丸用八珍汤；
豆卷神曲柴桂姜，麦杏桔梗胶蔹防；
大枣百枚蜜丸服，益气和营补脾良。

真武汤

真武汤壮肾中阳，茯苓术芍附生姜；
少阴腹痛有水气，悸眩瞤惕保安康。

为什么每天都感觉头脑昏昏沉沉呢

赵先生最近很困苦，因为他觉得自己每天都昏昏沉沉，一点力气都没有，记忆力还严重减退，领导交代的事经常想不起来。于是乎，花了一千多块钱去医院做了个全面体检，看到一切都很正常的体检结果，一般人都会很开心才对，可是赵先生更加郁闷了，难道自己得了现有仪器检查不出来的啥重病吗？尽管各个科室的医生们都告诉他没问题，可是他自己还是很纠结，于是在朋友的介绍下来到了中医门诊。

案例回放

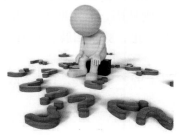

赵某，男，36岁。2016年3月10日初诊。

主诉头脑昏沉嗜睡，周身乏力，自觉记忆力减退3个月余。刻下：头目昏沉、乏力嗜睡、记忆力减退。腰膝酸软无力，下肢为重。大便时不成形，日二行，小便微黄。脉沉细，舌淡胖、有齿痕，苔中后部厚腻偏黄。

学生处方

方一

由舌象可知，此为阳气亏虚，痰湿蕴结中下二焦；舌苔偏黄，小便微黄，提示此为湿邪阻滞，气化不利，蕴而生热；腰膝酸软乃是肾虚之征；大便不成形，推测其是脾肾阳虚，先后天不能互资，温煦失司；头目昏沉，乏力嗜睡，记忆力减退，一是痰湿阻滞，清阳不升，气血乏源，滋养不足，二是肾主骨生髓，今肾精亏虚，髓海失充。主以温补肾精、祛痰化湿为主。

拟方：生地黄12g、山药20g、山茱萸12g、茯苓10g、肉桂3g、制附子6g（先煎）、法半夏10g、竹茹10g、枳壳10g、菟丝子10g、续断10g、桑寄生10g、菖蒲12g、生苡仁20g。7剂，水煎服。

方二

脾为后天之本，脾虚无力，湿邪内停，则无法鼓动气血精微上荣头目，头目失养，湿蒙清窍，故有头目昏沉、乏力嗜睡之状。肾为先天之本，肾主骨生髓，脑为髓海，肾精亏虚，则生髓不及，故记忆力减退。此外，腰为肾府，肾阳虚衰，经脉失养，则腰膝酸软无力。参其舌脉，知患者脾肾阳虚症状明显，故方以金匮肾气丸合参苓白术散加减，融张介宾之"善补阳者，必于阴中求阳"思想于其中，治疗以温补脾肾、填精益髓、健脾化湿为主，因尚有化热之象，故兼以清虚热。

拟方：枸杞子10g，熟地黄30g，巴戟天10g，仙灵脾10g，肉苁蓉12g，菟丝子10g，怀山药20g，山萸肉6g，女贞子6g，苍白术各6g，茯苓6g，黄柏6g，制附子6g，肉桂3g。7剂，水煎服。

方三

嗜睡，脉沉细，少阴之为病，脉细者，阳不足而阴有余也。阳主开故寤，阴主阖故寐。寤则从阳，寐则从阴，故知邪入少阴。小便不白，则下焦虚寒不甚，观其舌，乃知有湿热为患，脾主四肢、肌肉，为后天之本，中轴不运，四肢无力，百骸俱废。

拟方：熟地黄25g，附子9g，干姜6g，白术9g，党参9g，砂仁6g，茯苓12g，炙甘草6g。5剂，日一剂，水煎服。

方四

舌苔、小便偏黄提示湿热内盛，湿邪伤脾，脾气虚弱而舌淡胖有齿痕、乏力、大便不成形，脾虚及肾致腰膝酸软无力，另外结合《内经》中"清湿则伤下""因于湿，首如裹，湿热不攘，大筋软短，小筋弛长"，湿邪也可导致腰膝酸软无力、下肢为重。湿邪、脾肾虚弱均可致头目昏沉、记忆力减退：一者，湿邪重浊黏滞，阻滞气机，清阳不升；二者，脾为气血生化之源，气血不足，头目清窍失养；三者，肾主骨生髓，脑为髓之海，肾虚而髓海空虚，记忆力减退。故辨证为湿热内盛、脾肾亏虚，宜清热祛湿、补肾健脾。

拟方：茯苓15g，薏苡仁20g，赤小豆10g，黄柏10g，黄连10g，熟地黄10g，附子6g，山药12g，山茱萸10g，牛膝10g，桑寄生10g，炙甘草6。7剂，日一剂，水煎服。

处方还原

一诊处方：苍术10g，黄柏10g，怀牛膝10g，生薏仁20g，陈皮10g，法半夏10g，茯苓20g，白术10g，芡实10g，白扁豆10g，木香6g，升麻6g，葛根15g，车前子10g。首开7剂，每剂早晚分服，水煎内服。

二诊：药后周身轻松，下肢乏力感，嗜睡感明显好转，舌象明显好转，大便日行一次，尚不成形，小便好转。唯胃中食后有烧灼感，口苦。

处方：苍术10g，黄柏10g，怀牛膝10g，生苡仁20g，陈皮10g，法半夏10g，茯苓20g，白术10g，芡实10g，白扁豆10g，升麻6g，葛根15g，车前子10g，木香6g，黄连5g，蒲公英10g。再开7剂。

三诊：服药后，胃脘烧灼感、口苦即消失，下肢乏力感、肢节酸痛感继续好转。大便日行一次，舌淡偏黄腻。原方续服，随访基本恢复正常。

[小插曲]

患者看到药里有黄连，惊呼："啊，你怎么给我开黄连啊？"谁想再次复诊时，患者满面笑容："咦，加了黄连，也没觉得有多苦，而且用了黄连之后，我的口苦就好啦！继续用吧！"呵呵，真所谓"良药苦口利于病啊"！

郜老师点按

该患者本以为自己得了严重疾病，欲用补益之剂。然四诊合参后，发现该患者属于典型的湿邪为患。

《素问·生气通天论》谓："阳气者，若天与日，失其所则折寿而不彰。故天运当以日光明，是故阳因而上，卫外者也。因于寒，欲如运枢，起居如惊，神气乃浮。因于暑，汗烦则喘喝，静则多言，体若燔炭，汗出而散。因于湿，首如裹。湿热不攘，大筋软短，小筋弛长，软短为拘，弛长为痿。因于气为肿，四维相代，阳气乃竭。"

其中，对于湿邪为患的这一段论述，历代医家注释有不同。

王冰注解："表热为病当汗泄之，反湿其首，若湿物裹之，望除其热，热气不释，兼湿内攻，大筋受热则缩而短，小筋得湿则引而长，缩短故拘挛而不伸，引长故痿弱而无力。攘，除也。软，缩也。弛，引也。"

马莳注解："因于湿气之所感者，凡人之有湿，有内湿，有外湿，外湿足先受之，内湿者，多饮酒浆潼酪所致也，其血气熏蒸，上行如雾，首如有所包裹，而昏且重矣。唯湿蒸为热，而不能除却，大筋受湿侵热蒸，则软而短，小筋受湿侵热蒸，则懈弛而长，软短故手足拘挛而不伸，弛长故手足痿弱而无力矣。"

又有张志聪注解："伤于湿者，下先受之。阴病者，下行极而上，阴湿之邪，上干阳气而冒明，故首如裹也。湿伤阳气，则因阳而化热矣。阳气者，柔则养筋，阳气伤而不能荣养于筋，故大筋软短，小筋弛长，盖大筋连于骨节之内，故郁热而软短，小筋络于骨肉之外，故因湿而弛长，短则缩急而为拘挛，长则放纵而为痿弃。"

　　本案患者，湿邪阻遏清阳，阳气不能上达头目，所以头目昏沉、记忆力减退；湿邪阻滞经脉，所以周身乏力困重；湿邪下注，所以又有大便不成形。湿邪化热，故见小便微黄，而且舌苔中后部厚腻偏黄。至于脉沉细，则是由于湿邪困重黏腻所致，气血不能正常运行，因此出现沉细无力之象。这类患者，湿邪去除，气血流通，脉象自会慢慢恢复正常，所以不可见到沉细就妄用补益之品。这一点是在临证中应该注意的。处方中从湿论治，四妙加健脾化湿之品，同时升麻、葛根、车前子共奏升清降浊之功，俾清者升、浊者降而诸症得缓。

方歌助记

四妙散

二妙散中苍柏兼，若云三妙牛膝添，
四妙再加薏苡仁，湿热下注痿痹痊。

突发眩晕是怎么回事

这天，一位老患者走进诊室，无精打采，原来几天前洗澡的时候忽然一阵眩晕，险些晕倒。去检查了CT，无明显异常，血压正常，也不贫血。最近几天还老是晕乎乎，看东西还重影，还有恶心感，这到底是怎么回事呢？

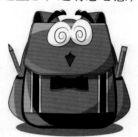

案例回放

方某，女，36岁，2020年12月29日初诊。

几天前突发眩晕，刻下：眩晕阵发，乏力，视物重影，无耳鸣不适。食欲佳，但食后有堵塞感，伴恶心，大便正常，一日一行。面部痘疹较稳定，唯经前明显。腰痛不舒，背痛较前好转。晨起口苦。LMP：12月6日，月经量不多。舌淡，边有齿痕，苔薄白，脉弦。

学生处方

小谢同学：晨起口苦，脉弦，提示疾病与肝胆有关。乏力，食后有阻塞感，伴恶心，舌边有齿痕，考虑脾虚湿痰内阻，胃气上逆。因此，患者出现眩晕的原因是痰湿与肝风兼夹，上扰清阳。四诊合参，辨为风痰上扰证。患者值月经前期，经量中等，腰痛不舒，处方还需参入补肾之品，使肾阴充足，水能涵木，则眩晕自止。

处方：半夏白术天麻汤合瓜蒌薤白半夏汤、六味地黄丸。

药物：半夏、天麻、白术、茯苓、陈皮、甘草、生姜、大枣、瓜蒌、薤白、生地、山药、山茱萸、炒白芍、醋柴胡。

小轩同学：患者乏力，食后阻塞感，结合患者舌淡、边有齿痕，考虑患者有脾虚的症状。脾司运化，运化功能失常，水谷精微不能上输脑窍，窍失所养，而致眩晕。患者有口苦、脉弦的症状，提示患者可能肝气不疏。患者腰痛不舒，腰为肾之府，治疗时应兼顾补肾。总体治疗应以健脾益气、疏肝补肾为主。方选东垣的益气聪明汤为主方，加入疏肝补肾之品。

药物：黄芪、甘草、芍药、黄柏、人参、升麻、葛根、蔓荆子、柴胡、绿梅花、陈皮、枸杞子、女贞子。

小祁同学：患者眩晕阵发，视物重影，口苦，脉弦，提示病变与肝有关，《内经》云："诸风掉眩，皆属于肝。""肝开窍于目。"乏力，齿痕舌，提示病变与脾有关，是脾虚的表现；食后伴堵塞感、恶心是胃失和降的表现；腰痛不舒、月经量不多是肾虚的表现。总体来看，本例属于肝风上扰，浊邪上干，胃失和降，脾肾两虚。

治法：平肝息风，补益脾肾，和胃降逆。

处方可选：半夏白术天麻汤合温胆汤、杞菊地黄丸，加葛根、磁石、代赭石、茺蔚子。

药物：半夏、白术、天麻、茯苓、陈皮、甘草、竹茹、枸杞、菊花、熟地、山茱萸、山药、泽泻、丹皮、葛根、磁石、代赭石背痛可用葛根舒筋解痉，磁石补肾、镇逆肝气，与葛根配伍有升有降，代赭石降胃、平肝一举两全，茺蔚子配天麻乃头晕常用药。

处方还原

初诊：2020-12-29

处方：柴胡10g，炒黄芩10g，法半夏10g，茯苓20g，白术10g，泽泻15g，党参10g，黄芪10g，生白芍20g，升麻6g，葛根10g，蔓荆子10g，天麻10g，菊花10g，炙甘草6g。7剂。

随访：吃了一剂半后，头晕好像没有之前明显了。

二诊：2021-01-05

眩晕有缓，重影稍缓。1月2日经行，现正值经期，血块多，发黑。自觉腰酸有减，仍乏力，大便正常，晨起口干，已不苦，食欲有增，痞塞感无。

脉弦，左脉细，右寸关滑，舌淡、边有齿痕，苔薄白，守方，剂量微调。

处方：柴胡10g，炒黄芩10g，法半夏10g，茯苓40g，白术15g，泽泻20g，北沙参20g，黄芪10g，生白芍20g，升麻6g，葛根10g，蔓荆子5g，天麻10g，桑叶10g，菊花10g，炙甘草6g。7剂。

三诊：2021-01-12

眩晕明显好转，发作频次减少，一日发作1~2次，时间减短，腰酸已无，食欲转佳，痞塞感已无，时有口干口苦，体倦乏力。看东西仍有重影，傍晚目胀不适，后眼科查无异常，屈光不正，配镜后可缓解。脉沉细，舌淡，苔薄白。

处方：柴胡10g，炒黄芩10g，法半夏10g，茯苓40g，白术15g，泽泻20g，太子参10g，黄芪30g，生白芍20g，炙枇杷叶10g，葛根10g，天麻10g，桑叶10g，菊花10g，炙甘草6g。7剂。

后原方微调后续服7剂，随访眩晕基本未见，自觉面色、唇色有光泽，停药。

郜老师点按

该患者病为眩晕，中医较早便有对眩晕证方面的记载。《素问·至真要大论》曾记载"诸风掉眩，皆属于肝"，认为眩晕和肝有着相当密切的联系；金元四大家之一的朱丹溪认为"无痰不作眩"。小柴胡汤出自医圣张仲景的《伤寒论》，组方为柴胡、黄芩、半夏（洗）、人参、大枣、生姜（切）、炙甘草，主要功效为和解少阳、扶正祛邪，主治伤寒少阳证，证见寒热往来、胸胁苦满、口苦、咽干、目眩等。

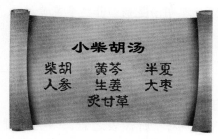

根据该患者眩晕、恶心、晨起口苦、脉弦的表现，认为病在少阳，治以小柴胡汤为底方；同时，舌淡、边有齿痕，苔薄白，提示脾虚痰湿，痰浊上蒙清窍，故而眩晕，合金匮泽泻汤以及半夏白术天麻汤。乏力明显，脾虚，清气不升；食后有堵塞感，浊气不降，故合以东垣之益气聪明汤。一诊治疗从肝脾入手，处方用小柴胡汤合金匮泽泻汤，以及半夏白术天麻汤、东垣之益气聪明汤。

患者服后，眩晕有缓，视物重影稍缓，腰酸有减，仍乏力，大便正常，晨起口干，已不苦，食欲有增，痞塞感无。脉弦，左脉细，右寸关滑，舌淡、边有齿痕，苔薄白。效不更方，守方剂量微调，加大化痰湿力度，茯苓40g，白术15g，泽泻20g。嘱其做眼科检查。三诊，眩晕明显好转，腰酸已无，食欲转佳，痞塞感已无，时有口干口苦，体倦乏力。视物仍有重影，傍晚目胀不适，眼科查无异常，屈光不正在配镜后可缓解。脉沉细，舌淡，苔薄白。以原方加减，加太子参10g，黄芪30g，益气养阴以固其本。

后随访，眩晕基本不作，自觉面色、唇色有光泽，停药。

再来看小伙伴们的思路，脏腑辨证都基本准确，病位在肝脾肾，但急则治其标，补肾的地黄丸类，可以在三诊时再加入，一诊的时候如果补肾，恐增加痰湿，于眩晕不利。同时，也提示我们必要时还需进行专科检查。患者的视物重影，在头晕缓解后仍然没有明显改善，加之其在每天下班时看了一天电脑后尤为明显，嘱其去眼科看看，原来就是一个屈光不正，配镜后缓解，哈，就这么简单！

方歌助记

小柴胡汤方歌

小柴胡汤和解功，半夏人参甘草从，
更加黄芩生姜枣，少阳万病此方宗。

益气聪明汤方歌

益气聪明汤蔓荆，升葛参芪黄柏并，
再加芍药炙甘草，耳聋目障服之清。

文献延伸

1.诸风掉眩皆属于肝

"诸"为大多之意；"风"所代表之意，一为六淫之风邪，一为内风；"掉"指经脉拘急抽动；"眩"即目眩、眼前发黑之意。

肝主筋，开窍于目，临床见头晕目眩、肢体如树枝般动摇不定，或有颤动、抽搐等症状，将其病位定于肝。肝于五行属木，木生风，风气又通之于肝，此处之风非"六淫"所指之风邪致病，而应责之于内风。肝的主要功能为疏泄和藏血，肝体阴而用阳，主升主动，其病机极易化风动风，脏腑功能异常，风之病因动于内，从而出现头昏目胀、视即天旋地转、肢体震颤摇摆不定等症状。

临床上，凡是见到有抽搐、眩晕等表现，皆可从风辨治，并将其与肝联系起来考虑。但应注意证有虚实之别，如肝热生风、肝阳化风、肝郁生风等为肝本身的病证。又肾者水脏，主水、藏精，若肾阴内虚，水不涵木，则木燥而生风，精虚血少，血不养肝，则血虚而生风，此乃肾病及肝。临证时均按上述不同的证候与病机进行辨证，分别采用凉肝化风、清热息风、疏肝平肝、养血柔肝、滋肾平肝等治法，在临床上可广泛应用于肢体颤抖、抽筋、头晕等表现的梅尼埃综合征、脑血管疾病、高血压、帕金森病等诸多疾病的治疗。

2.小柴胡汤所有条文

《伤寒论》96条："伤寒五六日中风，往来寒热，胸胁苦满，嘿嘿不欲饮食，心烦喜呕，或胸中烦而不呕，或渴，或腹中痛，或胁下痞硬，或心下悸、小便不利，或不渴、身有微热，或咳者，小柴胡汤主之。"指出了小柴胡汤证的四大主症、七个或然症。

《伤寒论》97条："血弱气尽，腠理开，邪气因入。与正气相搏，结于胁下。正邪分争，往来寒热，休作有时，默默不欲饮食。脏腑相连，其痛必下，邪高痛下，故使呕也。小柴胡汤主之。服柴胡汤已，渴者，属阳明，以法治之。"

《伤寒论》98条小柴胡汤："得病六七日，脉迟浮弱，恶风寒，手足温，医二三下之，不能食而胁下满痛，面目及身黄，颈项强，小便难者，与柴胡汤，后必下重。本渴饮水而呕者，柴胡汤不中与也，食谷者哕。"

《伤寒论》99条："伤寒四五日，身热恶风，颈项强，胁下满，手足温而渴者，小柴胡汤主之。"

《伤寒论》100条："伤寒，阳脉涩，阴脉弦，法当腹中急痛，先与小建中汤。不差者，小柴胡汤主之。"

3.《金匮要略》

"心下有支饮，其人苦冒眩，泽泻汤主之。泽泻汤方：泽泻五两，白术二两。上二味，以水二升，煮取一升，分温再服。"

4.《李东垣医学全书》

"益气聪明汤，治饮食不节，劳役形体，脾胃不足，得内障耳鸣，或多年目昏暗，视物不能，此药能令目广大，久服无内外障、耳鸣耳聋之患，又令精神过倍，元气自益，身轻体健，耳目聪明。黄芪、甘草各半两，人参半两，升麻、葛根各三钱，蔓荆子一钱半，芍药一钱，黄柏（酒制，锉，炒黄）一钱。上㕮咀，每服秤三钱，水二盏，煎至一盏，去滓，热服，临卧，近五更再煎服之，得睡更妙。如烦闷或有热，渐加黄柏，春夏加之，盛暑夏月倍之。若此一味，多则不效。如脾胃虚，去之，有热者少用之。如旧有热，麻木，或热上壅头目，三两服之后，其热皆除。治老人腰以下沉重疼痛如神。此药久服，令人上重，乃有精神，两足轻浮，不知高下。若如此，空心服之，或少加黄柏，轻浮自减。若治倒睫，去黄柏、芍药，及忌烟火酸物。"

中医治疗失眠

张奶奶最近几个月因为睡不好觉的原因，感觉身体哪儿都不舒服，女儿在西医院工作，给她做了各种全面检查，可是并没有发现什么实质性的病变，于是干脆来看看中医吧。

案例回放

张某，女，71岁，2016年1月5日初诊。

夜寐欠安，难以入睡，睡后易醒，时有胸闷心慌，口干口苦，脾气急躁，周身疼痛不适。血压：158/78mmHg。脉弦滑，舌暗，苔黄腻。

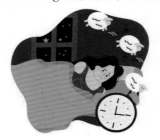

学生处方

方一

夜寐欠安，难以入睡，睡后易醒，此心脾两虚；口干口苦为郁火；周身疼痛不适为筋脉不养；脉弦滑，舌暗，苔黄腻，此湿热夹瘀。法当清痰热为主，拟柴芩温胆汤加减。加黄连、朱砂清热安神，暗合朱砂安神丸之意；加栀子清三焦之热，且利小便，使邪从下焦而去；重用炒酸枣仁为安神之用，以为助力。

拟方：柴胡8g，黄芩10g，黄连6g，法半夏15g，陈皮10g，枳实15g，竹茹15g，茯苓10g，栀子10g，朱砂末1g（吞服），炒酸枣仁30g，炙甘草6g。7剂，水煎服。

方二

参患者之舌脉诸证，拟以温胆汤加酸枣仁、茯神、夜交藤以针对患者之寐差。方中重用酸枣仁，取酸以入心之意，神宁则自能寐。除此之外，患者亦有肝郁、血瘀、内热之象，故加入柴胡以疏肝解郁。加入川芎以行气开郁，通达气血；加入丹参以散瘀止痛；川芎、丹参此二者配伍又可缓解其周身疼痛之状。患者脉滑，以脉测证，知其有脾虚之象，故加入黄芩，因其与陈皮、茯苓等配伍可燥湿以健脾，与竹茹配伍又可清热除烦，以改善患者的内热之象，故选用。由于患者时有心慌胸闷的症状，故方中还加入了全瓜蒌以宽胸行气。此外，现代研究表明，葛根有扩张血管，使外周血管阻力下降的作用，故方选葛根以降压。

拟方：茯苓9g，全瓜蒌12g，半夏9g，枳实6g，陈皮6g，竹茹6g，柴胡9g，酸枣仁30g，茯神20g，夜交藤15g，黄芩9g，川芎6g，丹参6g，葛根9g，炙甘草6g。7剂，水煎服。

方三

由患者舌脉可推测，此不寐为肝郁不疏，痰火扰心。中焦痰阻，心神不宁，则夜寐欠安，难以入睡，睡后易醒；中焦气机不畅，肝胆失和，调达失常，则胸闷心慌，口干口苦，脾气急躁；气血运行不畅，则周身疼痛不适。拟用黄连温胆汤加减，加全瓜蒌、薤白宽胸理气；柴胡、白芍条达肝气；川芎调达气血；酸枣仁宁心安神。

拟方：半夏12g，陈皮10g，茯苓10g，枳实10g，竹茹10g，黄连8g，全瓜蒌12g，薤白10g，柴胡10g，白芍12g，川芎6g，酸枣仁15g，炙甘草6g。7剂，水煎服。

方四

患者时有胸闷心慌，口干口苦，脾气急躁，此为肝郁不疏的表现。而舌脉又可见痰瘀之象，气血运行不畅，不通则痛，故周身疼痛不适。四诊合参可知患者属痰热扰心之不寐证，方用黄连温胆汤加减，清热化痰，和中安神。加柴胡、川芎，疏肝解郁，活血行气。加远志、合欢皮祛痰解郁，悦心安神。

拟方：黄连6g，竹茹12g，枳实6g，半夏6g，橘红6g，炙甘草3g，茯神15g，柴胡（醋）5g，川芎5g，远志6g，合欢皮6g。7剂，水煎服。

处方还原

一诊处方：柴胡10g，黄芩10g，陈皮10g，法半夏10g，茯神20g，枳壳10g，竹茹10g，香附12g，郁金12g，全瓜蒌10g，薤白10g，当归10g，赤芍10g，白芍20g，鸡血藤30g，炒枣仁20g，丹参15g，炙甘草6g。7剂，水煎服。

二诊：2016-01-30

自述药后睡眠、身痛、烦躁等诸症皆缓，胸闷、心慌减轻，时有抽筋现象。脉象渐缓，舌苔腻减，原方微调。

处方：柴胡10g，黄芩10g，陈皮10g，法半夏10g，茯神20g，枳壳10g，竹茹10g，香附12g，郁金12g，全瓜蒌10g，薤白10g，当归10g，赤芍10g，白芍20g，鸡血藤30g，炒枣仁20g，木瓜10g，蚕沙（包煎）10g，炙甘草6g。7剂，水煎服。

郜老师点按

从中医学来看，失眠又称之为"不寐"，是指不充分的睡眠或不完全的睡眠，并不意味着完全失眠状态。主要原因是由于精神活动长期过度紧张，致使大脑的兴奋和抑制功能失调，精神活动能力因而受到影响。其主要临床特点是失眠、多梦，常伴有头痛、头昏、胸闷、心悸、腹胀、注意力不集中。临床表现有入睡困难、多梦、易醒、醒后难以再入睡。失眠会引起人的疲劳感、不安、全身不适、无精打采，长期失眠将会导致反应迟缓、头痛、记忆力下降。因此，才有"失眠健忘"一词的说法。

同学们对脏腑定位都把握的十分准确，拟方亦是各有特点。结合本案，从病机来看，此患者之不寐证是由于肝胆气机不畅，枢机不利，气血不通所致，故治疗当疏肝利胆，通达气血，拟以柴芩温胆汤合瓜蒌薤白半夏汤加减，同时加入行气活血之辈以通达气血。

柴芩温胆汤是由温胆汤加入柴胡、黄芩两味中药组成，温胆汤可针对患者夜寐欠安、烦躁易怒之症而发挥良效，柴胡、黄芩可布达少阳气郁，发越少阳火郁，从而利少阳之枢机。柴芩温胆汤主要用于少阳气郁化火，经气不利比较严重的情况，如胸胁苦满或疼痛、口苦、目赤、偏头疼痛或气窜作痛等，加柴胡、黄芩，布达少阳气郁，发越少阳火郁，而能利少阳枢机。若胁下痞硬，可加生牡蛎、川楝子；胸胁疼痛引背者，则可加片姜黄、南红花。

瓜蒌薤白半夏汤虽是治疗胸痹心痛的主方，但亦可用于胸闷心慌之证的治疗中。《金匮要略心典》有云：胸痹不得卧，是肺气上而不下也；心痛彻背，是心气塞而不和也，其痹为尤甚矣。所以然者，有痰饮以为之援也。故于胸痹药中加半夏以逐痰饮。

二诊时，诸症好转，但患者诉时有抽筋现象，故以原方微调，随症加入木瓜、蚕沙等药以舒筋活络。由于木瓜是治疗筋脉拘挛的要药，且能和胃化湿，故加入方中尤为适宜。

方歌助记

柴芩温胆汤

温胆夏茹枳陈助，佐以茯草姜枣煮。
理气化痰利胆胃，胆郁痰扰诸症除。
少阳气郁加柴芩，枢机通利火亦消。

气血津液病证

为什么皮肤这么黄呢

张女士近期忽然发现自己原本白皙的皮肤变黄了，甚至巩膜也有黄染，紧张兮兮地去检查了肝功能和肝胆 B 超，但都显示正常，那这到底是怎么回事呢？

案例回放

张某，女，48 岁。2017 年 9 月 8 日初诊。

患者手足肤黄，巩膜微黄染，肝功能无异常，无明显不适。舌暗红，苔薄白，脉沉细无力。

学生处方

方一

此为黄疸，湿热兼阳气不足之证，拟茵陈五苓散加减。

拟方：茵陈 20g，焦栀子 8g，生白术 15g，附片 5g（先煎 30 分钟），炙甘草 10g，茯苓 15g，泽泻 10g，桂枝 6g。5 剂，水煎服。

方二

患者目黄、一身尽黄，知其为黄疸之证，"黄家所得，从湿得之"。其舌暗红，愚以为此有瘀血；脉沉细无力，是有里虚。拟方以清热利湿、化瘀通滞为主。

拟方：茵陈 18g，栀子 12g，大黄 6g，黄柏 6g，猪苓 9g，茯苓 9g，泽泻 10g，白术 9g，桂枝 6g，桃仁 8g，红花 8g，炙甘草 6g。7 剂，水煎服。

处方还原

一诊：2017-09-08

脾虚湿盛，健脾化湿祛黄为法。

处方：茵陈 10g，炒栀子 10g，黄柏 10g，茯苓 20g，桂枝 6g，猪苓 10g，生白术10g，生苡仁20g，石斛10g，山药15g，生甘草6g，太子参10g。7剂。

二诊：2017-09-15

手足黄染似有减退，余无不适，舌红，苔薄白，脉沉细，力度渐起，仍守上方，近日舌及唇有小溃疡。

处方：茵陈10g，炒栀子10g，黄柏10g，茯苓20g，藿香10g，猪苓10g，生白术10g，石膏10g，防风6g，生苡仁20g，石斛10g，山药15g，生甘草6g，太子参10g。7剂。

三诊：2017-09-22

黄染似有减退，化验各项指标提示总胆红素、间接胆红素升高，余无明显异常。脉沉细，舌质暗红有瘀斑，两侧溃疡处明显红肿，自觉今日体力渐增，仍守原方出入，加活血化瘀之品。

处方：茵陈10g，炒栀子10g，黄柏10g，茯苓20g，生白术10g，生苡仁20g，山药15g，柴胡10g，黄芩10g，红花10g，桃仁10g，生甘草6g，生地10g，竹叶10g，赤芍10g。7剂。

四诊：2017-09-29

黄染继续减退，自觉无明显症状，下午饭后易疲乏，溃疡已愈。昨夜小腿抽筋，体力渐增，脉仍沉细，舌红苔薄白（几乎正常，较前为缓）

处方：上方加伸筋草10g，当归10g，嘱药渣泡脚。7剂。

五诊：2017-10-06

气色转佳，黄染渐褪，小腿未再抽筋，体力有增。舌质基本正常，脉沉细，守原续服。嘱两日服药一次即可。

处方：上方去伸筋草。7剂。

六诊：2017-10-20

气色转好，近期口唇溃疡较前减轻，舌脉如前。

守方微调。7剂。

七诊：2017-11-03

症状平稳，唯近期结膜反复充血。舌质渐见红活，舌象正常，舌淡红，苔薄白，脉沉细，左脉较前有力。观其黄染已不明显，守原方出入。

处方：茵陈10g，炒栀子10g，黄柏10g，茯苓20g，生白术10g，山药20g，柴胡10g，黄芩10g，红花10g，桃仁10g，大黄6g，生甘草6g，生地10g，赤芍10g，当归10g，香附12g，郁金12g，菊花10g。7剂。

八诊：2017-11-17

近期结膜充血未明显发作，唯前日复起，余无明显不适，无口腔溃疡，乏力感好转，舌质基本正常，脉仍沉细，守原方出入（指甲有竖横纹）

处方：随访，结膜充血未再发作，无明显不适，停药。白芍20g，决明子10g，川芎10g。7剂。

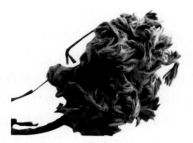

郜老师点按

本案可以借鉴中医内科中治疗黄疸的思路来治疗。

黄疸，以身黄、目黄、尿黄为主症。黄疸之名首见于《内经》。《素问·六元正纪大论》说："湿热相搏……民病黄疸。"《素问·平人气象论》说："溺黄赤安卧者，黄疸。""目黄者曰黄疸。"

《灵枢·论疾诊尺》说："身痛而色微黄，齿垢黄，爪甲上黄，黄疸也。安卧，小便黄赤，脉小而涩者，不嗜食。"概括了黄疸的病因、症状和体征。然而《内经》对黄疸的治法方药均未论及。《金匮要略》将黄疸分为谷疸、酒疸、女劳疸、黑疸，对后世影响深远。

对于本案患者，想说明两点。

第一，本案患者刚开始治疗的时候，主要是从健脾化湿的角度入手，虽然取得了一定效果，但是似乎进入一个平台期，患者不免有些着急。三诊时发现患者舌质暗红有瘀斑，于是从瘀血论治，加活血化瘀之品，效果明显，而且月经和时有便秘的情况也为之改善。

这一点，芹芹同学在处方中抓到了舌质暗红这一点，使用了活血化瘀药，棒棒哒！后来我在临床中，发现有些患者皮肤暗黄，虽未达到黄疸程度，但加入活血化瘀药后，皮肤暗黄亦有明显改善，值得我们思考。

第二，患者后期眼睛不适，结膜充血，曾用香附12g，郁金12g，菊花10g，虽有缓解，但仍有发作，后加大白芍用量，用至20g，症情稳定。再次印证了肝体阴而用阳，清肝之余，要养肝体。

文献延伸

《素问·平人气象论》："溺黄赤，安卧者，黄疸……目黄者曰黄疸。"

《灵枢·论疾诊尺》："身痛而色微黄，齿垢黄，爪甲上黄，黄疸也，安卧，小便黄赤，脉小而涩者，不嗜食。"

《伤寒论·辨阳明病脉证并治》："阳明病，发热，汗出者，此为热越，不能发黄也。但头汗出，身无汗，齐颈而还，小便不利，渴引水浆者，此为瘀热在里，身必发黄，茵陈蒿汤主之。""伤寒发汗已，身目为黄，所以然者，以寒湿在里不解故也。以为不可下也，于寒湿中求之。""伤寒七八日，身黄如橘子色，小便不利，腹微满者，茵陈蒿汤主之。"

《金匮要略·黄疸病脉证并治》："黄家所得，从湿得之。"

《诸病源候论·黄病诸候》："脾胃有热，谷气郁蒸，因为热毒所加，故卒然发黄，心满气喘，命在顷刻，故云急黄也。有得病即身体面目发黄者，有初不知是黄，死后乃身面黄者，其候得病但发热心战者，是急黄也。"

《景岳全书·黄疸》："阳黄证多以脾湿不流，郁热所致，必须清火邪，利小水，火清则溺自清，溺清则黄自退。"

脸色不好怎么办

爱美之心，人皆有之。这不，梁女士最近苦恼一件事，三十多岁，脸色越来越差，还有色斑，真成了"黄脸婆"，怎么办呢？要不要做做美容呢？

案例回放

梁某，女，34岁。2015年12月21日初诊。

患者面色暗黄，有色斑。询其月经，月经量少色暗。经将期，腰酸，舌淡暗，苔白厚，脉沉细。

学生处方

方一

脉细说明血虚，脾气血两虚，四物汤为底方加黄芪10g，白术6g，甘草6g，健脾胃，补气血。

方二

由舌脉知患者为体虚之人。舌淡暗、苔白厚、脉沉细，推测其体寒、痰瘀互结、气血亏少。面色暗黄，为血虚不能荣养肌肤；月经量少色暗是寒凝血虚的体现。拟方以温阳散寒、化瘀祛湿为主。

全瓜蒌10g，薤白10g，法半夏10g，附子10g（先煎），干姜10g，党参12g，白术12g，茯苓12g，当归10g，泽泻10g，地龙10g，鸡血藤10g，甘草6g。7剂，水煎服。

方三

面色暗黄、月经量少为血虚不养，血气亏虚，有色斑、舌淡暗、月经色暗说明血瘀。腰酸、脉沉细为阳气亏虚。治宜温补脾肾，活血化瘀。

熟地9g，白芍药9g，当归9g，川芎6g，陈皮6g，香附9g，桃仁6g，红花6g，肉桂6g，黄芪9g，大枣9g，生姜6g，山药12g。

方四

女子以肝为先天，脾为气血生化之源，月经需要先后天的推动与滋养，肝的疏泄。根据面色暗黄、色斑、月经量少色暗、腰酸、舌淡暗、苔白厚、脉沉细的临床表现，可知本患者气血亏虚，体内阳气不足，导致气血运行不畅。治宜健脾养血填精，温阳补气，兼以活血化瘀。八珍汤加减。

熟地20g，白芍12g，当归12g，川芎12g，红花10g，黄芪30g，党参25g，山药30g，苍术15g，陈皮9g，炮附片15g，山萸肉20g。

方五

面色暗黄，有色斑，舌淡暗，苔白厚，月经量少色暗，此脾虚夹瘀。腰酸，脉沉细，略参补肾温阳。法宜健脾化瘀，佐温阳。方拟血府逐瘀汤加减。

当归15g，熟地20g，桃仁6g，红花6g，鸡血藤30g，丹参20g，生山药20g，玫瑰花10g，炒枳壳6g，赤芍15g，菟丝子30g，茯苓15g。

处方还原

一诊：山药20g，山茱萸10g，生地10g，丹皮10g，炒山栀10g，泽泻10g，茯神20g，生白术10g，柴胡10g，当归10g，赤白芍10g，薄荷10g，鸡血藤30g，石楠叶10g，香附12g，郁金12g，炙甘草6g。

二诊：2016-01-04

服药两日后即行经，月经量渐多，2日尽，脸色渐趋明快，脉象渐起。唯夜寐不安，大便偏稀，一日一行，苔黄染，已不厚腻。

组方：原方7剂，续服，水煎服。

三诊：2016-01-16

经行，近日大便偏稀改善，大便稍偏干。脾气好转，脸色好转。舌苔基本正常，脉象起。经期将近。

组方：山药20g，山茱萸10g，生地10g，制首乌10g，枸杞子10g，丹皮10g，炒山栀10g，泽泻10g，茯神20g，柴胡10g，当归10g，赤白芍10g，薄荷10g，鸡血藤30g，石楠叶10g，生甘草6g。7剂，水煎服。

药后月经至，色红，经量正常。脸色明快。随后每月经前调经，月经趋于正常，面色亦正常。

郜老师点按

中医讲究望闻问切，这望面色就是望诊的主要内容之一。中国人健康的肤色，应该是红黄隐隐、明润含蓄。明代表"明亮"，润代表"润泽"，含蓄就是夹有血色，这个就是健康的黄色。而不健康的黄色，往往是淡黄、没有光泽的，就好像是植物缺乏养分和枯萎的样子。

中医认为"有诸内，必形于外"，所以通过诊察面色能对身体的一些疾病作一个大体的判断。仅仅依靠化妆品和美容来美化皮肤是不够的，还是应该治病求本，看看到底是什么脏腑出了问题，从而采用相应的治疗。

本案患者面色暗黄。黄为脾色，主湿证和虚证，以脾病为主。有色斑，说明有气滞血瘀。而询其月经，月经量少色暗。经期将至，腰酸，舌淡暗，苔白厚，脉沉细。四诊合参，认为当疏肝健脾，同时需滋水涵木为法。故处方用六味地黄丸与加味逍遥丸合方而取效。

然后我们来看看小伙伴们的处方。脏腑定位上，大家基本都认为是和肝脾肾有关，处方思路以调补气血为主，基本都是可行的。但温阳药物如桂附之属，于此时应用貌似不妥，该患者并无明显阳虚之证，应用桂附，恐"气有余便是火"。

文献延伸

中医以五色配五脏。青主肝病，赤主心病，黄主脾病，白主肺病，黑主肾病。但应用时须结合实际，不宜拘执。

（1）白色：白色内应于肺，为手太阴肺经之本色。主虚证、寒证、脱血、夺气。白为气血不荣之候。凡阳气虚衰、气血运行无力，不能上荣于面；或失血耗气，血脉不充；或暴吐暴下、阳气暴脱；或外寒侵袭、经脉收引等，皆可致面色发白。

面色淡白无华，唇舌、爪甲均无血色，称为淡白，多属血虚证或失血证。

面色白而虚浮，称㿠白，多为阳气不足，水湿泛滥。

面色白中带青，称为苍白，如伴见形寒腹痛，多为外感寒邪，或阳虚阴盛，阴寒凝滞，经脉拘急；若急性病突然面色苍白，大汗淋漓，四肢厥冷，常为阳气暴脱的征候。

（2）黄色：黄色内应于脾，为足太阴脾经之本色。主脾虚、湿证。患者面色发黄，多由脾失健运，气血不充；或脾虚运化失司，水湿停滞；或水湿蕴结脾胃，熏蒸肝胆；或胆汁瘀积肝胆；或感受疫毒等所致。

面色淡黄，枯槁不泽。肌肤失荣，形肉瘦弱者，称为萎黄，多因脾胃气虚、长期慢性失血、小儿疳积、虫证等，致营血不能上荣所致。

面色黄而虚浮者，称为黄胖，属脾虚湿蕴。多因脾运不健，机体失养，水湿内停，泛溢肌肤所致。

面目肌肤一身俱黄者，称为黄疸，是体内胆液不循常道，外溢肌肤所致。其中面黄鲜明如橘皮色者，属阳黄，乃肝胆湿热熏蒸所致；面黄晦暗如烟熏色者，属阴黄，多由寒湿内停，困遏脾阳或瘀阻日久而成。

（3）赤色：赤色内应于心，为手少阴心经之本色。主热证。亦可见于戴阳证。患者面见赤色，多因有热而面部脉络扩张，气血充盈所致，但亦可见于虚阳上越的患者。

满面通红者，为赤甚，属实热证。是因邪热亢盛，血行加速，面部脉络扩张，气血充盈所致。

午后两颧潮红者，为微赤，属阴虚证。是因阴虚阳亢，虚火炎上所致。可见于肺痨等患者。

久病重病面色苍白，却时而颧颊泛红如妆、游移不定，伴呼吸短促，汗出肢冷，脉微欲绝，为阴盛格阳，虚阳浮越的戴阳证，是因久病脏腑精气衰竭，阴不敛阳，虚阳上越所致，属真寒假热的危重征象。

（4）青色：青色内应于肝，为足厥阴肝经之本色。主寒证、疼痛、气滞、血瘀、惊风。患者面见青色，多由寒凝气滞，或痛则不通，或瘀血内阻，或筋脉拘急，使面部气血运行不畅，经脉瘀阻所致。

面部淡青或青黑者，属寒盛、痛剧。多因阴寒内盛，或痛则不通，使面部脉络拘急，气血凝滞所致，可见于阴寒腹痛等患者。

面色与口唇青紫者，多属心气、心阳虚衰，心血瘀阻，或肺气闭塞，呼吸不利所致。

若突见面色、口唇青紫，甚则青灰，肢凉脉微，则多为心阳暴脱、心血瘀阻的真心痛发作。

肝胆证候，面上常出现青色。面色青黄（即面色青黄相间，又称苍黄）者，可见于肝郁脾虚的患者，多伴见胁下癥积作痛；面青赤而晦暗，多为肝郁化火；面青目赤，多为肝火上炎。

此外，小儿惊风或欲作惊风，多在眉间、鼻柱、唇周显现青色，多因邪热亢盛，燔灼筋脉，筋脉拘急，而使面部脉络血行瘀阻所致，可见于高热抽搐患儿。

（5）黑色：黑色内应于肾，为足少阴肾经之本色。主肾虚、寒证、水饮、血瘀。肾为水脏，黑为阴寒水盛之色。肾阳虚衰，水饮不化，阴寒内盛，血失温养，经脉拘急，气血不畅，均可见患者面色发黑。

面色黑而暗淡者，多属肾阳虚。因阳虚火衰，水寒不化，血失温煦所致。

面色黑而干焦者，多属肾阴虚。因肾精久耗，阴虚火旺。虚火灼阴，机体失养所致。

眼眶周围见黑色者，多见于肾虚水泛的水饮病，或寒湿下注的带下证。

面色黧黑，肌肤甲错者，多由血瘀日久所致。

终于不再怕冷啦

冬日的一天门诊，一位女士从外地来合肥看病。问起她哪里不舒服，她说怕冷，腰以下都特别冷，甚至自己坐过的板凳都是冰冰的。问她有多久了，她说孩子今年都已经八岁了，孩子多大她就病了多久了。这么多年，每到冬季，感觉就没办法过了，检查做了不少，但都说没啥事儿，可是就是怕冷啊。

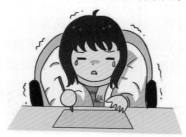

案例回放

窦某，女，33岁。2015年12月9日初诊。

患者自诉畏寒8年余，腰以下明显，腰部、臀部和双脚冰凉，但同时感觉自己好像又特别容易上火。时有头晕不适，食欲可。月经量中等，有血块但无痛感，带下无异常，大便成形，乏力。舌淡、苔厚腻，脉沉细。

学生感悟

小晴晴：《金匮要略·五脏风寒积聚病脉证并治第十一》曰：肾着之病，其人身体重，腰中冷，如坐水中，形如水状，反不渴，小便自利，饮食如故，病属下焦，身劳汗出，衣里冷湿，久久得之，腰以下冷痛，腹重如带五千钱，甘草干姜茯苓白术汤主之。

所治肾着之病，是由脾虚不运，水湿、寒湿之邪留着于腰部所引起的，故肾病用脾药，取益土治水之义，具有补脾温肾除湿之功效。方中主药为干姜，辛热温中祛寒；辅以茯苓，淡渗利湿；佐以白术，健脾燥湿；使以甘草和脾胃、调诸药。

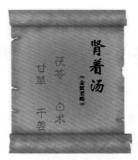

看到本例患者的主诉，首先联想到了肾着证。结合其舌脉，综合辨证为脾肾阳虚，寒湿内蕴。处方以肾着汤合五子衍宗丸加减。干姜、甘草、白术、茯苓、太子参、桂枝、通草、陈皮、当归、菟丝子、覆盆子、枸杞子。

小振振：患者腰部以下发冷，苔白腻，说明下焦寒湿较盛。而患者又容易上火，是上热下寒的特殊情况。患者下焦寒盛，寒凝血瘀，故月经有血块。治疗当以温下为主，清上为辅。以金匮肾气丸加苍术、白术、厚朴、知母、石膏。以金匮肾气丸温补肾阳，白术、苍术、厚朴、健脾化湿，石膏、知母清热泄火。

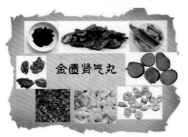

也可用针灸调治，以温补中焦下元，引火归原为主要治疗策略。上热宜引火归原，穴取隐白、太白、太冲、行间、涌泉；调中，穴选中脘、神阙、章门、足三里、三阴交、脾俞、胃俞；下寒重温补下元，穴择气海、关元、中极、肾俞、命门。

处方还原

处方：党参10g，茯苓20g，生白术10g，炙甘草6g，当归10g，川芎10g，生地10g，赤白芍10g，桂枝6g，菟丝子10g，桑寄生10g，杜仲10g，陈皮10g，法半夏10g，天麻10g，葛根30g，鸡血藤30g。7剂。

随访：服上药4剂后，患者手足即得温，腰凉畏冷明显好转，但有上火不适，以原方去杜仲。

二诊：2015-12-16

服上药4剂后，患者腰部、臀部得温，苔薄腻较前好转，脉象渐起。

原方去杜仲，加通草10g，续服15剂（前7剂，日服1剂；后7剂，2日

1剂）。

三诊：2016-01-06

上次月经11月31日，本次月经12月24日来潮，手足、腰部及臀部均温，无麻木感，既往经行周身冷痛，以下半身为重，本次明显缓解。头晕好转。舌脉进一步好转。自觉睡眠较浅，肩关节不适。上方改茯苓为茯神20g，加桑枝15g，15剂。

随访，这个冬天，患者终于不怕冷啦！

邰老师点按

患者怕冷，而且是自产后出现，当是气血不足导致，脏腑定位上与肾有关，故其腰以下明显，腰部、臀部和双脚冰凉。月经有血块，舌苔厚腻，提示有痰瘀在内。属于虚实夹杂，以虚为主。

故以八珍益气养血，加桂枝助阳化气、温经通脉；菟丝子、桑寄生、杜仲，补肾温经；陈皮、法半夏、天麻，与茯苓、白术，合成半夏白术天麻汤，健脾化痰、息风定眩；葛根、鸡血藤，增强通达血脉之功。

药证相合，患者服上药4剂后手足即得温，腰凉畏冷明显好转，但有上火不适，故原方去杜仲，守方微调，续服30剂后大为缓解，患者终于不再害怕寒冷的冬天。

两位同学分别从中药和针灸的角度发表了自己的观点，思路都是可行的。但由于该患者除了腰以下发凉，又特别容易上火，因此温补时要注意随访，如果出现火热之象，可以及时调整。而方中加入石膏、知母清热，似乎又有些太过，毕竟病性属寒，以虚寒为主。

为什么没法正常盖被子

李女士来到诊室，告诉我近期嗓子很不舒服，吃了很多消炎药，仍不见好，堵得慌。晚上睡觉被子都不能盖到脖子，要不就感觉喘不过气了。这是怎么回事呢？

案例回放

李某，女，52岁。2015年1月14日初诊。自述咽部如有物堵2个月余，脉弦滑，舌暗苔薄腻。

学生处方

方一

四诊信息虽少，似亦可判断。据舌脉及症，余以为此属痰凝气阻，法以化痰降气健脾，拟半夏厚朴汤。又因颈前不胜任物，师王清任会厌逐瘀汤之意，略加化瘀之品。

拟方：法半夏8g，姜厚朴12g，紫苏子15g，茯苓15g，生姜15g，炒薏苡30g，桃仁8g，桔梗10g，旋覆花12g（包煎）。6剂，水煎服。

方二

参其舌脉诸证，乃知其为痰气郁结于咽喉所致，因四诊信息较为简单，故无法测知其是否有情志不畅、肝气郁结、肺胃失和之象，但患者咽中如物阻之主症与梅核气颇为相似，故拟以半夏厚朴汤为主方，又因患者舌质偏暗，故治疗思路主以化痰，兼以散瘀，调畅气机（治痰先治气，气顺痰自消）。

拟方：半夏12g，厚朴9g，茯苓12g，生姜2片，苏叶6g，桔梗9g，香橼6g，桃仁6g，红花6g，枳壳6g，甘草6g。7剂，水煎服。

方三

舌脉显示痰饮为患，怪病多痰；咽喉为肺胃之门户，因此病位在肺与胃，所谓脾为生痰之源，肺为贮痰之器，痰阻肺络，则宣降失常，外加衣被，则气急不得卧，急则治标，苏子降气汤降气化痰！谷入而胃不能散其精，则化而为痰，水入而脾不能输其气，则凝而为饮，其平素饮食所化之精津，凝结而不布，则为痰饮。病痰饮者，当以温药和之，苓桂术甘汤益土气以行水；

拟降气化痰健脾方（苓桂术甘汤合苏子降气汤加减）。

拟方：桂枝6g，茯苓12g，白术9g，苏子12g，前胡9g，厚朴12g，姜半夏9g，沉香6g，归尾6g，生甘草6g。3剂，水煎服。

方四

该患者自述咽部如有物堵，参其脉症，知其为土湿不运，肺气壅滞。肺为痰饮之标，脾胃为痰饮之本，阳衰土湿，则肺气壅滞；盖肺主气，肺气清降则化水，气不化则郁蒸于上而为痰，咽喉清道为之壅塞，肺气不布，则咽部如有物堵，又或上中二焦为之壅塞，胸阳不振，肺气失宣，则其自感喘气困难，主以宣气化湿，兼以开宣胸阳。

拟方：半夏厚朴汤加减。

半夏10g，厚朴10g，茯苓10g，泽泻10g，陈皮10g，桔梗15g，黄芪10g，升麻6g，白术6g，生甘草6g。7剂，水煎服。

处方还原

一诊处方：法半夏10g，厚朴10g，茯苓20g，苏叶10g，香附12g，郁金12g，柴胡10g，炙甘草6g。7剂。

2015年1月21日，二诊复诊时，患者开心地说，服药后症状明显好转，嗓子舒服多了，现在被子盖到脖子这儿，也不觉得难受了。查其苔腻转薄，舌质由暗转红，脉转为和缓。守方续服。

二诊处方：法半夏10g，厚朴10g，茯苓20g，苏叶10g，香附12g，郁金12g，柴胡10g，浙贝10g，炙甘草6g。7剂。随访得愈。

郜老师点按

本例患者是一则典型的中医所说的梅核气患者，学过方剂和《金匮》的同学应该都记得在《金匮要略·妇人杂病脉证并治第二十二》指出："妇人咽中如有炙脔，半夏厚朴汤主之。"所谓"炙脔"，是中医常用以比喻堵塞咽喉中的痰涎，吐之不出，吞之不下，女性尤其多见。

具体到本医案，我们需要注意到此病的病机关键在于痰气互结。从大家的论述中可以看出，虽然方药有差别，但大家对于病机均能把握住痰凝气滞这一点。有的同学从逐瘀考虑，值得表扬，说明进行了深入思考。处方中当时也是因舌质暗，加了香附、郁金，以香附行气中之血，郁金利血中之气，来从血分考虑。二诊时患者诸症得减，舌质也渐红活，说明取效。如果该患者用半夏厚朴汤仍无效，那么就可以考虑合用会厌逐瘀汤了。这就是学习中的融会贯通。

此外，半夏厚朴汤本身就是以温化为法的，我认为方中不宜再加桂枝、沉香、升麻等其他温散之品，以防热化，痰热交结，更为难治。

方歌助记

半夏厚朴汤

半夏厚朴痰气疏，茯苓生姜共紫苏；
加枣同煎名四七，痰凝气滞皆能除。

贫血与高血糖并存，治疗且看中医药

高血糖、高血压、高血脂是现代人群中常见的三种疾病，三者有时候互为因果，然而今天的这位患者，却高血糖与贫血并存，经多方治疗仍不见效果。原来苏某今年虽然才37岁，却患有高血糖症，去医院检查发现还有点儿贫血，对于偏爱美食的女生来说，高血糖可真是让人难过啊！真可谓贫血与高血糖并存，美食，想说爱你真困难！下面让我们一起来看看具体是怎么回事吧！

案例回放

苏某，女，37岁，2016年12月17日初诊。

患者自诉有糖尿病，空腹血糖7.6 ~ 8.4mmol/L，有遗传病史、荨麻疹病史。近段时间以来感觉浑身乏力，还有点麻木，看东西有时也比较模糊，手足心发干，便秘2-3日一行。月经来的时候瘀块多，因患有糖尿病，目前以饮食控制为主，无明显三多一少症状。舌暗紫，脉沉细，关尺弱。

学生处方

方一

西医诊断为糖尿病、贫血。其无明显三多一少症状，中医诊断不可拘于"消渴"病名。身体乏力伴麻木，且视物模糊，经期夹瘀块，则病位在肝，为气血亏虚夹瘀之证。手足心干燥，因脾主四肢，窃以为脾之津液不得输布，则脾宜健之。舌暗紫，脉沉细，关尺弱，此本虚夹瘀之象，宜以通为补。

方中重用黄芪，气得升则阳得运。以四物汤补肝血之虚，则肝得濡养。生白术以健脾，郁金入血分以解郁，丹参化瘀，葛根通络，且助黄芪以升阳，鸡血藤活血补血兼通络。

拟方：炙黄芪30g，生熟地黄12g，当归10g，赤白芍各10g，川芎6g，生白术15g，郁金12g，丹参20g，葛根20g，鸡血藤30g。6剂，水煎服。

方二

参患者舌脉诸证，乃知其病机为瘀阻络脉，气阴两伤，脾肾俱虚，治法应以活血化瘀、益气养阴、补肾健脾为主。方以黄芪、生地、山药、白术、薏苡仁、莲子肉、枸杞子益气养阴、调补脾肾治其本，以当归、川芎、赤芍、木香、益母草、红花、葛根活血化瘀治其标。考虑到患者偶有视物模糊之感，故在方中加入了白芍之类滋阴柔肝之药。

拟方：黄芪20g，山药20g，薏苡仁12g，白术9g，莲子肉6g，枸杞子6g，葛根20g，当归12g，川芎12g，生地15g，赤白芍各6g，木香9g，益母草20g，红花9g，甘草6g。7剂，水煎服。

方三

麻为气虚，木为血虚，患者浑身乏力，肢体麻木，为气血不足之象；视物模糊，手足心干，肝阴不足，阴津无以上承于目；观其舌脉，知该患者气血阴液不足与瘀血并存，宜补兼施，桃红四物汤合黄芪桂枝五物汤加减。

拟方：桃仁10g，红花6g，益母草10g，鸡血藤10g，生地10g，白芍6g，全当归10g，黄芪10g，桂枝6g，川芎6g，佛手6g，郁金6g，生姜6g，麦冬10g，生甘草6g。7剂，日一剂，水煎服。

处方还原

该病病机为气阴不足，瘀血内阻。

处方：葛根30g，丹参30g，苍术15g，玄参10g，生地10g，生黄芪20g，鸡血藤30g，当归10g，川芎10g，赤白芍10g，山药20g，生甘草6g。7剂，水煎服。

二诊：2016-12-24

乏力、麻木感明显改善，仍有手足心干、便秘症状，大便2～3日一行，白带有血丝，已尽。脉象渐起，舌仍暗紫。

处方：葛根30g，丹参30g，苍术15g，玄参10g，生地10g，生黄芪20g，鸡血藤30g，赤白芍10g，麻子仁10g，山药20g，生甘草6g，百合10g。

三诊：2016-12-31

手足心干、便秘仍存在，诸症似有反复，但比一诊症状轻，上肢时痛（刺痛），脉象渐起，舌仍暗紫，苔白厚。

处方：葛根30g，丹参30g，苍术15g，玄参10g，生地10g，生黄芪20g，鸡血藤30g，当归20g，川芎10g，赤白芍10g，地龙10g，生甘草6g，决明子10g。

四诊：2017-01-07

1月5日和今晨空腹血糖均为7.2mmol/L，中间两天血液指标正常，大便每日一行，无不适症状。大足趾时痛，皮肤渐变润泽。舌仍暗紫，但紫气渐减，脉尚可。

处方：葛根30g，丹参30g，苍术15g，玄参10g，生地10g，生黄芪20g，鸡血藤30g，当归20g，川芎10g，赤白芍10g，地龙10g，生甘草6g，决明子10g，海螵蛸10g。

五诊：2017-01-14

本周症状稳定。今晨空腹血糖7.1mmol/L，大便正常，余无不适。脉象起，紫气渐减。

处方：葛根30g，丹参30g，苍术15g，玄参10g，生地10g，生黄芪20g，鸡血藤30g，当归20g，川芎10g，赤白芍10g，地龙10g，生甘草6g，决明子10g。

六诊：2017-02-25

贫血（85g/L），空腹血糖6.14mmol/L，皮肤干燥，便秘，脚后跟偏干、发痒，月经有血块，脱发严重，舌质偏暗，舌苔薄白，舌根部苔黄腻，左关浮细，右关弦数。

处方：葛根30g，丹参30g，苍术15g，玄参10g，生地10g，生黄芪20g，全当归30g，川芎10g，赤白芍10g，火麻仁10g，决明子10g，鸡血藤30g，生甘草6g。

七诊：2017-03-11

大便正常，皮肤有所好转，脚后跟痒已止，仍干燥，舌质偏暗，苔白腻，脉和缓有力，左脉略细，因上周药仍未吃完，故未拟方。

一周后前来复诊，见如下症状：带下血丝，小腹近日有坠痛感，行经头两天有血块，皮肤仍略干燥，且脱发较多，舌质暗，苔白腻。

处方：葛根30g，丹参30g，苍术15g，玄参10g，生地10g，生黄芪20g，全当归30g，川芎10g，赤白芍10g，火麻仁10g，制首乌10g，鸡血藤30g，生甘草6g。

八诊：2017-04-29

停药半个月有余，无明显不适。无乏力，麻木感时作。月经近来颜色仍发暗，时带下有血丝，双足不温，左腿时有抽筋，腿部发硬。皮肤润泽，唯足部发干，气色好转，口唇红润。舌紫暗，唯舌尖部发红，苔白腻，脉和缓。

守方缓图。

师生问对

鹏鹏：不难发现，郜老师常用祝氏降糖方——丹参、玄参、苍术、葛根、生地、黄芪。降糖方为治气阴两虚型糖尿病的有效基本方剂。生黄芪补中、益气、升阳、固腠理，与生地滋阴、固肾精作用配合，防止饮食精微的漏泄；

黄芪、苍术补脾健脾，生地、玄参滋阴养肾，从先后两天扶正培本；加葛根、丹参两味药通活血脉。

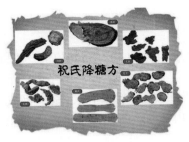

祝氏降糖方

郜老师：鹏鹏同学的分析很棒！可以进一步关注一下患者的舌苔情况，相信你会有更多的感悟。

鹏鹏：舌暗紫，予丹参、葛根疏通血脉。葛根通血脉之功以前一直不知道，第一次学习到，收获良多。

玲玲：一直在考虑为何苍术可以用在糖尿病的治疗中，后来在查阅资料后才明白，苍术有"敛脾精"之功效。苍术虽燥，但伍玄参之润，可避其短而扬其长，两者实为治疗糖尿病的一对有效药对。此外，方中黄芪、苍术益气健脾，生地、玄参滋阴养肾，从先后天扶正培本的配伍也十分精妙。

经方子：我也有几点感受和疑问。①这个便秘应该从哪方面考虑？初诊我虽然考虑加了生白术有健脾通便之功，然尺脉不足，可否考虑融入济川煎加减？②三诊，上肢时刺痛，其血虚夹瘀之象明显，然该方药能否加大养血通脉之品？如桑枝、首乌藤（夜交藤）之属。③四诊，大足趾时痛，学生想到足太阴脾经穴起隐白，足厥阴肝经穴起大敦，似可从经络辨证。

郜老师：大家的思考都很深入，都很棒！对于大家提出的问题，我将在接下来的按语中予以回答。

郜老师点按

本案为一糖尿病患者。关于本病，一般的观点认为是气阴不足。该患者的乏力、手脚心发干等症状也均符合气阴不足之病机。然在望诊舌苔时，跟诊的同学应该能记得该患者舌质紫暗的程度，结合其肢体麻木及月经情况，不难得出结论，该患者除了气阴不足以外，瘀血之象也非常明显。

故本案直接采用祝谌予先生的降糖对药方为底方加减。祝氏降糖对药方是由祝谌予先生所创立的，由生黄芪、大生地、苍术、玄参、丹参、葛根共三组对药组成。祝氏非常重视活血化瘀法在糖尿病治疗中的应用。方中生黄芪配生地降尿糖，是取生黄芪的补中益气、升阳、紧腠理与生地滋阴凉血、补肾固精的作用，以防止饮食精微漏泄，可使尿糖转阴；苍术配玄参降血糖，系施今墨先生之经验，一般认为治消渴病不宜用辛燥之苍术，施今墨先生云："用苍术治糖尿病是取其'敛脾精，止漏浊'的作用，苍术虽燥，但伍玄参之润，可展其长而制其短。"上述两组对药，黄芪益气，生地养阴；黄芪、苍术补气健脾，生地、玄参滋阴固肾，总以脾肾为重点，从先后天二脏入手，扶正培本，降低血糖、尿糖确有实效。葛根配丹参活血化瘀、祛瘀生新、降低血糖，是祝氏经年研究糖尿病用药配伍的经验。糖尿病患者多瘀，血液呈浓、黏、聚状态，流动不畅。葛根配伍丹参，生津止渴、通脉活血，使气血流畅，可提高降糖疗效。三组对药相伍，益气养阴治其本，活血化瘀治其标。且经药学研究表明，六药均有降低血糖之功效。实践证明，降糖对药方具有明显疗效。因此，我们对这一类临床验证有效的方药完全可以拿过来为我所用，当然也要随证加减。

具体到本案，因为瘀血征象非常明显，这一点同学们基本上都能把握。瘀血不去，新血不生，因此在降糖基本方基础上，加大了化瘀的力度。而便秘一症，始终存在，开始时使用单纯的麻子仁润肠通便效果不显，后来改用决明子清肝明目、润肠通便，一药二用，对便秘及眼睛视物模糊的症状均有改善。而同学们所说的济川煎，虽然患者尺脉显不足，但在使用活血化瘀药物后即脉象渐起，因此不从肾虚考虑。通络之品可以使用，本案也使用了鸡血藤、地龙等。至于从经络考虑一些兼症，也是可以的。

要不要用阿胶、红参大补其虚

一位女性患者，非常虚弱地由其爱人搀扶进了诊室。原来，患者子宫肌瘤术后刚刚10天，自觉周身无力，走几步就要歇息，腰部甚至无力抬起，自觉体虚，欲购买阿胶、红参大补其虚，想来咨询一下用量用法。面对这样一位患者，该如何指导她用药呢？

案例回放

汪某，女，42岁，2012年2月11日初诊。

患者自诉子宫肌瘤术后10天，精神不振，乏力气短，大便干燥难行，腰部酸软无力。诊其脉沉，舌淡，然苔中后部厚腻。果断嘱其阿胶、红参此时不宜服用，当先行气化湿除其湿热为法。

处方：党参10g，茯苓15g，苍白术10g，白扁豆10g，陈皮10g，生苡仁30g，姜半夏6g，草蔻仁6g，厚朴12g，枳壳12g，全瓜蒌10g，炙甘草6g。7剂。

2012年2月25日二诊。药后一周来月经，停药一周。自诉体力逐渐恢复，大便得通，唯仍感腰酸无力。诊其舌脉，舌苔腻有减，脉沉。

处方：怀山药30g，党参10g，茯苓15g，苍白术各10g，炙甘草6g，川芎6g，当归10g，熟地8g，白芍6g，桂枝6g，桔梗6g，防风6g，神曲8g，麦冬10g，五味子8g，续断10g，桑寄生10g，生黄芪10g。7剂。

2012年3月3日三诊。药后感觉体力明显好转，腰酸好转。近日白带频频，外阴瘙痒，妇科检查提示阴道炎症。脉沉细，苔腻续减，上方续服。

处方：怀山药30g，党参10g，茯苓15g，苍白术各10g，炙甘草6g，川芎6g，当归10g，熟地8g，砂仁6g（后下），白芍6g，桂枝6g，桔梗6g，防风6g，神曲8g，麦冬10g，五味子8g，黄柏10g，白果10g，芡实10g，生苡仁30g，荆芥6g，续断10g，桑寄生10g。7剂。

2012年3月10日四诊。药后带下好转，无外阴瘙痒，体力逐渐恢复，自观苔腻大减，诊其脉象渐起。唯两日前外感服生姜红糖水过量，致上火咽红。

处方：怀山药30g，茯苓15g，苍白术各10g，生甘草6g，川芎6g，当归10g，生地10g，白芍6g，桂枝6g，桔梗6g，神曲10g，麦冬10g，五味子8g，黄芩 8g，白果 10g，芡实 10g，桑寄生 10g。5 剂。

电话随访，身体健康无碍，术后虚损，四诊而愈。

师生问对

玲玲：患者初诊时，老师讲阿胶、红参此时不宜服用，那么此时为何不能进补呢？

邰老师：观其舌象，舌苔厚腻明显，此时进补，会阻滞气机，适得其反。

经方子：患者初诊时，老师选用参苓白术散加减，然参苓白术散为脾虚夹湿之便溏而设，请问老师用方何意？

邰老师：初诊的时候，虽然虚损，但湿热阻滞，气机不畅。因此在用补剂之前，需要畅通气机为先，类似于服用膏方之前的开路方。取参苓白术散方意，并增加化湿行气力度。

鹏鹏：二诊时，患者舌苔厚腻之象有减，说明老师化湿行气除湿热之法得当，患者的症状才得以明显改善。但是老师为何加入补肾之品呢？

邰老师：患者自诉腰酸无力，此时除了以薯蓣丸方加减行补益外，还需酌加补肾之品，是因为腰为肾之府，想要改善腰痛症状，补肾才是根本啊！

玲玲：患者自诉近日白带频频，外阴瘙痒，治妇科阴道炎症的方剂如此之多，为何老师却选用易黄汤呢？

邰老师：加易黄汤，乃取其补清结合之功，妇科疾病消失，再加之虚损之方见效，守方微调，相信患者的身体状况会大有改善的。

学子感悟

1.漫谈虚劳之病的治法

虚劳又称虚损，是由于禀赋薄弱、后天失养及外感内伤等多种原因引起的，以脏腑功能衰退，气血阴阳亏损，日久不复为主要病机，以五脏虚证为主要临床表现的多种慢性虚弱症候的总称。虚劳的辨证论治应以气血阴阳为纲，五脏虚候为目。对于虚劳的治疗应以补益为原则，即所谓"虚则补之"。

本病患者参其舌脉、病候，应诊断为虚劳。医者以薯蓣丸治之，而非投入阿胶、红参等大补之品，乃是因为此病若祛邪则伤正，若补气血则恋邪，而薯蓣丸则可以寓祛邪于补正之中，使邪去而正气不伤，运用如此精妙，何愁疾病不愈？

《金匮要略·血痹虚劳病脉证并治》记载："虚劳诸不足，风气百疾，薯蓣丸主之。"方中用八珍汤补气血，用桂枝汤和营卫，柴胡、防风和桂枝可治三阳之邪，豆卷祛湿，桔杏升降气机，阿胶补益精血，对于气血虚弱，易患感冒，周身酸楚疼痛，头眩、肢体麻木等风眩、风痹的患者均有良好的治疗效果。

愚查阅古代文献，知此方用药平和，多制成丸散膏以长久服之，然愚以为，只为养生而长久服用实为不妥，毕竟是药三分毒；若为治病所必需之用，也应每年分两次，吃上三五月即可，不可过服。许多医家在运用薯蓣丸时，会稍加黄芩、黄连、栀子等，取其反佐之意。

当今社会，养生越来越为人们所重视，但须牢记：并非所有人的体质都适合用补，适合用补的体质也需掌握一个度，要深知过犹不及，切忌不加辨证，妄用补法。

2.方义浅析

初诊时，患者一派本虚之象，湿阻气机，湿郁化热而燥，故便干。方选参苓白术散加减气行则湿化。厚朴、枳壳、全瓜蒌行气散结，草豆蔻行气燥湿，姜半夏合厚朴行气散结。

二诊，湿既化，可补益。老师方选薯蓣丸。君以山药，肺脾肾同补。细察此方，多有蕴意，方见老师活用之功。此方含四君四物，乃气血并调。桂枝合芍药，和解营卫。桔梗载药上行，防其壅滞。神曲，使中焦枢机得转。麦冬合五味子，此为对药，肺肾同补，滋肾敛肺。续断与寄生亦为对药，补肝肾。黄芪固表升阳。尤其防风一味，最有深意，教材认为其功效为祛风解表，胜湿止痛止痉止泻，愚意以为，仲景薯蓣丸方含风药，可防诸药壅滞，且防风为风药中之润剂，亦为点睛之药。

邰老师点按

本例患者是子宫肌瘤术后10天，由于手术伤及气血，故一派虚象，属中医虚劳范畴。术后阴血亏虚，无力濡养，而见大便干燥难行。细看舌脉，舌苔中后部厚腻，运化不及有湿热内蕴之象，因此，此时不可贸然补益，阿胶、红参等此时更不宜服用，否则适得其反。当先行气化湿除其湿热为法。一诊用药后，湿热有缓，大便得通，再以薯蓣丸补虚。

薯蓣丸在《金匮》方药中亦属药味繁杂之方，共21味药物，现在得到越来越多的临床应用，并且不断拓展其应用领域，同时研究者也开展了一些关于本方作用机理的研究。方中重用薯蓣健运脾胃，《神农本草经》谓其"主伤中，补虚羸，除寒热邪气，补中，益气，长肌肉，强阴"，实为补虚要药，体现了仲景重视脾胃的思想。人参、茯苓、白术、甘草、当归、地黄、川芎、芍药益气养血，阿胶乃血肉有情之品，麦冬养阴生津，诸药同用，补气血阴阳诸不足。

　　方中用桂枝、柴胡、防风、桔梗、白蔹等祛风解表药物，有文献认为主要是起祛风作用。这类药物属风药，具有升发疏散特性，不仅能够祛风，而且能够通行经脉，条畅气血，和补益药同用，能够使气血流通，增强补益的效果。正如张从正所言"气血以流通为贵"，而李东垣在临证中更是将风药的应用拓展到内伤疾病领域。

　　本案方中，山药为君，重用至30g。腰为肾之府，患者腰酸无力，方中加入续断10g、桑寄生10g，补肾。三诊，腰酸很快好转，然带下频频，方中加入易黄汤方义，患者自诉服后觉阴部清爽舒适。四诊苔腻大减，带下好转，体力恢复，脉象渐起。再以薯蓣丸7剂而愈，基本恢复正常，面色红润，身体恢复健康，遂停药。

方歌助记

薯蓣丸（一）

三十薯蓣二十草，三姜二蔹百枚枣；
桔茯柴胡五分匀，人参阿胶七分讨；
更有六分不参差，芎防杏芍麦术好；
豆卷地归曲桂枝，均宜十分和药捣；
蜜丸弹大酒服之，尽一百丸功可造；
风气百疾并诸虚，调剂阴阳为至宝。

薯蓣丸（二）

虚劳不足风气伤，薯蓣丸用八珍汤；
豆卷神曲柴桂姜，麦杏桔梗胶蔹防；
大枣百枚蜜丸服，益气和营补脾良。

为何燥热无汗

有的人觉得出汗多了难受，可是有多年糖尿病史的赵女士却被不出汗所困扰。自己感觉身体都像冒火一样，但就是不出汗。而且这段时间看东西也觉得看不清楚了。

案例回放

赵某，女，55岁，2017年5月1日初诊。

糖尿病史、高血压病史多年，服胰岛素和降压药控制。刻下：自觉燥热难忍无汗，视物模糊，口干，已绝经。脉沉细涩，舌苔干而少津。

处方还原

一诊：2017-05-01

阴虚燥热，瘀血内阻。用祝氏降糖方加当归六黄汤加减。

处方：生地、玄参、苍术、丹参、葛根、生黄芪、当归、熟地、黄连、黄芩、生白术、菊花、夏枯草、炙甘草。7剂。

二诊：2017-05-08

仍以胰岛素控制血糖，每日1次。

服药后自觉视物模糊已有好转，燥热感好转，已有少许汗出。仍感口干，左脉细涩，右脉渐起，舌苔仍干而少津。

处方：生地、玄参、苍术、丹参、葛根、生黄芪、当归、熟地、黄连、黄芩、香附、菊花、生白术、夏枯草、玉竹、炙甘草。7剂。

三诊：2017-05-15

自觉视物模糊和燥热感均明显好转，汗出舒畅，口干亦好转，唯胃脘有不适。脉沉涩，但较前好转，舌苔微腻。

处方：生地、玄参、苍术、丹参、葛根、生黄芪、当归、黄连、黄芩、生白术、茯苓、炒山栀、淡豆豉、柴胡、炒川楝、炙甘草。7剂。

郜老师点按

1.考虑到本案患者有糖尿病病史，以祝氏降糖方（葛根、生地、玄参、丹参、苍术、生黄芪）为底方。

2.当归六黄，不仅用于盗汗，而且可用于无汗，谨守病机是关键！

当归六黄汤，为清热剂，具有清虚热、滋阴泻火、固表止汗之功效。主治阴虚火旺所致的盗汗，方中当归养血，生熟地黄滋阴，三味养血补阴，从本而治；再用黄芩清上焦火，黄连清中焦火，黄柏泻下焦火，使虚火得降，阴血安宁，不致外走为汗；又倍用黄芪，固已虚之表，安未定之阴。

全方六味，以补阴为主，佐以泻火之药，阴血安定，盗汗自止。故《兰室秘藏》称其为"盗汗之圣药"。本方荣卫兼顾，后世又用以治疗阴虚火旺之自汗证。

而本案患者，无盗汗、自汗，还无汗，然究其病机是属于阴虚火旺，燥热内胜，因此主方以祝氏降糖方和当归六黄汤为主方加减，故取得较好疗效。

文献延伸

1.《兰室秘藏》卷下，自汗

治盗汗之圣药也。当归、生地黄、熟地黄、黄柏、黄芩、黄连（各等分）、黄芪（加倍）。上为粗末，每服五钱，水二盏，煎至一盏，食前服。小儿减半服之。

2.吴谦，等《医宗金鉴·删补名医方论》卷一

寤而汗出曰自汗，寐而汗出曰盗汗。阴盛则阳虚不能外固，故自汗；阳盛则阴虚不能中守，故盗汗。若阴阳平和之人，卫气昼则行阳而寤，夜则行阴而寐，阴阳既济，病安从来？

唯阴虚有火之人，寐则卫气行阴，阴虚不能济阳，阴火因盛而争于阴，故阴液失守，外走而汗出；寤则卫气复行出于表，阴得以静，故汗止矣。用当归以养液，二地以滋阴，令阴液得其养也。用黄芩泻上焦火，黄连泻中焦火，黄柏泻下焦火，令三火得其平也。

又于诸寒药中加黄芪，庸者不知，以为赘品，且谓阳盛者不宜，抑知其妙义正在于斯耶！盖阳争于阴，汗出营虚，则卫亦随之而虚。故倍加黄芪者，一以完已虚之表，一以固未定之阴。

中医治疗强迫症

一位男士来到诊室，表情凝重，眉头紧锁，进来后就关上了诊室的门，焦虑不安地坐了下来。看得我心头一紧。详问病史，原来是一名强迫症患者，自己感觉焦虑，经常有伤害他人的欲望。但又不想吃西药，想来看中医。

案例回放

杨某，男，33岁。2015年11月2日初诊。

医院诊断为强迫症。抑郁不欢，有伤害他人的欲望。焦虑不安，寐差，食欲可。头痛，乏力，头目昏沉，大便不成形。舌质红，苔白腻，脉弦硬不舒。

学生处方

方一

肝为将军之官，主疏泄，主条达；胆为中正之官，主决断。此当从肝胆调治，拟柴芩温胆汤加减。

拟方：柴胡8g，黄芩10g，法半夏8g，陈皮6g，枳实12g，竹茹12g，茯苓15g，川牛膝20g，合欢花10g，玫瑰花10g，郁金10g，石菖蒲10g，远志10g，炙甘草6g。7剂，水煎服。

方二

参患者之舌脉诸证，知其肝郁脾虚症状明显，同时其心神难安，又可加重其抑郁之状，故治疗当健脾养心安神，疏肝解郁镇静。方用逍遥散合柴胡加龙骨牡蛎汤加减，同时方中含甘麦大枣汤之意。

拟方：柴胡12g，郁金15g，白芍6g，茯苓6g，党参12g，白术9g，合欢花12g，菖蒲9g，生龙牡各20g（先煎），法半夏6g，大枣3枚，炙甘草6g。7剂，水煎服。

方三

肝郁日久，肝木伐脾土，湿浊自生，又湿困脾土，湿阻中焦，清阳不升，浊扰心神。

拟方：柴胡9g，黄芩6g，桔梗6g，法半夏12g，枳实1枚，陈皮12g，茯苓9g，菖蒲9g，木香6g，砂仁6g，远志9g，甘草6g。3剂，水煎服。

方四

四诊合参，肝气郁滞而发抑郁，情志不舒。气机不畅而脾失健运，湿浊内生。情志所伤，伤及心神，故焦虑不安，难寐。当以疏肝理气为主，兼以安神。

方以木香顺气散加减。

拟方：木香3g，香附3g，槟榔3g，青皮（醋炒）3g，陈皮3g，厚朴（姜）3g，苍术3g，枳壳3g，砂仁3g，白术3g，合欢皮5g，夜交藤7g，甘草1.5g。7剂，水煎服。

处方还原

一诊处方：苍术10g，黄柏10g，牛膝10g，生薏苡仁20g，陈皮10g，法半夏10g，茯神20g，枳壳10g，竹茹10g，藁本10g，酸枣仁15g，柴胡10g，黄芩10g，炙甘草6g，合欢皮10g。7剂，水煎服。

二诊：2015-11-09

服上药后，头痛，乏力，昏沉感好转，但自诉大便不成形，每日1~2次，脉渐缓，舌红苔腻渐减，脂肪肝。

组方：党参10g，苍白术10g，白扁豆10g，陈皮10g，山药20g，砂仁（后下）6g，莲子10g，生薏苡仁20g，黄柏10g，牛膝10g，法半夏10g，茯神20g，胆南星10g，夜交藤10g，合欢皮10g，酸枣仁15g，生甘草6g。7剂，水煎服。

三诊：2015-11-18

睡眠转佳，头痛好转，仍有昏沉感，脉沉，舌苔好转，湿气渐去，大便好转，仍不成形。

组方：陈皮10g，法半夏10g，茯神20g，生薏仁20g，枳壳10g，竹茹10g，酸枣仁15g，葛根20g，藁本10g，生龙牡（先煎）20g，珍珠母10g，香附12g，郁金12g，合欢花10g，夜交藤10g，生白术10g，白扁豆10g，山药20g，炙甘草6g。7剂，水煎服。

四诊：2015-11-30

组方：党参6g，茯神20g，生白术10g，白扁豆10g，陈皮10g，法半夏10g，生薏仁20g，山药20g，砂仁（后下）6g，枳壳10g，竹茹10g，胆南星10g，酸枣仁15g，夜交藤10g，葛根20g，升麻6g，生甘草6g。7剂，水煎服。

五诊：2015-12-21

睡眠基本正常，仍有头蒙不爽感，脉象和缓，舌红苔薄黄，大便比既往好，但不成形。

组方：党参6g，茯神20g，生白术10g，白扁豆10g，陈皮10g，法半夏10g，生薏苡仁20g，山药20g，砂仁（后下）6g，胆南星10g，酸枣仁15g，葛根20g，升麻6g，泽泻10g，泽兰10g，绞股蓝10g，藁本10g，荷叶10g，生甘草6g。7剂，水煎服。

六诊：2016-01-04

睡眠基本正常，头素不爽感较前好转。近日外感，头部及肢体不适。

组方：羌活20g，独活20g，细辛3g，苍术10g，防风20g，白芷20g，川芎10g，黄芩10g，茯神20g，白扁豆10g，陈皮10g，法半夏10g，炒薏苡仁20g，山药20g，胆南星10g，葛根20g，藁本10g，生甘草20g，砂仁（后下）20g，酸枣仁15g。7剂，水煎服。

七诊：2016-01-30

病情平稳，舌红苔黄腻，脉象和缓，感冒头痛时强迫症状明显。

组方：羌活20g，独活20g，防风20g，黄芩10g，茯神20g，陈皮10g，法半夏10g，生薏苡仁20g，枳壳10g，竹茹10g，葛根20g，砂仁（后下）20g，酸枣仁15g，天麻10g，煅龙齿（先煎）10g，炙甘草20g，丹参10g。10剂，水煎服。

八诊：2016-02-20

头痛明显好转，持续思考，舌质红，苔黄腻，脉沉。

组方：陈皮10g，法半夏10g，枳壳10g，竹茹10g，酸枣仁15g，柴胡10g，黄芩10g，炒川楝子10g，茯神20g，煅龙齿（先煎）10g，菖蒲10g，郁金10g，泽泻10g，荷叶10g，生甘草6g。7剂，水煎服。

九诊：2016-03-12

近期病情平稳，基本无头痛，睡眠好转，持续思考强迫症，较前有缓，性生活勃起时间稍长，脉沉，舌质红，苔仍腻。

组方：陈皮10g，法半夏10g，枳壳10g，竹茹10g，酸枣仁15g，生龙齿10g，菖蒲10g，柴胡10g，黄芩10g，炒川楝子10g，茯神20g，郁金10g，生薏苡仁20g，茵陈10g，生甘草6g。7剂，水煎服。

郜老师点按

在治疗半年后，患者强迫症状基本消失，期间未使用任何西药。此案例凸显了中医药在治疗情志疾患方面的独特优势，故写于此，望予同学们以启迪。

中医对于情志病的治疗，一向认为与脏腑有关，故有五神脏之说。七情，是指喜、怒、忧、思、悲、恐、惊七种情志变化。中医对情志病的治疗，早在《内经》中便有记载，《素问·阴阳应象大论》提出："人有五脏化五气，以生喜、怒、悲、忧、恐。"并分属于五脏，五脏藏有五神，即肝"在志为怒"藏魄，心"在志为喜"藏神，肾"在志为恐"藏志，以七情、五志、五神与五脏相配应，用来说明人的情志活动是以脏腑作为生理基础的。

大家对本病病位的把握都十分精准，此案例的诊治思路就是从痰热着手，从肝胆入治，同时兼顾中州脾虚之状。以四妙散合温胆汤为主方。

说到四妙散不能不说说二妙和三妙散。

二妙散就是苍术、黄柏二味药，治湿热下注，脚膝无力，或足膝红肿，筋骨疼痛，下部湿疮，带下黄白以及湿热致痿的名方，在内外妇儿伤各科均有应用。本方最早见于危亦林《世医得效方》，名苍术散，治"一切风寒湿热令足膝痛，或赤肿，脚骨间作热痛，虽一点，能令步履艰苦，及腰膝臀髁大骨疼痛，令人痿痹，一切脚气，百用皆效"。《丹溪心法》取此二味名为二妙散，治"筋骨疼痛因湿热者"。此二方名异实同，功效主治所述相近。至明朝虞抟《医学正传》加入牛膝一味，取名三妙，治"湿热下流，两脚麻木，或如火烙之热"，是二妙的最早化裁加味应用。《全国中成药处方集》又加薏苡仁，水泛为丸，称四妙丸，也可为散用，治湿热下注之两脚麻木、下肢痿弱、筋骨疼痛、足胫湿疹痛痒等病症。

本案中，四妙散主要针对患者脾胃虚弱，不能运化，大便溏泻之症；温胆汤具有清胆和胃、理气化痰、安神镇静之效。同时，配柴胡、合欢皮以解郁，黄芩以燥湿，酸枣仁以安神。此外，藁本合生薏苡仁还有升清降浊之功。

附：医案趣事

古代医家对情志病的治疗颇具心得，例如金元四大家之一的张从正有一次路过亳州，遇到一个妇人，嘻笑不止半年余，当地医生都束手无策。张从正将盐块烧红，放冷后研细，再用河水一大碗，同煎四五沸，等水温合适时，让患者饮下，并用钗探咽喉，使患者呕吐，吐出热痰五升，再用解毒汤（黄连、黄柏、黄芩、栀子）。患者服用数日后，嘻笑渐渐停止，恢复正常。嘻笑不止为心中精气有余，盐和解毒汤都是泻心火之药，通过一吐一泻而使心火得平、嘻笑得止。

从上述医案中我们可以看到，中医通过对五脏精气的补泻治疗了很多的情志疾病，而且疗效不错，中医这种将五脏精气和神志变化紧密联系起来的研究思路和方法，无疑是正确而科学的。

方歌助记

四妙丸

二妙散中苍柏煎，若云三妙膝须添，
痿痹足疾堪多服，湿热全除病自痊；
再加苡仁名四妙，渗湿健脾功更全。

皮肤病

身上有虫子吗

诊室里来了一位患者，面容愁苦，原来她感觉全身上下皮肤瘙痒一年多了，自己感觉身上好像有虫子在咬自己一样，但是实际却没有虫子。用了很多药膏就是不见好，于是想用点中药调理。

案例回放

王某，女，34岁。2015年5月7日初诊。

自诉皮肤瘙痒难忍一年余。看看她胳膊上的皮肤，表面无色素沉着，无皮疹，前臂可见微小水泡，颜色正常。平时免疫力低下，非常容易感冒，胃部一受凉就痛，大便不成形。有甲亢病史，平时心烦，出汗多。舌尖红，苔白腻，脉弦。

学生处方

方一

患者皮肤瘙痒，易感冒且出汗多，故营卫不调，腠理失和。方选桂枝麻黄各半汤，小发其汗。舌尖红，心烦，又因肺主皮毛，故此属心肺郁热于肌肤，加牡丹皮、炒栀子、淡豆豉。胃部受凉则痛，大便不成形，此中焦虚寒故也，取理中汤方义，加干姜、白术温中健脾。患者有甲亢病史且脉弦，当滋阴降火，疏肝解郁，酌加夏枯草、郁金之属。

拟方：桂枝6g，白芍药9g，炙麻黄3g，杏仁10g，生姜10g，大枣3枚（掰开），生甘草9g，牡丹皮9g，炒栀子9g，淡豆豉12g，干姜10g，白术10g，夏枯草10g，郁金10g。4剂，水煎服。

再析：上面思路尚有欠缺，其"主症"为"皮肤瘙痒"，故处方用药不可首尾兼顾，当执首要之一端。表和再思里证。

方选桂枝麻黄各半汤合麻黄连翘赤小豆汤。

拟方：桂枝6g，白芍药9g，炙麻黄3g，连翘15g，赤小豆15g，桑白皮

12g，杏仁 10g，生姜 10g，大枣 3 枚（掰开），生甘草 9g。4 剂，水煎服。

方二

患者免疫力低下，易于感冒，平素汗多，可用玉屏风散治疗；胃部受冷则痛，大便不成形，加之舌苔白腻，知其中焦脾胃虚弱而有湿象，可酌加健脾祛湿之药；患者有甲亢病史，常感心烦，脉弦，知其皮肤瘙痒之主证乃是由肝阴虚，阴虚生内热，肝血虚，血虚生风所致，所以治疗时需平肝息风，祛风止痒，兼以疏肝养血，取"治风先治血，血行风自灭"之意。拟以祛风止痒汤合麻黄连翘赤小豆汤合玉屏风散加减治疗。

拟方：牡蛎 20g，珍珠母 20g，防风 6g，荆芥 6g，白鲜皮 6g，麻黄 8g，连翘 6g，赤小豆 12g，生薏苡仁 30g，苍白术各 12g，茯苓 12g，黄芪 12g，当归 12g，生地 12g，生甘草 6g。4 剂。

方三

风胜则痒，痒自风来。愚以为患者皮肤瘙痒是因肝血亏虚，血虚生风，方选消风散加减。患者平时心烦，出汗多，舌尖红。愚以为此是卫气虚，卫外不固则汗出；汗为心液，汗出过多，心之气阴耗伤，心神失养，故心烦，舌尖红，方选牡蛎散加减。患者胃部受凉就痛，大便不成形，苔白腻。此为中焦虚寒，痰湿内阻之症，方选香砂六君子汤加减。

拟方：荆芥 6g，防风 6g，蝉蜕 6g，苍术 6g，石膏 6g，当归 6g，生地 6g，黄芪 10g，麻黄根 10g，牡蛎 10g，木香 6g，砂仁 10g（后下），陈皮 10g，法半夏 10g，党参 10g，茯苓 15g，炒白术 12g，香附 12g，高良姜 6g，炙甘草 6g。7 剂，水煎服。

方四

主症虽为皮肤瘙痒，然其本为心肺有热，热迫汗出，营卫不和，风邪上干；患者胃部受寒即大便稀溏，可知中阳不足，寒湿阻滞，舌苔白腻，拟以防风通圣散加减，表里双解，兼顾中焦。

拟方：防风 10g，荆芥 10g，生麻黄 10g，栀子 6g，赤白芍各 12g，当归 6g，连翘 6g，川芎 10g，薄荷 6g，白术 10g，陈皮 10g，茯苓 6g，炙甘草 6g。7 剂，水煎服。

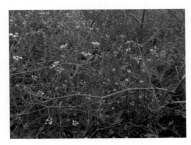

处方还原

初诊处方：银柴胡10g，防风6g，乌梅10g，五味子10g，地肤子10g，白鲜皮10g，藿香10g，麻黄3g，苍白术12g，生薏米30g，连翘10g，赤小豆15g，陈皮6g，法半夏10g，茯苓15g，竹叶10g，生甘草6g。7剂。

服药两剂后，觉瘙痒似有减轻。患者自行将剩余药液外敷皮肤表面，后惊喜发现水泡收敛。

二诊：2015-05-22

处方：银柴胡20g，防风20g，乌梅20g，五味子20g，地肤子20g，白鲜皮20g，麻黄8g，苍白术15g，生薏米30g，连翘15g，赤小豆20g，陈皮10g，法半夏12g，茯苓15g，竹叶10g，生甘草6g，蛇床子20g，金银花20g。15剂，外用。

随访，患者自诉皮肤瘙痒基本不作。

师生问对

经方子：学生以为老师一诊处方祛风止痒敛汗以治标，健脾燥湿化痰以求本。然方中银柴胡、乌梅、五味子实为敛汗生津之故，学生以为此营卫不和，邪在腠理故痒，此时用收敛之药，老师有何用意？

郜老师：可以查一下过敏煎组成。过敏煎由防风、银柴胡、乌梅、五味子四味药组成，可用于过敏性鼻炎、荨麻疹、紫癜、过敏性咳喘、皮肤瘙痒等疾病。

郜老师点按

几位同学的处方可以说各有特色，其实本案要点一定要考虑到内外同治，不能单纯考虑到肌表或单纯考虑到脾胃。当然，一步一步来也可以，但收效可能就不会这么明显。而有同学方中用到生地、当归养血疏风，这是在本案中可以用到的，因为燥湿的药用多了可能会偏燥、脱皮，就像咱们以前看到的那个湿疹一样，加了生地和当归后，皮肤就滋润了。总之，学医就是个不断成长完善的过程，大家的基本思路都没错，棒棒哒！

刚才说的过敏煎，乃当代大医祝谌予所制，药凡四味，由防风、银柴胡、乌梅、五味子组成，药虽平淡，但组方严谨，临床疗效卓著，被学者称为当代经方。方中有收有散，有补有泄，有升有降，真大家之制也。

本例患者，主诉为皮肤瘙痒，四诊合参，证属外有湿邪蕴表，内有脾虚湿盛，因此，对其湿可表里分消。在皮者汗而发之，麻黄连翘赤小豆汤外能解表，内能利湿，开鬼门、洁净腑兼而有之。患者描述皮肤瘙痒，如虫行皮中，乃皮中之湿，方中麻黄、白术配伍，仿金匮麻黄加术汤方义，除肌肤之湿。同时陈皮、法半夏、茯苓、薏苡仁、藿香、苍术等健脾化湿，以治其根源。

舌尖红，以竹叶导热下行，也给湿邪以出路。地肤子、白鲜皮则为清热燥湿、祛风止痒之药对。至于同学前面问到的乌梅、五味子等，则为过敏煎药对，方中有收有散、有补有泄、有升有降，有学者将方中银柴胡改为柴胡亦妙，取柴胡、防风之散与乌梅、五味之敛，诚师法仲景桂枝、白芍之配伍，有异曲同工之妙，为和调阴阳之典范。

而患者本人尝试将药物外用，不得不说是患者启发了我的思路，很多皮肤病都可以内外合治而提高疗效。

因此本案病、证结合，内服、外用合治，内湿、外湿并除，取得了较为满意的疗效。

方歌助记

麻黄连翘赤小豆汤

麻黄连翘赤豆汤，湿热兼表身发黄；
麻翘姜辛梓皮枣，杏仁赤豆煮潦浆。

麻黄加术汤

烦痛湿气里寒攻，发汗为宜忌火攻；
莫讶麻黄汤走表，术加四两里相融。

痘痘消失啦

不论是男生亦或是女生，人人都羡慕一张光洁无暇的脸蛋，若某一天脸上突然冒出几个痘痘，一阵尖叫声便会响彻云霄，这不，一位女士就是因为脸上的痘痘前来就诊。

案例回放

汪某，女，33岁。2019年10月27日初诊。

痘疹2年余，颜色偏淡。大便不成形，自饮菊花水效果不显。平素带下多色白，月经周期尚准，量少，有少许血块，经期方尽。舌淡，苔白腻，脉沉微弦。

处方：党参6g，茯苓20g，生白术10g，白扁豆10g，陈皮10g，山药20g，薏苡仁15g，沙苑子10g，覆盆子10g，荆芥6g，白果10g，芡实10g，枇杷叶10g，黄芩10g，白蒺藜10g，炙甘草6g。

二诊：无明显改善，痘疹较前相差不多，带下减少，但大便仍不成形，上方微调，舌淡、边有齿痕，脉仍沉。

处方：党参6g，茯苓20g，生白术10g，白扁豆10g，陈皮10g，山药20g，薏苡仁15g，沙苑子10g，覆盆子10g，炒白芍15g，防风6g，白芷10g，白鲜皮20g，白果10g，枇杷叶10g，黄芩10g，炙甘草6g。

随访，痘痘明显好转，只留下一些痘印，带下明显减少，大便已成形。不再服药。

学子感悟

小谢同学：《内经》云："湿盛则濡泻。"患者大便不成形、平素带下多色白，为脾虚不运、寒湿下注之象。舌淡，苔白腻，脉沉微弦，主湿主虚。脾虚气血生化乏源，故月经量少，寒凝血瘀，出现血块。菊花清热，患者自饮菊花水效果不显。治应健脾化湿，温中散寒。方药当用参苓白术散去人参、桔梗，加当归、牛膝、山茱萸、菟丝子。

小祁同学：患者大便不成形，平素带下多色白，可以看出脾虚湿盛。痘痘色暗淡，饮菊花茶效果不显，月经量少，有血块，舌淡，苔白腻，脉沉微弦，结合上面分析的湿象，可以看出患者不是湿热而是寒湿，且伴有寒凝导致的瘀血，推测带下应该是没有异味的。患者虽然月经量少、有血块，但周期正常，没有痛经症状，所以不需要用大量温经活血化瘀药，主要还是健脾、温化寒湿、止泻。方用参苓白术散加丹参。

小程同学：中医认为痘痘多为脾虚湿盛。痘痘颜色偏淡，且患者自饮菊花水效果不显，表明其无热象。大便不成形，平素带下多色白，当是脾虚湿盛，寒湿下注。其舌淡，苔白腻，脉沉而弦，亦主虚寒之证，故月经来时量少，有血块。参苓白术散加减使用最宜。

小韦同学：痘痘属于中医学中的外科范畴，但是无论是外科还是内科，都需要中医的辨证论治思维。痘痘的颜色偏淡，那么应该不是热象；大便不成形，可能是湿盛；脾喜燥恶湿，脾失健运则湿阻，白带较多且色白，乃是由于湿性易于下趋；从脉象上又可以看出是寒湿。所以，当以参苓白术散加减。

郜老师点按

看到小痘痘，往往有的医家会习惯性地运用清热解毒药，然而本案患者，明显热象不著，加上大便不成形，带下偏多，舌淡，苔白腻，脉沉，四诊合参，属于脾虚湿盛，这一点大家都能很好把握。用药方面大家也基本都选择了经典的健脾化湿名方——参苓白术散。同学们都很棒！

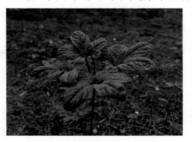

本案以参苓白术散为主方健脾化湿。患者月经量少，"经水出诸肾"，因此加沙苑子、覆盆子，取五子衍宗之意，补肾调经；带下俱是湿证，加白果、芡实，取易黄汤方义，白果收涩止带，兼除湿热，傅青主谓其能引药"入任脉之中"，使止带之功"更为便捷"；枇杷叶、黄芩、白蒺藜，疏风清热。

因为辨证准确，故一诊后带下明显好转，虽然痘痘和大便无明显改善，但效不更方，守方续服，二诊后随访，痘痘明显好转，只留下一些痘印，带下明显减少，大便已成形。如果想巩固疗效，可以再用健脾化湿加活血化瘀药物来祛除痘印，但患者不愿再服药，故中断治疗。

回忆一下《方剂学》所讲，参苓白术散出自《太平惠民和剂局方》，本方药性平和，温而不燥，是治疗脾虚湿盛的常用方，是在四君子汤基础上加山药、莲子、白扁豆、薏苡仁、砂仁、桔梗而成，是治疗脾虚湿盛证及体现"培土生金"治法的常用方剂。《古今医鉴》所载参苓白术散，较本方多陈皮一味，适用于脾胃气虚兼有湿阻气滞者。

方歌助记

参苓白术扁豆陈，山药甘莲砂薏仁；
桔梗上浮兼保肺，枣汤调服益脾神。

小痘痘不见了

爱美之心人皆有之。这不，脸上的小痘痘就让一位女士困扰不已。

案例回放

徐某，女，31岁，2018年4月21日初诊。

患者下巴上总是长很多小痘痘，时轻时重。每次月经前就会加重。月经昨日来，经少色黑，经前下颏部痘疹明显，夜寐不安，舌淡有瘀点，脉沉尺弱，从肾论治。

处方：山药20g，山茱萸10g，生地10g，丹皮10g，茯苓20g，女贞子15g，旱莲草15g，酸枣仁15g，菟丝子10g，沙苑子10g，枸杞子10g，白蒺藜10g，制首乌10g，赤芍10g，枇杷叶10g，黄芩10g，炙甘草6g。7剂。

2018年4月28日二诊。

下颏未见新发痤疹，舌淡、瘀点有减，脉沉尺弱，守原方续调，月经色红，较前有改善。

处方：山药20g，山茱萸10g，生地10g，菟丝子10g，沙苑子10g，枸杞子10g，五味子6g，车前子10g，酸枣仁15g，炙枇杷叶10g，黄芩10g，茯苓20g，生白术10g，白扁豆10g，生甘草6g。7剂。

5月月经前，守方微调7剂，未再就医，随访未见新痘复发，月经色、量均较前有所改善。

郜老师点按

相信大家对痘痘一点都不陌生，痘痘也被称作是粉刺，是一种皮肤病，很是影响脸部的美感，很多人对此感到很苦恼。

中医祛痘讲究辨证施治，中医认为，面部的小痘痘与血热、肺热、脾胃湿热困阻、肾虚都有很大关系。如果祛痘只是解决"表面"问题，是无法快速去除脸上痘痘的，只有通过体内调理，祛除诱因，方能彻底治好痘痘。

该患者为什么从肾论治呢？一方面，该患者起痘痘的部位是以下巴为主，在面部与五脏的关系中，下颌属肾，同时月经量少，妇科大家傅青主认为"经水出诸肾"，加上患者脉沉尺弱，故认为是肾虚而致，从肾论治。处方使用了六味地黄丸和五子衍宗丸加减，并用枇杷叶和黄芩清肺，因肺主皮毛故也。

　　五子衍宗丸为补益剂，具有补肾益精之功效。主治肾虚精亏所致的阳痿不育、遗精早泄、腰痛、尿后余沥。成分包括枸杞子、菟丝子、覆盆子、五味子、盐炙车前子。虽然该方功效并没有说可以治疗痘痘，但是我们在本则医案中看到了明显效果。

五官疾病

成功告别鼻涕虫

一对夫妇带着已是初中生的女儿来到诊室，原来女儿被鼻涕虫附体了，一天到晚纸巾不离手，一会儿功夫，家里的纸篓就满满的了。关键是孩子还没精力，也不想吃饭，成天犯困，学习任务这么重，可怎么办呢?

案例回放

于某，女，14岁，2020年11月15日初诊。

患者鼻炎病史多年。刻下鼻塞流涕，喷嚏频作，体倦乏力，手足不温，食欲不振。指甲紫暗。鼻甲大、紫暗，咽部滤泡增生。脉沉细，舌质淡，苔白腻。

学生处方

方一

患者鼻炎病史多年，久病必虚，结合患者手足不温、体倦乏力、脉沉细、舌质淡，知患者阳气亏虚。肺开窍于鼻，肺气虚弱，肺失宣肃，而致鼻塞流涕。阳气不振，不能温化寒湿，而致寒湿内蕴。湿邪困脾，脾运化功能失司，而致食欲不振。《素问·生气通天论》说："因于湿，首如裹。"湿邪重浊，困遏清阳，清阳不升，而致头身困重。治疗应以助阳固表、温化寒湿为主，方以麻黄细辛附子汤和苓桂术甘汤加减。

方药如下：麻黄6g，细辛6g，炮附子6g，茯苓15g，桂枝10g，白术10g，黄芪15g，防风10g，葛根15g，半夏10g，厚朴10g，陈皮10g，苍耳子10g，辛夷10g，鹅不食草10g，甘草10g。

方二

久流浊涕不止属中医学鼻渊范畴。指甲紫暗、鼻甲紫暗，提示血瘀。患者手足不温，体倦乏力，食欲不振，表明阳虚。阳虚，气的温煦、推动、气化功能均受到影响。阳气不足，化生阴血功能减弱，推动之力亦衰，血液不能充分营运于舌质和脉道，故舌淡、脉沉细。气不行津，则湿浊内聚，出现苔腻。寒湿滞鼻，蒙蔽清阳，故鼻涕多、鼻塞。正邪交争，则出现喷嚏。综上所述，辨证为阳虚寒凝兼湿兼瘀。

方药：新安鼻渊方合温肺止流丹。

黄芪15g，藿香6g，辛夷6g，白芷6g，败酱草10g，鱼腥草10g，细辛3g，诃子6g，荆芥10g，甘草3g，人参15g，附子3g，茯苓20g。

方三

鼻炎病史多年，刻下鼻塞流涕、喷嚏频作，提示患者肺气虚；体倦乏力，手足不温，食欲不振，舌质淡，苔白腻，提示患者脾阳不振；指甲紫暗，鼻甲大、紫暗，脉沉细，提示患者寒湿内蕴，寒凝血瘀。整体合参：患者肺脾气虚，脾阳不振，寒湿内蕴，寒凝血瘀。

治疗：温补肺脏，散寒通窍，振奋阳气，健脾祛湿。

方药：温肺止流丹（党参、诃子、荆芥、桔梗、细辛、炙甘草）、理中丸、新安鼻渊方、参苓白术散合方加减。

党参、诃子、荆芥、桔梗、细辛、干姜、白术、茯苓、山药、薏苡仁、辛夷、白芷、苍耳子、藿香、败酱草、黄芪、炙甘草。

处方还原

初诊：2020-11-15

患者证属阳气不振，寒湿内蕴。麻黄附子细辛汤合新安鼻渊方加减。

处方：炙麻黄5g，附子（先煎）8g，细辛（先煎）3g，白芥子5g，诃子6g，辛夷8g，白芷8g，苍耳子8g，藿香10g，败酱草15g，黄芪20g，党参15g，通草10g，茯苓20g，白术10g，葛根20g，炙甘草6g。7剂。

二诊：2020-11-22

症状明显缓解，流涕、喷嚏、体力、手足不温均明显好转，指甲渐红润，左侧鼻甲大、暗紫，右侧鼻甲变小，咽部滤泡仍增生，精神转佳，痤疹亦消。

脉象仍沉细，左脉已起，舌质淡、苔白腻较前变轻。

处方：守方。上方改黄芪30g，党参20g，附子15g，细辛6g。14剂。

三诊：2020-12-13

刻下：前药用过，诸症明显缓解，指甲红润；左侧鼻甲仍大，但已由暗紫转红润；咽峡、舌侧、牙龈有疱疹，疑为疱疹性咽峡炎；脉象已起，左脉偏弦；舌淡红、苔薄白微腻。守原方微调，寒湿之气渐去，温补之力稍减。

处方：辛夷8g，白芷8g，苍耳子8g，藿香10g，炙麻黄5g，黄芪15g，党参10g，通草10g，败酱草15g，茯苓20g，生白术10g，葛根20g，射干5g，连翘5g，炙甘草6g，甜叶菊3g。7剂。

四诊：2020-12-20

三诊后诸症平稳，疱疹已愈，鼻塞流涕明显好转，脉弦细，舌淡红、苔薄白微腻（因喝药出现舌苔黄染）。上方去射干、连翘，守方14剂。

郜老师点按

鼻涕虫，中医病名鼻渊，是指以鼻流浊涕，如泉下渗，量多不止为主要特征的鼻病。常伴头痛、鼻塞、嗅觉减退、鼻窦区疼痛，久则虚眩不已。鼻渊是鼻科常见病、多发病之一，亦有"脑漏""脑砂""脑崩""脑渊"之称。

该患者鼻炎病史多年，由其刻下鼻塞流涕、喷嚏频作、体倦乏力、手足不温、脉沉细、舌质淡、苔白腻，知其阳虚不振，寒湿内蕴。"阳气者，精则养神，柔则养筋"，阳气不振，精神困顿，脏腑定位于肺、脾、肾三脏。各位小伙伴对阳气不足的病机阐释都很清楚，在此就不再赘述啦。

治疗用麻黄附子细辛汤合新安鼻渊方加减。麻黄附子细辛汤见于《伤寒论》301条："少阴病，始得之，反发热，脉沉者，麻黄附子细辛汤主之。"原方为少阴病兼表的证治。该方功能助阳解表。本患者慢性鼻炎反复不愈，脉沉细，正虚邪恋，久而不去，更伤正气，必以温阳解表散寒之法，才能驱散寒邪，使邪去正复。

下面说一下新安鼻渊方。安徽中医药大学郑氏喉科传人郑日新教授继承家传经验，应用家传秘方——新安鼻渊方治疗鼻渊，特色鲜明。新安鼻渊方由败酱草、黄芪、鱼腥草、辛夷花、藿香、白芷等组成。方中败酱草归肝、胆、胃、大肠经，具有清热解毒、活血祛瘀、排脓消痈、止痛之功，可治疗肺经蕴热、胆腑郁热所致的鼻渊。黄芪归肺、脾经，能补益正气，排脓通窍，敛疮生肌，助卫气，固肌表，补中气，升清气，托疮毒，利小便。上述两药相伍，相得益彰，针对主因主症，共奏清热解毒、祛瘀排脓、扶正祛邪、止痛通窍之功，乃本方之君药。鱼腥草归肺经，助君药清热解毒、祛湿排脓；藿香归脾、胃、肺经，助君药化湿通窍。上述两药相伍，以助君药之威，乃本方之臣药。佐药白芷归肺、胃、大肠经，有芳香开窍之功，善通鼻窍，消肿排脓，以排出窦腔脓涕，善治头痛，尤其是对前额头痛和眉棱骨处头痛有显著效果，协助君、臣药，加强治疗鼻塞、黏涕多、头昏、头痛的作用。辛夷气味辛温，归肺、胃经，有祛风通窍的作用，尤善于通鼻，为治鼻病要药。诸药合用，共奏清肺泄胆、祛腐排脓、芳香通窍之功，用于治疗鼻渊证属肺经蕴热、胆腑郁热者，疗效满意。

本例经用麻黄附子细辛汤合新安鼻渊方加减治疗后，症状明显减轻；二诊加大温补力度；三诊症状进一步改善，由于患者有疱疹性咽峡炎，所以减温补药，加射干、连翘；四诊诸症平稳，疱疹已愈，鼻塞、流涕明显好转，鼻涕虫远去喽！随访无明显不适，未再服药。

文献延伸

1.阳气者，若天与日，失其所，则折寿而不彰。故天运当以日光明。是故阳因而上，卫外者也。阳气者，精则养神，柔则养筋。——《素问·生气通天论》

2.少阴病，始得之，反发热，脉沉者，麻黄附子细辛汤主之。——《伤寒论》

3.与鼻渊有关的文献

"胆热移于脑，则辛颊鼻渊，鼻渊者，浊涕流不止也。"——《素问·气厥论》

"鼻涕多者，多由于火，故曰：肺热甚，则鼻涕出。"——《景岳全书·卷二十七》

"表虚易感风寒，致成鼻渊。"——《孙一奎医案·卷三·新都治验》

"若夫肠胃素有痰火积热，则其平常上升之气，皆氲而为浊耳。金职司降，喜清而恶浊，今受浊气熏蒸，凝聚既久，壅遏郁结，而为痰涕。"——《医旨绪余·上卷四十四·鼻鼽》

"今鼻流浊涕者，必肾阴虚而不能纳气归元，故火无所畏，上迫肺金，由是津液之气，不得降下，并于空窍，转浊为涕，而为逆流矣。"——《赤水玄珠·第三卷·鼻门·鼻鼽鼻渊》

中耳炎，看中医

50岁的李女士来到诊室，说自己有慢性中耳炎病史，最近又估计复发了，老是感觉耳朵里面嗡嗡作响，有时还有渗出液。对于中耳炎，李女士一向坚持看中医。因此本次发作，仍然选择中医门诊。

案例回放

李某，女，50岁，2016年6月24日初诊。

素有慢性中耳炎病史，近日复发。自觉耳鸣，外耳道可见少许渗出液。伴有手足不温。苔白厚腻，脉沉细。

学生处方

方一

此病位在肝胆，手足不温，脉沉细，此四逆也，以四逆散透邪解郁理肝脾；苔白厚腻，为湿浊内蕴，辨病中耳炎者可拟温胆汤加减。又患者耳鸣，重用磁石以聪耳。

拟方：柴胡10g，白芍10g，枳实10g，炙甘草10g，法半夏8g，陈皮6g，磁石20g（先煎），茯苓15g。4剂，水煎服。

方二

"耳者，宗脉之所聚也"，十二经脉中，尤以足少阳胆经与耳的关系最为密切，同时"肾开窍于耳"，肾精不足，髓海失养，则易导致耳鸣之状，参其舌脉诸证，患者脾肾阳虚症状亦显，故治疗需兼顾脾、肾、胆，以温肾阳、益肾精、补脾气、祛湿浊为法，融"善补阳者，必于阴中求阳"的思想于方中，重用煅龙牡以针对患者耳鸣之状，以金匮肾气丸合温胆汤加减，同时加入健脾祛湿之药。

拟方：熟地12g，山药20g，山茱萸9g，茯苓6g，桂枝6g，附子6g，苍白术各6g，陈皮6g，半夏6g，煅龙牡各15g，炙甘草6g。7剂，水煎服。

方三

患者素有慢性中耳炎病史，迁延日久，推测其可能是虚实夹杂，本虚标实。参其舌脉，知其脾肾阳气不足，脾虚运化失职，痰湿内生；阳气推动乏力，温煦失职，则手足不温。愚以温阳祛湿、解毒排脓为法。

拟方：全当归10g，黄芪8g，白术10g，陈皮10g，茯苓10g，赤芍10g，柴胡8g，川芎10g，连翘10g，桔梗10g，金银花10g，甘草6g。7剂，水煎服。

外治可选新安医家的滴耳油：核桃仁研烂，拧油去渣，与冰片相兑滴耳。

处方还原

陈皮10g，法半夏10g，茯苓20g，枳壳10g，竹茹10g，菖蒲10g，郁金10g，藿香10g，胆南星10g，浙贝10g，升麻6g，藁本6g，生苡仁15g，鸡血藤20g，炙甘草6g。7剂，水煎服。

二诊：2016-07-01

服药后左耳耳鸣、闭气之症好转，但仍有少许渗出，舌苔白厚，但较前为减，脉仍沉细。

守方，前方加磁石先煎。

三诊：2016-07-08

患者自觉渗出、耳鸣、闭气之症均有好转，舌苔明显变薄，脉仍沉。守方续服7剂。

随访，诸症得愈。

郜老师点按

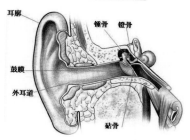

从经脉循行考虑，耳鸣耳聋疾患，多与肝胆肾有关。同学们对脏腑定位基本都是可以把握的。结合本案患者，四诊合参，因外耳道可见少许渗出液，又有苔白厚腻，辨证为痰阻耳窍、清阳不升、浊阴不降。关于阴阳升降出入，《素问·阴阳应象大论》有云："清阳为天，浊阴为地；清阳出上窍，浊阴出下窍；清阳发腠理，浊阴走五脏；清阳实四肢，浊阴实六腑。"

治疗以温胆汤为主方，配菖蒲、郁金、藿香、胆南星、浙贝加强化痰开窍之功；风药升麻、藁本合生苡仁、鸡血藤，共奏升清降浊之旨。关于温胆汤，有很多文献。如《三因极一病证方论》卷十："治心胆虚怯，触事易惊，或梦寐不祥，或异象惑，遂致心惊胆慑，气郁生涎，涎与气搏，变生诸证，或短气悸乏，或复自汗，四肢浮肿，饮食无味，心虚烦闷，坐卧不安。"新安医家汪昂《医方集解·和解之剂》："此足少阳、阳明药也。橘、半、生姜之辛温，以之导痰止呕，即以之温胆；枳实破滞；茯苓渗湿；甘草和中；竹茹开胃土之郁，清肺金之燥，凉肺金即所以平肝木也。如是则不寒不燥而胆常温矣。"

此外，患者虽伴有手足不温、脉沉细，可能是阳气郁遏，不达四肢，筋脉失养所致，因此治疗之初不必过多考虑温补治法。

二诊时，诸症好转，效不更方，加入磁石，入肝肾经，聪耳明目。三诊守方，以固疗效。

另外，芹芹同学提出的外用治法值得提倡，在临床实践中，我们内外合用，可以增强临床疗效。

方歌助记

温胆汤

温胆夏茹枳陈助，佐以茯草姜枣煮；
理气化痰利胆胃，胆郁痰扰诸证除。

眼睛到底出了啥问题呢

一位患者捂着眼睛走进诊室，原来是眼睛不舒服，前前后后在眼科检查了八次，眼压、眼底、角膜、结膜，查了一个遍，没有发现任何问题。这到底是怎么回事呢？

案例回放

魏某，女，32岁，2019年11月24日初诊。

自觉双目干涩、头晕目眩月余。在眼科检查八次，双眼均无任何异常。视物正常，但目眩不已，无法看手机、电视，甚至无法做饭，影响正常生活，故来求治于中医。手足不温，带下偏多，舌淡、边有齿痕，苔白腻，脉缓，血压100/57mmHg。

处方还原

处方：党参、生黄芪、生白术、升麻、当归、炒白芍、蔓荆子、葛根、陈皮、法半夏、茯苓、天麻、生薏苡仁、泽泻、菊花、炙甘草。7剂。

二诊：2019-12-01

服上药后自觉眼睛不适明显好转，带下减少，仍手足不温，月经将至（12月5日），脉右弦左缓，尺脉不足，仍守原方，舌淡，苔白厚腻。

上方加活血化瘀药郁金、生蒲黄（包），7剂。

三诊：2019-12-08

12月6日经行，血块变少，头部眩晕明显好转，唯觉双目干涩，舌淡暗，苔仍腻，但较前减轻，脉双尺不足。上方加石斛，党参改为北沙参，生黄芪减量，去蒲黄。

师生问对

小苗苗：双目干涩、头晕目眩，与肝有关。《内经》云："肝开窍于目""诸风掉眩，皆属于肝。"可能是肝阴不足，肝风上扰所导致。手足不温，带下量多，舌淡、有齿痕，苔白腻，乃脾阳虚湿盛之象。脾主津，脾虚津不上承至目，可能也会出现双目干涩。肝为血海，主疏泄，主藏血，肝阴虚，可能血压低。总体来看是肝风上扰，虚火上炎，脾虚湿盛所致（肝阴虚，脾阳虚）。肝木克脾土，肝火旺会让脾更虚，所以治法要抑木扶土。具体应疏肝风，补肝血，养肝体，健脾，温化寒湿。天麻、钩藤、石决明平肝祛风。茵陈、生麦芽、川楝子顺肝木之用，引肝火下达。再加杞菊地黄丸滋肾养肝明目，当归芍药散加柴胡，以当归、芍药疏肝和血，茯苓、白术、泽泻健脾化湿，柴胡配芍药疏肝用、养肝体。

本案例上实下虚，上热下寒，又有制约关系，要分清主次、因果，方能选对药物，且用药不能总体过寒或过热。

疑问：不知患者有没有肾阴虚的表现，肝肾同源，一般来说肝阴虚多伴有肾阴虚，不知杞菊地黄丸需不需要去熟地？

郜老师：后期可以用杞菊地黄丸，但是患者现在的肝火表现并不是很明显，没必要用这么多清泻肝火的药，健脾化湿可以作为治疗的第一步，然后等湿邪已去、舌苔不厚腻的时候再来滋补肝肾。

小晴晴：手足不温，带下偏多，舌淡、苔白腻、有齿痕为脾虚之象；脉缓主湿病，湿邪阻遏气机，致使清阳不升，痰浊上扰，出现头晕目眩，目睛失滋故眼干。"诸风掉眩，皆属于肝"，眩晕多数与肝有关。眼干、低血压可能与肝血不足有关。

李东垣的《脾胃论》中提到"脾胃为元气之本，气机升降之枢纽"，脾胃损伤势必导致元气不足，升降失常，而致诸病发生。此外李东垣十分重视阳气的升发，临证治疗善于用黄芪、升麻、柴胡等。关于晕眩，朱丹溪认为"无虚不作眩""无痰不作眩"，提出生痰的关键为脾虚和气郁；治痰应先顺气，气顺痰自消；实脾土、燥脾湿为治痰之本；以二陈汤为治痰之基础方。治疗应从肝脾入手，脾虚为本患者疾病之根本，故应健脾化痰、益气升阳，方药选用补中益气汤加吴茱萸、天麻、半夏。吴茱萸入肝经温里，推动肝藏之血运行，缓解眼干之症。天麻、半夏化痰息风，治疗晕眩。

郜老师：你给她用了补中益气汤，加了半夏、天麻（半夏白术天麻汤）、吴茱萸，总体思路是很好的，可是吴茱萸虽入肝经，但过于辛热燥烈，恐有不妥。

郜老师点按

该患者眼睛不适，一般说来，肝开窍于目，眼疾多与肝肾不足或肝火旺盛有关。然而本案患者，舌脉和带下偏多等均提示患者脾虚不足，痰湿内蕴。因此，脏腑定位于脾和肝，以脾为主。

从各家学说出发，我们可以参考李东垣和朱丹溪的学术观点。一方面，脾虚湿盛，清阳不升，头目失养；一方面，无痰不作眩，痰浊蒙蔽，故而头晕目眩。因此治疗中应以健脾升清、化痰祛湿为其治法。所选方剂用了益气聪明汤和半夏白术天麻汤合方，同时加上生薏苡仁和泽泻以泄其湿浊，菊花引诸药入肝经，清肝明目。

二诊自觉服上药后眼睛不适明显好转，带下减少。说明前法治疗有效。脉右弦左缓，尺脉不足，月经将至，肝气较旺，因月经血块多，故处方中加活血化瘀药郁金和生蒲黄。

三诊自诉月经12月6日来，血块变少，头部眩晕明显好转，唯觉双目干涩。脉双尺不足。肝开窍于目，湿邪减轻，再从阴液不足考虑，上方加石斛，党参改为北沙参，生黄芪减量，去蒲黄。

知识补充

益气聪明汤是《东垣试效方》所载的著名方剂，具有补中气、升清阳、散风热之功效，善治中气不足、清阳不升而致的风热上扰、头痛眩晕、内障初起、视物不清、耳鸣耳聋或齿痛等症。

黄芪半两，甘草半两，芍药一钱，黄柏一钱（酒制，锉，炒黄），人参半两，升麻三钱，葛根三钱，蔓荆子一钱半。

《医方集解》谓：五脏皆禀气于脾胃，以达于九窍；烦劳伤中，使冲和之气不能上升，故目昏而耳聋也。李东垣曰：医不理脾胃及养血安神，治标不治本，是不明理也。此足太阴、阳明、少阴、厥阴药也。十二经清阳之气，皆上于头面而走空窍，因饮食劳役，脾胃受伤，心火太盛，则百脉沸腾，邪害空窍矣。参、芪甘温以补脾胃；甘草甘缓以和脾胃；干葛、升麻、蔓荆轻扬升发，能入阳明，鼓舞胃气，上行头目。中气既足，清阳上升，则九窍通利，耳聪而目明矣；白芍敛阴和血，黄柏补肾生水。盖目为肝窍，耳为肾窍，故又用二者平肝滋肾也。

舌根不再发凉啦

一位女士来到诊室说她有个奇怪的症状，就是舌根发凉好几个月了。到底怎么回事呢？

案例回放

初诊：2012-01-05

王某，产后一年，自觉舌根发凉3个月余，食欲不振，体弱乏力，腹胀，便秘，胸闷，舌淡暗，苔根厚腻，脉沉细。考虑百病皆由痰作祟，从痰论治。

处方：全瓜蒌10g，薤白10g，半夏10g，陈皮10g，香橼12g，佛手12g，丹参12g，枳壳10g，厚朴10g，山药15g。5剂。

二诊：2012-02-07

服上方后诸症好转，舌根不再发凉，腹胀、便秘、胸闷不适有缓，食欲有增。唯近日晕车，似有反复，体力不足，脉沉，苔腻有减。守方，6剂。

三诊：2012-02-16

服上方后诸症好转，食欲大增。近日自觉上火，口干喜冷饮，小便微黄，舌淡，苔薄黄，脉细数。上方加北沙参15g，麦冬10g，北五味子6g，黄柏10g，车前子10g。7剂。

四诊，2012-03-20

食欲、体力基本恢复正常，上方加减，7剂。随访，身体健康，舌根发凉未再发作。

郜老师点按

舌根发凉，一般说来，心开窍于舌，心在五脏中属于阳中之阳，心阳虚，则对舌的温煦作用就会减弱，可能会出现舌头发凉的情况。然而本案患者四诊合参，虽然食欲不振、体弱乏力、脉沉细好像显示是阳虚不振，但又有腹胀、便秘、胸闷、苔根厚腻等症状，仍考虑百病皆由痰作祟，从痰论治。脉象沉细，认为是气血流通不畅所致。

金元时期医家张从正（字子和），强调邪气致病，认为疾病的产生主要是邪气的作用。若先补其正气则真气未旺，反而助长邪气的作用，更损伤正气，反而使人体正气得不到恢复。就像鲧治理洪水用筑堤之法，由于不疏通河道，反使洪水得不到控制。

祛邪之法似治洪水之疏通河道，使邪气得以有去路而得祛除，正气得以康复。所以张子和提出了攻邪即是扶正的理论，认为"不补之中，真补存焉"，其祛邪理论强调了人体应以气血通达为常。他认为：《内经》一书，唯以血气流通为贵。"

张子和从这一认识出发，提出"陈莝去而肠胃洁，癥瘕尽而营卫昌"的观点，认为通过攻邪之法，可以调畅气机，疏达气血，"使上下无碍，气血宣通，并无壅滞"，从而达到使患者恢复健康的目的。

二诊时，患者服上方后诸症好转，舌根不再发凉，腹胀、便秘、胸闷不适有缓，食欲有增，苔腻有减，故守方而治。三诊时，患者自觉上火，口干、喜冷饮，小便微黄，舌淡，苔薄黄，脉细数。予上方加北沙参15g，麦冬10g，北五味子6g，黄柏10g，车前子10g，以养阴清热。四诊时，患者食欲、体力基本恢复正常，故以上方稍做加减。

本案要点：①百病皆由痰作祟。②气血流通即是补。

文献延伸

朱丹溪

1. "人以气为主，一息不运则机缄穷，一毫不续则穿壤判。阴阳之所以升降者，气也；血脉之所以流行者，亦气也。荣卫之所以运转者，此气也；五脏六腑之所以相养相生者，亦此气也。"

2.痰病论治

病因病机："或因忧郁，或因厚味，或因无汗，或因补剂，气腾血沸，清化为浊，老痰宿饮，胶固杂糅"，其病机复杂，但总与脾虚、气郁相关。

临床表现："为咳为嗽，为吐为利，为眩为晕，为嘈杂惊悸，为寒热痛肿，为痞膈，为壅塞，或胸胁间辘辘有声，或背心一片常为冰冷，或四肢麻痹不仁，皆痰饮所致""凡人身中有结核，不痛不仁，不作脓者，皆痰注也""痰在膈间，使人癫狂或健忘"。朱丹溪在临床实践中体会到痰之为病具有广泛性，提出"百病兼痰"的著名观点。

治疗原则：《丹溪心法》强调"治痰者，实脾土、燥脾湿是治其本""善治痰者，不治痰而治气，气顺则一身之津液随气而顺矣"。丹溪治痰首重其本，以理气健脾、燥湿化痰为法。脾得健运则痰湿自化，气机得顺则痰饮随之蠲化。

张从正

1. "唯庸工误人最深，为鲧湮洪水，不知五行之道。夫补者，人所喜；攻者，人所恶。医者与其逆病人之心而不见用，不若顺病人之心而获利也。"

2."邪气加诸身，速攻之可也，速去之可也。"

3."若先论固其元气，以补剂补之，真气未胜而邪气已交驰横鹜而不可制矣""补之是适足资寇。"

4."人身不过表里，气血不过虚实，表实者里必虚，里实者表必虚。经实者络必虚，络实者经必虚。病之常也。"

舌头发麻怎么办

国医堂的门诊一上班，来了一位三十岁的小伙子，闷闷不乐。原来小伙子自己感觉舌麻好几天了，有医生让查个磁共振排除下神经病变。他想先来看看中医。

案例回放

范某，男，30岁，2018年10月29日初诊。

自觉舌麻不适四日余，颌下淋巴结未触及肿大，自觉咽干，喜温饮。无心脑血管病史。舌淡微腻，左关弦，右关滑而略大。

学生处方

方一

舌为心之外窍，麻者痹也，血虚不荣或痰浊阻滞。肾脉亦络舌且循咽喉而咽干。舌脉示肝郁，脾胃痰湿兼虚。治宜调肝化痰浊，参以入心经之品。拟柴芩二陈汤加减。

拟方：柴胡3g，炒黄芩8g，法半夏12g，陈皮10g，茯苓15g，苍术10g，厚朴10g，生甘草10g，远志15g，石菖蒲15g。6剂，水煎服。

方二

舌脉互参，患者为虚寒与痰饮互结之体，拟方以温阳散寒、理气化痰为主。

拟方：香附12g，川芎12g，苍术10g，白术10g，半夏12g，茯苓12g，附子6g，乌药6g，生姜6g，甘草6g。7剂，水煎服。

方三

四诊合参，舌腻、脉滑为痰浊内蕴所致；舌淡提示血虚；左关弦、口咽干为肝郁气滞之象。气滞而血液运行不畅，舌体失于濡养，进而出现舌麻；根本病机为痰气阻滞脉络，治宜理气化痰，养血通络，方选半夏厚朴汤合温胆汤加减。

拟方：陈皮12g，茯苓6g，半夏9g，厚朴6g，苏叶6g，枳实6g，柴胡9g，香附6g，苍术6g，当归6g，炙甘草6g，桂枝3g。7剂，水煎服。

处方还原

处方：法半夏10g，陈皮10g，茯苓20g，厚朴10g，苏梗10g，浙贝10g，橘红10g，地龙10g，三七10g，炙甘草6g。7剂。

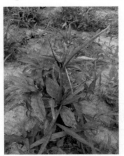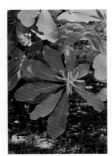

郜老师点按

大家可能会发现，本案还是用了半夏厚朴汤加减。

《金匮要略》有"妇人咽中如有炙脔，半夏厚朴汤主之"，而《医宗金鉴·订正金匮要略注》中对方义进行分析："咽中如有炙脔，谓咽中有痰涎，如同炙肉，咯之不出，咽之不下者，即今之梅核气病也。此病得于七情郁气，凝涎而生。故用半夏、厚朴、生姜，辛以散结，苦以降逆；茯苓佐半夏，以利饮行涎；紫苏芳香，以宣通郁气，俾气舒涎去，病自愈矣。此证男子亦有，不独妇人也。"

小伙伴们可能会疑惑，半夏厚朴汤，我们在学习的时候，是在妇人杂病那部分学的，这位病人不是位小伙子吗？而且他也没有明显的吐之不出、咽之不下的症状呀，为什么还用半夏厚朴汤呢？别忘了，我们在中医学习中，一定不要忘记辨证的核心是病机欧！半夏厚朴汤，具有行气化痰之功效，用于痰气互结证。

本案患者，四诊合参，确属痰气互结，因此当然可以使用半夏厚朴汤啦！而且自觉咽干，喜温饮，则是应仲景"病痰饮者，当以温药和之"之论。同时方中浙贝、橘红化痰通络，地龙、三七逐瘀通络。该患者年轻，四剂而愈。嘱其服完余下三剂以固疗效。

当然，几位同学的处方也很好。该患者的用药加上柴胡辈，效果应该会更好，因其脉左关弦故也。不过，个人认为附桂类貌似不需使用。

牙疼起来真要命

　　一位女士捂着腮帮子走进诊室，原来牙疼了好几个月，俗话说"牙疼不是病，疼起来真要命"，赵女士的牙已经疼了好几个月，而且祸不单行，又有口腔溃疡，苦不堪言啊。

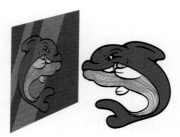

案例回放

　　赵某，女，2012年5月5日初诊。

　　自诉牙痛数月，观其牙龈肿痛、渗血。近期口腔溃疡频发，予抗生素、维生素等治疗，效果不显，求助中医。查其脉象，脉滑数，尺脉沉而无力。问其腰痛否？答：时时腰酸乏力。小便黄。舌尖红，苔中根黄腻，中有裂纹。

学生处方

方一

　　口腔溃疡一般分实热和阴虚火旺，根据舌象可知患者为阳明、心火旺盛，舌苔根黄腻与脉象相符，属胃热阴虚证。

　　拟清胃热、滋肾阴，玉女煎加减。石膏、知母清胃热；栀子凉心肾而止吐衄；心火盛，势必乘肺金，以麦冬保肺金，意在"见心之病，知心传肺，当先保肺"；黄柏苦寒，制相火而泻下焦湿热，与知母相须为用；再以生地填补肾精，牛膝引热下行。

　　拟方：石膏12g，知母9g，麦冬6g，栀子6g，黄柏6g，生地25g，牛膝6g。3剂，水煎服。

方二

　　患者主诉牙龈出血伴口腔溃疡数月。察其上有郁热，中兼湿热，下元亏虚。治病求本，不可执一而偏废。

牙龈属脾胃所主，病在中焦，其苔中根黄腻，当属湿热为患，取甘草泻心汤方义，其兼夹下元不足，当以清利通达为主，邪在当祛，不可过早补益。

诸痛痒疮，皆属于心。心火得下行，则热有退路。祛火不可一派清凉，仿东垣之方，取火郁发之之意。壮水之主，以制阳光。滋肾阴以安上。三法并用取乎中。

拟方：生炙甘草12g，黄芩10g，黄连4g，法半夏8g，淡竹叶10g，炒栀子6g，生地12g，玄参12g，升麻6g，防风6g，茜草炭12g，藕节炭12g，川牛膝15g，炒薏苡仁30g，白茅根30g。6剂，水煎服。

方三

患者尺脉沉而无力，腰酸乏力，知其牙龈肿痛、渗血为下焦真阴不足，虚火上攻所致，脉滑数，苔黄腻，痰湿为患，主以涵养肾阴、归纳肾气以复其元，兼以清利湿热。

拟方：黄柏15g，砂仁10g，苍术10g，女贞子6g，墨旱莲6g，牡丹皮6g，泽泻10g，生地6g，山萸肉10g，生甘草10g。7剂，日一剂，水煎服。

方四

胃经循行于牙龈，胃热火盛则见牙龈肿痛；心火上炎则见口腔溃疡；尺脉沉而无力及患者时有腰酸之状则提示下焦肾元亏虚；参其舌脉诸证，邪热、痰湿、阴伤之象俱重，故治疗应当滋养肾阴，清热利湿，引火归原。

拟方：生地12g，知母12g，麦冬12g，山豆根9g，丹皮9g，牛膝9g，木通9g，黄连6g，黄柏6g，玄参6g，竹叶6g，白芷6g，茯苓6g，泽泻6g，升麻6g，生甘草6g。7剂，水煎服。

处方还原

一诊处方：生地10g，石膏（先煎）20g，知母10g，川怀牛膝10g，麦冬10g，黄连6g，升麻6g，独活10g，金银花10g，炒山栀10g，生薏苡仁30g。7剂。

二诊处方：经一诊用药后，牙痛、溃疡均愈合，但仍有下牙龈根红。小便黄及腰酸有缓。脉沉，两尺不足，舌尖红、苔黄腻明显缓解。

上方石膏减量，续服7剂，随访，牙疼得愈。

师生问对

大卫：我觉得除中药治疗外，亦可用针刺先治其标，近取上关、下关、颊车，远取太溪、照海、三阴交、厉兑、合谷。上关、下关、颊车乃治牙痛之经验效穴，近取以缓急止痛；面口合谷收，厉兑为阳明井穴，点刺以泻阳明热盛；太溪、三阴交滋补肾阴，照海引火归原以制相火。诸穴共奏清热滋阴之功。

邰老师：大卫同学提出用针灸方法，在此提出表扬和提倡。古代的大医都是针药并用的，只是到了近代，才出现了重药轻针的趋势，很多人去看中医，都认为中医就是吃汤药。而一名好的中医，必须内治法和外治法都要精通，多种方法并施，方能达到更好的疗效。

邰老师点按

本案患者牙痛数月，自己以为就是胃火旺，然而对于这种病程日久的牙疼患者，病机肯定不是单纯的。果然四诊合参，虽有脉滑数、舌尖红、苔中根黄腻等湿、热、火之实，然根据尺脉沉而无力、腰酸乏力、舌苔中有裂纹之征，又可判断患者亦有火热伤阴、肾水不足之虚。所以，在临床中，我们遇到的往往是虚实夹杂之证，切不可拘泥于一方，更不可纯用苦寒清热而致冰伏之弊。

因此，在治疗中，我们既要清有余之火，脏腑定位于心和胃，这一点，同学们根据脏腑经络辨证基本能够明确，同时又要滋不足之阴，定位于胃和肾，所以处方中使用了经典的玉女煎，清热与滋阴并重，合清胃散中的药对黄连与升麻，黄连得升麻，降中寓升，泻火而无凉遏之弊，升麻得黄连，则散火而无升焰之虞。同时，升麻轻清透散，与独活一起，正如同学所说，寓"火郁发之"之意。

火郁发之，语出《素问·六元正纪大论》。火郁，是指热邪伏于体内；发，是因势利导、发泄之意。例如温病当邪热已到气分，出现身热不恶寒、心烦口渴、舌苔黄等症，但卫分又闭而无汗，必须用辛凉透达药，使患者微汗，则气分的热邪可以向外透散，又如心火上炎，口糜舌烂，心移热于小肠，小便色赤而淋沥疼痛，则须泻心和小肠的火，用导赤散（生地、木通、甘草梢、竹叶）导火下泄。

因此，本案中用山栀、薏苡仁，导热下行，给湿热之邪以出路。

二诊之时，患者热象得减，诸症得缓，故减石膏用量，守方，以固疗效。

大家对于患者的病机基本能够把握，但值得注意的是，对于虚实夹杂之证，当分析主要矛盾，虽有虚象，但还是以祛实为主，处方中需要合理分配二者比例。

方歌助记

玉女煎

玉女煎用熟地黄，膏知牛膝麦冬襄；
胃火阴虚相因病，牙痛齿枯宜煎尝。

肢体经络病

老奶奶的腿有力气了

一位老奶奶扶着楼梯缓缓地走进了诊室，详问其缘由才知道，原来老奶奶爱好弹钢琴，每天都要在钢琴旁练上一段时间，可不知怎么的，昨天忽然发现双脚没力气踩踏板了，到今天还是没好，连走路竟也费力。想想去大医院的人山人海，她还是选择了中医门诊，选择了我这个小中医。那么大家是不是很好奇我这小中医是如何给这位老奶奶诊病处方的呢？

案例回放

李某，女，60岁，2016年3月20日初诊。

双下肢痿软无力1天。问其二便，小便黄，大便不成形。观其舌脉，舌苔根部黄厚腻，脉沉。

处方：苍术10g，黄柏10g，怀牛膝12g，生薏仁30g，葛根30g，黄芩6g，黄连6g。

抱着试试看的态度，只开了5剂药。

短信随访，两剂后双下肢痿软无力的症状竟然明显好转，大便渐趋成型。

2016年3月27日二诊。

只见老奶奶面色明快，轻快地走进了诊室。观其舌脉，舌苔黄腻明显好转，脉象渐起。故守原方微调。

随访得愈。几个月后，老奶奶主动把老伴带来看病，连声称赞："找年轻小中医看得也很好啊！

学子感悟

1.方义分析

患者双脚无力，乃因湿热不攘，筋脉迟缓，两足痿软无力而成痿证。夫痿者，萎也，有软弱不振之象，其病筋脉弛张，足不任地，步履歪斜，此皆湿热不攘，蕴留经络之中所致。小便黄，舌苔根部黄厚腻，脉沉，知其为里实热证，此乃湿热蕴结肾与膀胱；而大便不成形，故脾胃亦虚。

湿热之邪，虽盛于下，其始则源于脾胃，治病必求其本。方选四妙丸，方中苍术辛苦而温，其性燥烈，一则健脾助运以治生湿之本，一则芳化苦燥以除湿阻之标；病既传于下焦，故以黄柏苦寒下降之品，入肝肾直清下焦之湿热；邪之所凑，其气必虚，若肝肾不虚，湿热绝不流于筋骨，故以牛膝补肝肾，强筋骨，并可领药入下焦而祛湿热；《内经》有云：治痿独取阳明。阳明者，主润宗筋，宗筋主束筋骨而利机关也。苡仁独入阳明，祛湿热而利筋骨。其味甘淡渗利，又能利水而健脾；葛根味辛升发，有升发清阳、鼓舞脾胃清阳之气上升而奏止泻之效。汪昂赞其"能升阳明清气，又为治泻圣药"。且黄柏、牛膝、苡仁等皆为沉降之品，恐诸药苦寒沉降太过，与葛根相伍，降中寓升，升降相因；加入少量黄芩、黄连可助黄柏清热燥湿，并可厚肠止泻。

2.漫谈痿证之治疗

参患者舌脉诸证，知其乃是因湿热下注而导致的痿证，故治疗选用四妙丸合葛根黄芩黄连汤加减化裁来清热利湿。四妙丸是治疗湿热下注的名方，由黄柏、苍术、牛膝、薏苡仁四味药组成，方中黄柏寒以胜热，苦以燥湿，善除下焦湿热；苍术苦温，健脾燥湿；牛膝通经络，补肝肾，强筋骨，引药下行；薏苡仁则可祛湿热，利筋络。四药合用，祛湿之力大为增强。四妙丸不仅用于治疗湿热痿证，还外延到几乎所有湿热下注证的治疗，比如湿疹、丹毒，还有慢性渗出性皮肤病。

吾以为这里使用葛根黄芩黄连汤，乃是取其清里热和生发脾胃之气的作用。《本草纲目》中记载：轻可去实，升麻、葛根之属。故本方选用葛根，用其凉散，取其气轻而去实热；因《内经》中有"治痿独取阳明"的论述，而葛根乃是阳明经的引经药，用在此处，恰到好处。

师生问对

芹芹：此方除苍术外皆为苦寒、甘凉之品，患者年岁以高，为何不考虑少加辛温之药，以防苦寒败胃。

经方子：邪在当祛，药重病受之，若加辛温反而牵绊，且方中苦寒药量极轻，药专效宏，不必多虑。

鹏鹏：老师此次方中选用了四妙丸，但在临床运用中，二妙丸和三妙丸也很常见，临床我们应该如何区分呢？

玲玲：二妙丸主要成分为苍术、黄柏，能燥湿清热，用于湿热下注、足膝红肿热痛、下肢丹毒、脚气肿痛、白带、阴囊湿痒、淋痛等病症。三妙丸的主要成分，在二妙丸的基础上加上了牛膝，除具有燥湿清热，治疗湿热下注的功效外，还能治疗肝肾不足、腰腿疼痛麻木、湿疮等。四妙丸在三妙丸的基础上增加了薏苡仁，除具三妙丸的基本功效外，还可通筋利痹，治疗两足麻木、筋骨酸痛、急慢性肾炎、湿疹、骨髓炎、关节炎等。

郜老师：其实这个医案很简单，但是没想到可以引发大家那么多的思考，所以医案不论大小，只要细心思考，就会有所感悟。

郜老师点按

本例患者证属湿热下注。故予以四妙散加葛根芩连合方。对病案的分析，同学们都理解得很恰当，这里我就不做过多的赘述了，我想提示大家的一点是，湿邪究竟是如何致病的呢？

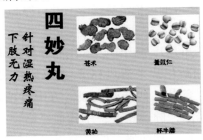

归根到底，其实还是人自己的问题。夏天应该出汗的时候待在空调室内，汗液不能挥发而淤积体内；冬季应该保暖的时候还是吹空调，藏不住精气而阳气外越。夏天贪凉，冰棍、冷饮、冰凉菜，怎么凉快怎么来，湿邪也就不请自来了。人的脾胃主四季运化，特点是喜燥恶湿，至阴之脏，阴气易盛。湿邪入侵，首先伤害的是人的脾胃。而脾胃为后天之本，脾胃如果弱了，六气之邪就更甚了，故古语有"千寒易去，一湿难除"之说。

此外，对于"治痿独取阳明"的认识。"阳明"所指应为脾、胃、大肠、小肠，因这些脏腑在生理功能上需相互协调，在病理上也是相互影响的。而在生理功能和病理表现上都有各自不同之处，所以在临床治疗时应根据各脏腑虚实寒热的不同，制定相应的治法。

脾乃后天之本，主运化，升清；胃主受纳腐熟水谷，主降；大肠主排泄糟粕，小肠分清泌浊。如其功能受损，在临床上可表现为虚实寒热的不同证型，所以在治疗时"独取阳明"可归纳为以下两大方面。

一是祛阳明之实以治痿，包括清阳明胃热、化阳明痰浊、清阳明湿热、泻阳明腑实、消食导滞。

二是补阳明之虚以治痿，包括益脾胃之气、补阳明之阴等。

由此可知，"治痿独取阳明"并非只补不泻，而是根据阳明经的虚实寒热不同，病因病机不同，分别采取虚则补之、实则泻之、寒者热之、热者寒之的辨证治疗方法。

方歌助记

四妙散

二妙散中苍柏煎，若云三妙牛膝填；
四妙再加薏苡仁，湿热下注痿痹痊。

葛根黄芩黄连汤

葛根黄芩黄连汤，再加甘草共煎尝；
邪陷阳明成热利，清里解表保安康。

腰痛怎么办

王妈妈的宝贝一岁多了，可是王妈妈自从产后就得了一个腰痛的毛病，厉害的时候甚至会痛醒，活动活动能好一些，用热水袋暖暖也舒服一些，要是等"大姨妈"来的时候，就更是痛得感觉腰要断了一样。这应该怎么办呢？

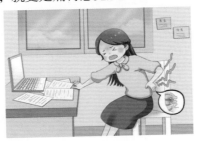

案例回放

王某，女，31岁，2017年3月18日初诊。

腰痛一年余，自诉产后即出现腰痛不适症状，经期尤甚，得温而缓。平素畏寒，肩关节、肘关节亦畏风冷。舌淡胖、边有齿痕，苔白腻，左脉沉细，右脉濡缓。

学生处方

方一

参患者之舌脉诸证，知其证属寒湿阻络之肾虚腰痛，治以温肾散寒、健脾除湿，由于妇人产后肾伤络损，恐其气血亏虚，故方中还需伍以补气养血之品，气机通畅，血脉和调，则痛可自止。方用甘姜苓术汤合当归芍药散加减化裁。

拟方：干姜15g，茯苓12g，苍白术各9g，怀牛膝9g，威灵仙9g，狗脊12g，桑寄生9g，桂枝6g，薏苡仁20g，白芍6g，当归6g，川芎6g，党参12g，炙甘草6g。7剂，水煎服。

方二

辨病为腰痛，腰为肾之府，此病位在肾，阳虚则寒，故怕冷畏风，察舌脉当兼脾虚不运。腰痛动则缓解，此湿为阴邪，黏腻趋下所致。辨证为脾肾阳虚兼夹湿邪。阳煦则生气，脾健则湿化。法温阳为主，佐以健脾。拟右归丸合肾着汤加减。

拟方：熟地15g，附子12g（先煎1小时），肉桂3g，干姜6g，茯苓20g，炒白术10g，山茱萸12g，山药20g，菟丝子15g，枸杞子15g，鹿角霜20g，杜仲10g，续断10g，炙甘草6g。7剂，水煎服。

方三

腰乃肾府，肾为阴阳水火之宅，真阴真阳寓焉，真阳失煦，肾府不温，发而畏寒，舌淡胖，边齿痕，为寒湿之象，产后诸脉亏虚，脉缓而无力，予温养冲任，通经除湿。

拟方：茯苓15g，炒苍白术各15g，干姜10g，当归15g，炒白芍15g，女贞子10g，墨旱莲10g，细辛3g，党参10g，桂枝10g，吴茱萸6g，丹皮6g，桑枝6g，葛根20g，生甘草6g。7剂，日一剂，水煎服。

方四

患者产后大出血，气血虚弱，肾精亏虚，又因平素畏寒，寒凝带脉，故而腰痛，经行之际，阳气虚弱，带脉气结不通，故而经期尤甚，得温而缓；舌淡胖、边有齿痕，再结合脉象，可知患者脾虚，苔白腻，判断有寒湿。所以宜滋补脾肾，益精填髓，散寒祛湿。

拟方：熟地15g，当归15g，杜仲10g，川断15g，怀牛膝各10g，山药30g，党参15g，炒苍白术各15g，桑寄生15g，桂枝15g，干姜10g，炙甘草10g，茯苓15g。7剂，日一剂，水煎服。

方五

参患者舌脉诸症，知其脾肾阳气亏虚。阳虚失其温煦功能，则畏寒肢冷。脾阳虚损运化失职，则痰湿内生。以温肾助阳、温化痰湿为主。方选肾气丸加减，取其微微生火而生肾气之意。

拟方：熟地黄10g，山茱萸10g，山药20g，附子8g（先煎1小时），肉桂3g，茯苓20g，白术10g，白芍药15g，陈皮10g，法半夏10g，桑寄生10g，续断10g，杜仲10g，枸杞子10g，薏苡仁20g，炙甘草6g。7剂，日一剂，水煎服。

方六

因患者产后腰痛一年余，喜温喜动（按），经期尤甚，再参舌脉，当属肾阳虚，不能温煦筋脉，故见肢冷畏寒。肾虚及脾，脾气亏虚，水湿不化，故又见苔腻、舌胖有齿痕。治以补肾助阳，健脾益气。方用右归丸加减。

处方还原

一诊处方：独活6g，桑寄生10g，秦艽10g，防风6g，当归10g，川芎

10g，赤白芍10g，生地10g，海风藤10g，鸡血藤30g，威灵仙10g，羌活6g，桑枝10g，续断10g，土鳖虫10g，茯苓20g，生白术10g，炙甘草6g。7剂，日一剂，水煎服。

嘱：饭后半小时后服药，并每晚用药渣泡脚。

二诊：2017-03-25

服药后上述症状改善明显，唯觉后背有拘急感。月经血块减少，但自觉服药后舌头发麻。苔薄白，边仍有齿痕，脉沉细，较前有所减轻。守方，改土鳖虫为地龙，并加葛根、党参。

处方：独活6g，桑寄生10g，秦艽10g，防风6g，当归10g，川芎10g，赤白芍10g，生地10g，鸡血藤30g，羌活6g，桑枝10g，葛根15g，地龙10g，党参6g，茯苓20g，生白术10g，炙甘草6g。7剂，日一剂，水煎服。

三诊：2017-04-08

诸症续缓，后背拘急感已无，腰部仍有酸痛不适。舌苔薄白，边齿痕，脉沉细，但舌脉均较前有明显改善。

处方：独活6g，桑寄生10g，续断10g，秦艽10g，防风6g，当归10g，川芎10g，赤白芍10g，生地10g，党参6g，茯苓20g，生白术10g，鸡血藤30g，老鹳草10g，桑枝10g，地龙10g，炙甘草6g。7剂，日一剂，水煎服。

随访，诸症消失，未再服药，嘱避风寒。

郜老师点按

该患者主诉腰痛，《证治汇补·腰痛》指出："唯补肾为先，而后随邪之所见者以施治，标急则治标，本急则治本，初痛宜疏邪滞，理经隧，久痛宜补真元，养血气。"这种分清标本先后缓急的治疗原则，对临床很有意义，也值得我们研读体会。

该患者四诊合参，加上相关病史，我们不难看出该患者属于虚寒在内，"腰为肾之府"，病位在肾为主，故当以温痛补养为法，方以独活寄生汤为主方，加通络之品加减而收效。

大家的思路都不错。虽然所用方药不尽相同，但辨证思路都没错。

补充三点。

1.对于痛症患者，当牢记"不通则痛"的道理，无论虚实寒热，在辨证求本的同时，一定要加以通络之品，流通气血，以达到"通则不痛"的疗效。所以在处方中除了独活寄生汤以外，加上了藤类药，取法于祝谌予老先生的经验方"四藤一仙汤"。

当然，久病入络，虫类药的应用也是不可少的。患者二诊时说有舌头麻的感觉，疑为用了土鳖虫之故，故改为地龙即可。

2.凡是治疗腰痛、痹证等患者时，一定要注意顾护脾胃，因为这类药物走窜之力较强，会伤及脾胃之气，故方中茯苓、白术始终使用，即便舌苔没有腻象，也当贯穿始终。如果不注意，有时有的患者会说关节痛好了，可是胃不行了，所以作为医者是要注意这一点，千万不能顾此失彼。

3.治疗这类患者时，除了口服以外，如果是自己煎药的话，可以嘱咐患者外用药渣泡脚温通经脉，将会明显提高疗效。

知识拓展

四藤一仙汤（祝谌予）

［组成］鸡血藤、钩藤、络石藤、海风藤、威灵仙。

［功效］疏通经络，养血活血，解经止痛。

［主治］风湿痹证，可以作为治疗多种关节疼痛的基本方。

［用法］每日1剂，水煎2次，分2次温服。

［方解］方中选用藤枝攀绕、性能多变的四藤，配通达十二经脉的威灵仙，使全方具有疏通经络、养血活血、解痉止痛的功用。钩藤清热平肝，缓急解痉；络石藤祛风通络，舒筋消瘀，消肿止痛；海风藤祛风除湿，通脉行络；鸡血藤养血活血，舒筋通络；威灵仙祛风湿、行经脉、通络止痛。全方药性中和，配伍得当，便于临证加味应用。

［加减］体虚之关节疼痛、产后身痛者，加黄芪建中汤，补虚通络止痛；类风湿关节炎、病程较长者，加当归四逆汤，温通养血止痛；四肢冷痛、遇寒加重之寒痹，加附子、肉桂，温阳散寒通络。

方歌助记

独活寄生汤

独活寄生芄防辛，芎归地芍桂苓均；

杜仲牛膝人参草，冷风顽痹屈能伸。

胳膊抬不起来了怎么办

一位老患者来到诊室，说是胳膊抬不起来有两个月了。起先没在意，最近几天发现疼得厉害，没办法切菜，没办法做饭，这才来看看。

案例回放

谢某，女，47岁。2020年11月28日初诊。

右肩疼痛不舒，无力抬举2个月余，手足不温，月经半年未至，无烘热汗出感。手部发黄。脉沉细，尺不足，舌淡暗，舌下络脉瘀紫。

学生处方

小轩同学：中医认为不通则痛，患者右肩疼痛不舒，结合舌淡暗、舌下络脉瘀紫，可知患者体内有瘀血阻滞。瘀血阻滞经络，气血运行受阻，故手足不温，月经未至。《金匮要略》曰："太阳病，身黄，脉沉结，少腹硬满，小便不利者，为无血也；小便自利，其人如狂者，血证谛，属抵当汤。"说明瘀血也可致身黄，与患者手黄症状也符合。患者脉沉细，尺脉不足，提示患者肾气不足。治疗应以活血化瘀为主，兼以补肾。方药以血府逐瘀汤合金匮肾气丸。

小谢同学：脉沉细，尺不足，舌淡暗，舌下络脉瘀紫，为肾虚血瘀之象。手足不温，月经半年未至，无烘热汗出感，表明病机有阳气不足导致寒凝的一面。阳虚则温煦推动之力减弱。要值得注意的是该患者手部发黄，不是由于湿热郁蒸，而是因血瘀。综上所述，主诉右肩疼痛不舒，无力抬举2个月余，为寒凝血瘀，阻滞经络。

辨证：阳虚寒凝，肾虚血瘀。

主方：身痛逐瘀汤加减。

具体方药：桃仁5g，红花5g，川芎8g，当归15g，甘草3g，香附10g，牛膝20g，地龙3g，秦艽5g，羌活5g，蒲黄6g，五灵脂6g，桂枝10g，山药20g，山茱萸10g，黄芪20g。

身痛逐瘀汤方歌：身痛逐瘀膝地龙，香附羌秦草归芎。

黄芪苍柏量加减，要紧五灵没桃红。

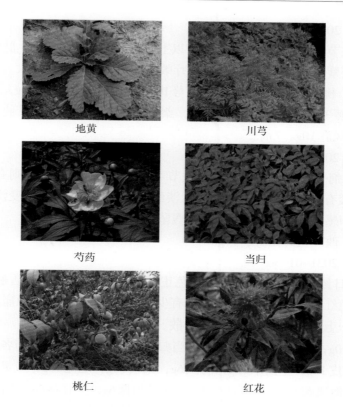

地黄　　　　　　　　川芎

芍药　　　　　　　　当归

桃仁　　　　　　　　红花

处方还原

初诊：2020-11-28

证属瘀血内阻，治以活血通络为主。

处方：桃仁10g，红花10g，川芎10g，当归10g，生地10g，赤白芍各10g，鸡血藤30g，桂枝5g，黄芪15g，通草10g，泽兰10g，桑枝20g，地龙10g，炙甘草6g，路路通10g，威灵仙10g。7剂。

二诊：2020-12-05

手部发黄、肩周疼痛均有好转，自觉有上火，无其他明显不适。脉沉细，舌淡暗，舌下络脉瘀紫有减轻。

处方：前方去通草、黄芪，加海风藤10g，络石藤10g。

三诊：2020-12-12

肩周疼痛进一步好转，已能切菜做饭，手部发黄已明显好转，右脉渐起，舌淡暗，苔薄白，舌底络脉暗，明显好转。上方微调。

处方：11月28日方改生黄芪10g，络石藤10g，海风藤10。7剂。

四诊：2020-12-19

右肩关节基本不疼，借助外力可以上举，嘱进行康复训练，脉沉细已起，舌底络脉瘀紫减淡。再服药一周以固疗效。

处方：桃仁10g，红花10g，川芎10g，当归10g，生地10g，赤白芍各10g，鸡血藤30g，桂枝5g，泽兰10g，桑枝30g，地龙10g，威灵仙10g，络石藤10g，海风藤10g。7剂。

五诊：2021-01-02

上方7剂分10天用完，右侧肩关节可以上举，但用力过度则有不适，左脉寸关和缓有力，右脉略显不足，舌淡红，苔薄白，舌底络脉变浅变细，自述似有排卵感，带下如蛋清状，伴少腹坠胀感。

处方：改泽兰为茺蔚子10g。

六诊：2021-01-30

1月9日经行，量中，腹胀，颜色正常（月经半年未行），舌底络脉基本正常，面色红润有光泽，右肩关节仍有少许不适，左下腹时有隐痛。

处方：上方加痛泻要方、金铃子散。

桃仁10g，红花10g，川芎10g，当归10g，生地10g，赤白芍各10g，鸡血藤30g，陈皮10g，生白术10g，防风6g，桑枝30g，地龙10g，威灵仙10g，络石藤10g，海风藤10g，炒延胡索10g，川炒川楝6g，炙甘草6g。7剂。

随访右侧肩关节疼痛基本不作，唯劳累过度后有不适感，右臂可以上举，遂停药。

郜老师点按

该患者主诉为右肩疼痛不舒，无力抬举2个月余，月经半年未至，手部发黄，舌下络脉瘀紫。四诊合参，诊为瘀血内阻。小伙伴们辨治方向把握都比较正确！关于瘀血发黄，我们在"为什么皮肤这么黄呢"篇中已经论述得很清楚了，在此不再多说。

整体用药以活血通络为主。一诊以桃红四物汤、黄芪桂枝五物汤合方，加桑枝、威灵仙、地龙等加强通络之功。

二诊，药后患者惊喜地发现手部发黄、肩周疼痛均有好转，舌下络脉瘀紫也有减轻。自觉有上火。因此前方去黄芪、通草，加海风藤、络石藤，与鸡血藤、威灵仙共用，取四藤一仙汤方义，选用藤枝攀绕、性能多变的藤类药，配通达十二经脉的威灵仙，使全方具有疏通经络、养血活血、解痉止痛的功用。

三诊，患者肩周疼痛进一步好转，已能切菜做饭，手部发黄已明显好转，右脉渐起，舌淡暗，苔薄白，舌底络脉暗的情况明显好转。

四诊、五诊已无疼痛，嘱患者进行康复训练，舌底络脉瘀紫进一步减淡；由于瘀血渐渐祛除，气血流通，脉象亦渐起。同时患者发现久违的月经可能快要来了，果然1月9日，半年未至的月经姗姗而来，患者面色红润有光泽，守方微调。随访右侧肩关节疼痛基本不作，唯劳累过度后有不适感，可以上举，遂停药。

综观整体治疗过程，用药以活血通络为主，虽然症状不少，但是均以瘀血为其关键病机，故当谨守病机。小伙伴们的处方用药思路也是可以的，都抓住了瘀血的病机。但是温补的力度我认为不需要太大，因为瘀血患者由于气血瘀滞，往往会有郁热在内。而且瘀血渐去，患者脉象也慢慢由沉象渐渐起来啦。诚如张从正所云，"贵流不贵滞""不补之中，真补存焉"。

文献延伸

1.张从正补法思想

金元时期，作为四大家之一的张从正治病多以汗、吐、下三法为主要手段，被后世尊奉为攻邪派的宗师。然而张氏的补法却独树一帜，内涵极其广泛，提出"制其偏盛即补"的思想。不论在攻邪中，还是在攻邪后，张氏都十分重视补法，重视气血宣通，其补法思想是非常独到的。

（1）张氏补法的内涵：张从正提出"制其偏盛即补"的补法思想，不同于传统意义上直接针对虚损病证实施补益的方法。张从正在阐述补法时说"余用补法则不然，去其气之偏胜者，其不胜者自平矣。医之道，损有余乃所以补其不足也"，故"不补之中有真补存焉"。这些论述均反映了张氏攻邪即是补虚、祛邪足以扶正的学术思想。如他在治疗胃肠方面的疾病时，认为"大积大聚，大实大秘，大涸大坚，下药乃补药也"。当胃肠存在痰饮、宿食、热毒、虫积、瘀血等实邪时，无疑会影响正常的吸收、消化、转运、传导功能，且可累及其他脏腑经络。只有运用攻下药祛除实邪积滞，才能恢复脏腑功能，从而起到真正的补益作用。

张氏一贯重视血气流通，其指出《内经》一书唯血气流通为贯，提出了血气"贵流不贵滞"的思想。血气宣通是保持健康、维持人体正气的重要因素，而邪气侵袭会导致气血壅滞，营血不行，"气血不和，百病乃变化而生"。

可见，张氏补法的内涵是：采用多种途径（当然包括汗、吐、下等祛邪方法），而达到促进气血宣通、恢复人体正气的一种客观效果。

（2）攻邪中蕴含补法：张从正在《儒门事亲》中明确指出"下中自有补""下药乃补药也"。他认为"凡下行者，皆下法也"，并不仅仅局限于传统意义上的通便、逐水方法。只要有邪实的存在，就可应用下法。下之病邪可去，壅滞可除，达到促使气血流通、恢复人体正气的目的。"陈莝去而肠胃洁，癥瘕尽而营卫昌，不补之中有真补存焉"便是明证。同时，张氏在使用攻下剂时，并非单纯使用攻下药，而是攻中寓补，攻补结合。张氏常用的诸多方剂是属于攻补兼施的：如柴胡饮子由柴胡、人参、当归、白芍、黄芩、大黄、甘草组成；人参散由人参、石膏、滑石、寒水石、甘草组成；神功丸由人参、大黄、诃子皮、麻子仁组成等等。另外，现代研究表明，"下法"确实有促进机体本身组织修复功能发挥的作用。

（3）攻邪后运用补法：张从正十分注重药后食补，病蠲后补之。他主张"及其有病，当先诛伐有过。病之去也，粱肉补之"，"病蠲之后，莫若以五谷养之，五果助之，五畜益之，五菜充之，相五脏所宜，毋使偏颇可也"。祛除致病邪气之后，让患者进食五谷，利用五味之性，针对机体所需补益，使五脏六腑安适，精气调和；用食补的方法恢复人体的正气，促进机体的康复。张从正尤其注重患者的胃气，提出"善用药者，使病去而进五谷者，真得补之道也"。其明确指出胃为水谷之海，人之四季以胃气为本，饮食五味是人身正气的主要来源，是滋养身体的最基本物质。在人体发生疾病之后，可以根据病情需要，采用饮食疗法来扶养正气。因此，他强调以食物补虚调养，能够正常摄入所需营养物质，这就是掌握了补法的真正内涵。

但张从正也并不反对病后药补。在应用汗、吐、下三法攻除邪气之后，他认为可使用补药滋补养正，助正气驱散余邪。张从正主要运用养阴清热、健运脾胃、调气和血等补益之法，以此来"和平脏腑，调养阴阳，食进病愈"。如张氏曾治疗一厥证患者，先用涌吐法使其苏醒，然后服用降心火、益肾水、通和血气之药，以粥食调养；治疗飧泄不止者，先用汗法，然后用胃风汤平和脏腑，调养阴阳，食进病愈；治疗妇人经闭，先用桃仁承气汤加当归攻之，然后用四物汤补血和血。

（4）直接应用补法：对于纯虚无邪的虚损性疾病，张从正也会直接采用"虚则补之"的治疗原则。其曾明确提出，"余尝用补法，必观患者之可补者，然后补之"。如他创制无比山药丸治疗患者虚劳，多日无力，别无热证者；用加减八物丸、当归饮子治疗男子肾虚；用当归散治疗妇人血崩；用养脾丸治疗小儿久泻不止转为秋深冷痢等。

张从正运用补法强调的是辨证用补，反对无原则的滥用、妄用补法，注重在严密、准确辨证的基础上当补则补，提出"可调则调，可补则补，各量病势，勿拘俗法"的思想。脉脱下虚，无邪无积之人，可用补法；脉细、皮寒、气沙、泻利前后、饮食不入，为五脏皆虚，治疗当用补法；多日虚损无力、下元极虚之虚损病症，治疗亦用补法。其补虚方药多选用补性平润、偏温不燥、偏凉不寒、补不滞腻之品，体现了张氏注重"贵流不贵滞，贵平不贵强"的思想。

总之，张从正是我国医学史上的一位伟大医学家，诸法皆通。张氏补法的内涵广泛，思想独特，通过多种途径而达到促进气血宣通、恢复人体正气的客观效果即为补。他不仅是攻邪派的鼻祖，也是运用补法的高手。

2.四藤一仙汤

四藤一仙汤（祝谌予《效验秘方·续集》）。

组成：鸡血藤30g，钩藤15g，络石藤15g，海风藤15g，威灵仙10～15g。

功效：祛风除湿，疏通经络，养血活血，解痉止痛。

主治：风湿痹证，可以作为治疗多种关节疼痛的基本方。

用法：每日1剂，水煎2次，分2次温服。

加减：体虚之关节疼痛、产后身痛者，加黄芪建中汤，补虚通络止痛；类风湿关节炎、病程较长者，加当归四逆汤，温通养血止痛；四肢冷痛、遇寒加重之寒痹，加附子、肉桂，温阳散寒通络。

方解：方中选用藤枝攀绕、性能多变的四藤，配通达十二经脉的威灵仙，使全方具有疏通经络、养血活血、解痉止痛的功用。钩藤清热平肝，缓急解痉；络石藤祛风通络，舒筋消瘀，消肿止痛；海风藤祛风除湿，通脉行络；鸡血藤养血活血，舒筋通络；威灵仙祛风湿、行经脉、通络止痛。

按语：关节疼痛属中医痹证范畴。祝师认为此证多由风、寒、湿三邪杂合致病，造成筋脉阻滞、关节不利、气血闭塞，因不通而痛。故临床常见关节疼痛、活动不便、乏力肢软的症状。四藤一仙汤是针对关节痛的主要病机而设立，具有三大特点：一是药性中和，适用于多种关节疼痛；二是通络止痛，药力集中，疗效卓著；三是方简药精，便于临证加味应用。

口诀：四藤一仙汤，灵仙海风钩鸡络。

方歌助记

血府逐瘀汤方歌

血府逐瘀归地桃，红花枳壳膝芎饶；
柴胡赤芍甘桔梗，血化下行不作劳。

金匮肾气丸方歌

金匮肾气治肾虚，熟地怀药及山萸；
丹皮苓泽加附桂，引火归原热下趋。

其他

男性患者的难言之隐

诊室里进来一位男士，不好意思地问："您能看男科吗？"在得到肯定的答复以后，他方才坐下来。原来，这位男士患前列腺炎两年多了，但并未重视，这段时间忽然发觉出现了性功能障碍，影响到了夫妻生活。想着是否要用一些补药补补，但还是想得到医生的专业治疗。原来，男士也有"男"言之隐啊！

李某，男，29岁。2017年3月6日初诊。

患者自诉患前列腺炎2年余。

刻下：尿急尿痛，小便色黄，性功能低下。望其舌，舌边尖红，苔黄。脉弦急不舒，问其每日情绪如何，回答说自觉焦虑无比。

诊毕，患者最为关注的仍是夫妻生活方面，询问是否需要使用壮阳之品？那么作为医生，四诊合参后，应该如何处方用药呢？

学生处方

方一

肝主疏泄，肾主蛰守，肝肾开阖，主司肾精疏泄，男性疾患如现在常见的不孕不育或阳痿、早泄等疾病，其根或在肝，该患者平素自觉焦虑，患病后恐更焦急，体现在脉象上则弦急不舒。

舌尖红，苔黄，尿急尿痛，小便色黄，湿热蕴于下焦，再用壮阳之品，只恐火上浇油。清利湿热、顾护阴津的同时兼以疏肝解郁。予龙胆泻肝汤合逍遥散加减。

拟方：生地10g，车前子10g，泽泻15g，茯苓10g，黄柏10g，苍术10g，栀子10g，黄芩6g，柴胡6g，郁金10g，白芍10g，生甘草10g。7剂，日一剂，水煎服。

方二

西医诊断为前列腺炎，中医诊断为淋证。此当属实证，无需补益，免犯虚虚实实之戒。病证结合，当属湿热为患，法当通利，兼以软坚解郁。方取八正散合公英葫芦茶加减。

拟方：木通10g，炒车前子15g，萹蓄10g，大黄2g（后下），飞滑石12g，炒栀子10g，丹皮10g，瞿麦10g，郁金10g，川牛膝20g，蒲公英30g，陈葫芦15g，三棱12g，莪术12g，竹叶10g，生草梢10g。7剂，水煎服。

方三

本案患者，西医诊断为前列腺炎，也就是中医所说的淋证。细审其舌脉诸证，可判断其证型为湿热下注，病因是患者体内湿热过剩。

中医有一句话叫做"闭门留寇"，在此案中同样适用，此时患者应该处于邪盛体虚的阶段，治疗首当祛邪，不可贸然进补。治疗总原则为清热利湿，可选用八正散为基础方进行加减化裁。但考虑到患者脉弦急不舒、焦虑不安等症状，故在方中加入了部分疏肝解郁以及镇定清心之品。

拟方：木通8g，车前子10g，萹蓄10g，瞿麦10g，滑石20g，栀子10g，大黄6g，竹叶6g，白茅根6g，酸枣仁10g，香附6g，柴胡6g，郁金12g，白芍6g，薄荷6g，生甘草梢6g。7剂，水煎服。

处方还原

看来第一个问题我们大家的认识是一致的，患者想使用壮阳之品的思路是绝对不可取的。湿热为患，当以通利为第一要务。

一诊处方：车前草10g，马鞭草10g，白花蛇舌草10g，败酱草10g，益母草10g，苍术10g，黄柏10g，川牛膝10g，生苡仁20g，柴胡10g，当归10g，赤白芍10g，萆薢10g，茯苓20g，琥珀（冲）3g，生甘草6g。7剂，水煎服。

二诊：2017年3月20日

服药后，尿急、尿痛、小便色黄微有改善，性功能改善不明显。患者舌边尖红有减，苔已不黄，但忽然发现其舌边有瘀斑。左脉和缓，右脉仍紧张不舒。

可以看出，经过清热通淋、疏肝解郁治疗，患者热象已减，焦虑渐平。

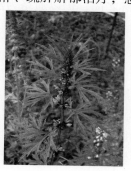

师生问对

邰老师：大家思考一下，接下来我们的治疗思路该如何调整呢？

鹏鹏：久病热入营血，是以致瘀，后期清热养营的同时，兼以活血养血，以柔肝阴。

大卫：久病必瘀，当以龙胆泻肝丸加减。我认为可用龙胆泻肝丸加桃仁、红花、肉桂、归尾、姜黄来治疗。

邰老师：二诊后，从舌象可以看出，应加逐瘀通络之品。这一点大家也都看出来啦！所以处方不是一成不变的，要根据患者的舌脉而变化哦。

[后续治疗]

二诊：2017-03-20

处方：车前草10g，马鞭草10g，白花蛇舌草10g，败酱草10g，益母草10g，赤芍10g，柴胡10g，炒白芍10g，当归10g，茯苓20g，泽兰10g，三七10g，琥珀3g，生甘草6g。

三诊：2017-04-10

药后发现尿急、尿痛、小便色黄续有改善，性功能有所改善，自觉已不再焦虑。双脉和缓，苔薄，舌边瘀斑减轻。前方奏效，久病入络，加虫类搜剔通络。

处方：车前草10g，马鞭草10g，白花蛇舌草10g，败酱草10g，益母草10g，赤芍10g，柴胡10g，炒白芍10g，猪苓10g，茯苓20g，三七10g，琥珀3g，穿山甲6g，郁金10g，生甘草6g。

四诊：2017-04-24

患者本次来诊时，喜笑颜开，声称这次用药，比以往都显效，自觉奇经八脉得以通畅。诸症皆减，性功能继续改善。观其舌边瘀斑已淡，苔薄白，脉象和缓。

仍守原方，酌减清热通淋之品，仍以通络为法。续服14剂。随访一切正常，再无身体不适。

邰老师点按

前列腺炎，常见症状有尿频、尿急、尿痛、尿等待，或有会阴及睾丸的坠痛，或有小腹的坠胀疼痛，或有阴囊局部的潮湿，或有小便浑浊、气味偏重、带有泡沫，甚则见小便短赤。以小溲灼热、淋漓疼痛为主症，病情往往迁延难愈，严重影响患者的生活质量，更有甚者，引起性功能障碍，乃至不育。属于中医当中的"淋证"。该病中医治疗效果很好，但遗憾的是，临床中很多患者在患病之初羞于就诊，往往等到出现了性功能障碍才来就医。需要注意的是，此类患者绝对不能滥用壮阳之品，否则将给诊疗带来更大的难度。

本案患者初诊之时，一派湿热之象，郁阻下焦，气化失司。这一点大家的思路都很清晰。本方使用了新安王氏医家所创五草饮进行加减，所谓五草，即马鞭草、益母草、猫爪草、败酱草、白花蛇舌草。处方时因没有猫爪草，故更换为车前草。

初诊时由于患者脉象弦急不舒，焦虑不安，故合用逍遥方义。二诊之后，诸症得缓，湿热有减，但瘀象反显，因此在清热利湿之余，需要加大逐瘀力度。然久病入络，草木之品不如虫类药物搜剔通络效果明显，因此患者反映在使用穿山甲后效果非常明显，舌质瘀斑也很快减轻。这也是本则医案中我们可以体会到的一点。

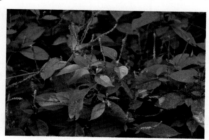

知识拓展

［琥珀末］本案中，琥珀末的使用可谓是新安王氏医学治疗淋证的又一大特色。《名医别录》言琥珀："主安五脏，定魂魄，消瘀血……通五淋。"凡遇瘀热痹阻，日久不通者，常见效迅捷。

方歌助记

逍遥散

逍遥散用归芍柴，苓术甘草姜薄偕；
疏肝养血兼理脾，丹栀加入热能排。

泌尿系感染和肝火有关

一位女性患者急匆匆走进诊室，从说话的语气就知道她肝火旺盛。原来最近一周，这位患者感到小便的时候尿路疼痛不舒，西医院检查提示泌尿系感染，但是患者不想吃抗生素，故而求治于中医。

案例回放

张某，女，53岁，2015年9月9日初诊。

患者小便色黄，疼痛不舒，西医院检查提示泌尿系感染。平素脾气急躁易怒。舌红，苔薄黄，脉弦细略数。证属肝火旺盛，当清肝泻火，导热下行。

一诊处方：柴胡10g，黄芩10g，炒川楝6g，香附12g，郁金12g，茯苓20g，生白术10g，车前草10g，竹叶10g，白木通10g，生地10g，萹蓄10g，萆薢10g，益母草10g，败酱草10g，马鞭草10g，生甘草6g。7剂。

2015年9月16日二诊。

上药服后，诸症皆缓。小便色清，便时无痛感，脾气亦缓。舌淡红，苔薄白，脉来趋缓。上方减清热泻火力度，以固疗效。

二诊处方：柴胡10g，黄芩10g，香附10g，郁金10g，茯苓20g，生白术10g，车前草10g，竹叶10g，白木通10g，灯心草6g，萹蓄10g，萆薢10g，生甘草6g。7剂。

郜老师点按

泌尿系感染是指病原微生物侵入泌尿道引起的肾盂肾炎、膀胱炎或尿道炎，在不易定位时统称泌尿系感染。临床以小便频数短涩、滴沥刺痛、欲出未尽、小腹拘急引痛为主要特征，属于中医的"淋证"范畴。

本案患者，根据其四诊资料，可以明确诊断为淋证。结合脾气急躁易怒以及舌脉，脏腑定位在肝，除了一般的清热泻火药之外，再加一定清肝力度，因此疗效颇佳。

文献延伸

淋之名称，始见于《黄帝内经》，《素问·六元正纪大论》称本病为"淋""淋秘"。

　　《金匮要略》称其为"淋秘"，将其病机归为"热在下焦"，并对本病的症状作了描述："淋之为病，小便如粟状，小腹弦急，痛引脐中。"

　　《诸病源候论》对淋证的病机进行了高度概括："诸淋者，由肾虚而膀胱热故也。"

　　《千金要方》《外台秘要》将淋证归纳为石、气、膏、劳、热五淋。

　　清·尤在泾在《金匮翼·诸淋》中说："初则热淋、血淋，久则煎熬水液，稠浊如膏、如砂、如石也。"说明各种淋证可相互转化，或同时存在。同时他提出"开郁行气，破血滋阴"治疗石淋的原则。

　　在治疗方面也有相关论述。

　　《伤寒论·辨太阳病脉证并治》提到："淋家不可发汗，汗出必便血。"

　　《丹溪心法·淋》："痛者为血淋，不痛者为尿血……血淋一证，须看血色分冷热，色鲜者，心、小肠实热；色瘀者，肾、膀胱虚冷……若热极成淋，服药不效者，宜减桂枝五苓散加木通、滑石、灯心、瞿麦各少许，蜜水调下。"

　　《景岳全书·淋浊》："淋之初，病则无不由乎热剧，无容辨矣。但有久服寒凉而不愈者，又有淋久不止及痛涩皆去，而膏淋不已，淋如白浊者，此唯中气下陷及命门不固之证也。故必以脉以证，而察其为寒为热为虚，庶乎治不致误……治淋之法，大都与治浊相同。凡热者宜清，涩者宜利，下陷者宜升提，虚者宜补，阳气不固者宜温补命门。"

老年人的苦恼，尿失禁怎么办

一位妇女士带着母亲走进诊室，原来是给老母亲看病的。老母亲六十岁了，按理到了颐养天年的时候，可是却被一件事所困扰。原来，这两三年，老母亲出现了一个奇怪的症状，只要一沾水，小便就不由自主地流出。医院诊为老年性尿失禁，试了很多方法，没啥改善。如今母亲到女儿这住两天，便 被女儿拉来看看。

案例回放

徐某，女，60岁，2016年3月26日初诊。

老年性尿失禁病史近三年。观其面色无华，眼下胞肿，恰如中医所言"如卧蚕状"。懒言声低，乏力气短，下肢微肿。自觉腰酸，皮肤干燥，双目干涩难忍。大便基本正常。舌质淡，脉沉，尺部尤甚。

学生处方

方一

该病诊断为老年性尿失禁，首责膀胱气化不利，肾气不固。病位在膀胱与肾，其为病证之本。然脾主运化，肺主宣降，肝主疏泄，三焦通调水道，其固非一脏可主。是证气虚明显，补气以运水，非重用黄芪不可。土不制水，则泛溢肌肤而肿；肺主皮毛，肺失宣降，则水不润泽肌肤而皮肤干燥。肾主水，肾失固摄，母病及子，故双目干涩难忍。法当复膀胱气化之力，生肾中温煦之气。方选五苓散合缩泉丸加减。

拟方：生黄芪30g，杏仁10g，炒白术15g，泽泻10g，茯苓15g，猪苓9g，桂枝6g，赤白芍各10g，益智仁12g，乌药9g，山药20g，川牛膝20g，枸杞子10g，菟丝子10g，决明子10g。6剂，水煎服。

方二

膀胱者，州都之官，津液藏焉，气化则能出矣。膀胱虽为小便贮存之所，然受之于肾气之主司，今小便失禁，恐肾气不足，温煦生化不足，水液壅滞于下焦；腰为肾之府，水湿停聚，腰部酸重不适。水液壅滞不通，影响正常水液之代谢，津液不布，导致皮肤干涩、双目干涩诸阴虚之象，此即为水肿阴虚；面色无华，懒言少气，气血亏虚，年已花甲，身体机能势必走下坡路，且人身之阳气亦随年龄增长而日渐衰弱，故治疗主以温阳利水，兼复中气。

拟方：炮附子15g（先煎），黄芪20g，茯苓15g，猪苓15g，桂枝20g，砂仁10g（后），炒白术10g，生干姜各15g，厚朴10g，大腹皮10g，白芍15g，大枣6枚。7剂，日一剂，水煎服。

方三

综观舌脉诸证，知其主要病位在肾，牵连肝、脾、肺。肾开窍于前后二阴，与膀胱相表里，若肾气不固，则表现为膀胱失约，水泉不藏，导致尿失禁；腰为肾之府，肾阳虚、肾气不足则腰膝酸软；面色无华，懒言声低，乏力气短，则为肺脾气虚所致；眼下胞肿，下肢微肿，说明有水湿内停的水肿之象，张介宾曾云："凡水肿之证，乃肺、脾、肾三脏相干之病。盖水为至阴，其本在肾；水化于气，故其标在肺；水惟畏土，故其制在脾。"肺主皮毛，皮肤干燥，乃是由于肺气虚，宣发肃降功能失职所致；双目干涩，责之于肝，肝血不足，濡养无力。综上所述，知本病的病机为肾阳虚，肾气不固，膀胱失约，水湿内停，故需温补肾气（阳），利水消肿。方以金匮肾气丸为主方进行加减化裁，重用熟地，取其"善补阳者，必于阴中求阳"之意，以白术补气，水陆二仙丹与沙苑子缩泉止尿。

拟方：熟地15g，怀山药20g，山茱萸9g，茯苓9g，泽泻9g，丹皮6g，炮附子6g（先煎），牛膝9g，桂枝3g，炒白术9g，沙苑子12g，桑寄生12g，金樱子6g，芡实6g，炙甘草6g。7剂，水煎服。

处方还原

一诊处方：茯苓20g，生白术10g，杭白芍10g，附片6g（先煎），桂枝6g，山药20g，山茱萸10g，生地10g，丹皮10g，泽泻10g，乌药10g，益智仁10g，金樱子10g，石斛10g，炒山栀8g，炙甘草6g。7剂，水煎服。

[小插曲]

郜老师：患者看病后据说就回了老家，本以为也许只是过来随便问问。没想到过了几天，患者的女儿打来电话，说母亲吃药后觉得头晕，问该怎么办，剩下的药还能继续吃吗？大家想想，患者头晕怎么办呢？难道思路不正确？

玲玲：学生认为此似药致瞑眩而正邪交争，可继续服药一二剂，若症状加重再停药不迟。

经方子：学生认为温阳利水与滋阴不宜并用，应先温阳利水，若水饮既去，可酌情根据阴虚之势予以滋阴固肾，此患者腰酸可能因为湿浊聚于下焦腰腹部，才导致腰酸不适。

邰老师：看了处方认为思路没有错，想到典籍有载：若药弗瞑眩，厥疾弗瘳。又请教了一些专家，认为眩晕乃阳气得振之象。于是告知患者放心，继续服用。

几天后患者女儿打来电话，说母亲吃完了剩下的药，没再头晕，并且非常高兴地说，所有的症状都好转了一些。确定好门诊时间后，给母亲定好了车票。

二诊：2016-04-18

患者历经一夜的长途颠簸，又来到了诊室。看到她的第一眼，我和学生们都发现，肿眼胞明显好转了，再不像上次那样明显的"如卧蚕状"了。问诊，患者回答，自己现在腰酸、口干、小便频数均见缓解。讲完好一大段话之后，女儿在旁边笑着说："妈妈以前要是说这么长时间的话，肯定早就累得不行了。现在坐了一夜火车，说这么多话，居然还没事呢！"患者也表示，最近体力也好了一些。但眼睛还是感觉很干涩。

处方：茯苓20g，生白术10g，杭白芍15g，附片（先）6g，山药20g，山茱萸10g，生地10g，丹皮10g，泽泻10g，桂枝6g，益智仁10g，乌药15g，金樱子10g，石斛10g，菊花10g，生甘草6g。

2016年5月5日，微信联系，患者告知，诸证均见明显缓解，因外地就医不便，遂停药。不过前段时间患者女儿说回家后前两个月还可以，但是后来症状又反复了。病程日久，还是应坚持治疗一段时间啊，否则前功尽弃，遂嘱其方便时再行复诊。

师生问对

大卫：盖水之制在脾，水之主在肾，脾阳虚则湿难运化，肾阳虚则水不化气而致水湿内停，《伤寒论》讲真武汤主证有小便不利，但肾司二便，肾阳虚不能固摄，小便失禁。下肢水肿，精神萎靡，真武汤一般效果很好，我自己也曾经试过真武汤治疗脾肾阳虚引起的阳虚水泛证。请老师指点。

邰老师：分析得很好。那皮肤干燥和眼睛干涩又该怎么解释呢？

大卫：火神派李可认为阳气不到之处便是病，肾阳为坎中一阳，温煦着全身，人体之津液濡养皮肤腠理孔窍，全赖阳气的蒸腾气化，脾肾阳虚，则体内正常津液不能输布全身，皮肤孔窍干涩失养！

邰老师点按

本案从其症状表现来看，证属阳虚，脏腑定位主要在肾。具体病机大家都分析得很好，在此不再一一阐释。

我们可以先梳理一下相关文献。

《伤寒论》316条："少阴病，二三日不已，至四五日，腹痛，小便不利，四肢沉重疼痛，自下利者，此为有水气，其人或咳，或小便不利。或下利，或呕者，真武汤主之。"

《金匮要略·水气病脉证并治第十四》："夫水病人，目下有卧蚕，面目鲜泽，脉伏，其人消渴。"清代医家尤怡的《金匮要略心典》做如下注释："目下有卧蚕者，目下微肿，如蚕之卧。经所谓水在腹者，必使目下肿也，水气足以润皮肤而壅营卫，故面目鲜泽，且脉伏不起也。消渴者，阳气被郁而生热也。"

《金匮要略·消渴小便不利淋病脉证并治》："男子消渴，小便反多，以饮一斗，小便一斗，肾气丸主之。"

有两点需要说明：①当患者的各种症状都呈现出一派阳虚之象时，却又有"皮肤干燥，双目干涩难忍"，让人不知如何下手。仔细思考，认为肾阳虚衰，蒸腾气化失常，津液无以布散，可以导致干涩之象，而尤怡的注释中提到的"阳气被郁而生热也"也值得我们考虑。故处方以真武汤、金匮肾气丸和缩尿丸加减，加石斛以养肝明目，栀子以清郁热。

②一诊处方用过之后，患者出现头晕之象。经过文献分析以及请教专家，认为方证相合，故续服原方而收效。

因此，在治疗过程中，医患交流是十分必要的，但医生如果确认处方无误，则可续服无妨。

方歌助记

真武汤

真武汤壮肾中阳，茯苓术芍附生姜，
少阴腹痛有水气，悸眩瞤惕保安康。

金匮肾气丸

金匮肾气治肾虚，熟地怀药及山萸，
丹皮苓泽加桂附，引火归原热下趋。

缩泉丸

缩泉丸治儿尿频，脬气虚寒约失灵，
山药台乌加益智，糊丸多服效显明。

淋巴结肿大，怎么办

一位美女患者走进诊室，拿着一张B超单，显示颈部双侧淋巴结肿大，右侧1.9cm×0.6cm，左侧1.6cm×0.16cm。摸着脖颈的两个包包，好发愁啊。

案例回放

李某，女，35岁。2018年10月13日初诊。

双侧颈部淋巴结肿大，咽部易感染，有异物感，咽后壁滤泡增生。带下频仍、色白，脉沉，舌红，苔薄腻。

学生处方

方一

阳化气，阴成形，增生之物是无阳以化。病痰饮者，当以温药和之，苓桂术甘汤之属；脉沉在脏，带下频，金匮肾气丸温补之。拟温阳化气利水之法。

处方：茯苓20g，桂枝12g，白术12g，制附片6g，炙黄芪15g，陈皮6g，熟地12g，山茱萸9g，炒山药6g，泽泻9g，车前草6。5剂，水煎服。

方二

治痰先治气，气行痰自消，加炙黄芪以温阳补气，陈皮助以稍稍行气。

四诊合参，脾气虚则水运失常，津液输布障碍而生痰饮，结于颈下则见肿块，聚于咽部而有异物感。带下频而色白、脉沉、舌红、苔薄腻，可兼见肾虚之象。治以健脾益肾，软坚散结。

方用：苓桂术甘汤加减。

处方：茯苓12g，桂枝9g，白术9g，半夏10g，生姜15g，陈皮10g，厚朴9g，苏叶3g，益智仁6g，海藻6g，昆布6g。7剂，水煎服。

处方还原

处方：法半夏10g，陈皮10g，厚朴10g，茯苓20g，紫苏叶10g，紫苏梗10g，香附12g，郁金12g，白果10g，山药20g，芡实10g，浙贝10g，夏枯草10g，生薏苡仁20g，猫爪草10g，炙甘草6g，金银花10g。7剂。

二诊：2018-10-20

咽部异物感，咽后壁滤泡增生均有好转，咽中痰黏，触诊淋巴结有缩小之趋势，脉沉渐起，带下好转。

处方：法半夏10g，陈皮10g，厚朴10g，茯苓20g，紫苏梗10g，苏叶10g，白果10g，山药20g，芡实10g，浙贝10g，夏枯草10g，猫爪草10g，生薏苡仁20g，白芥子6g，丹皮10g，炙甘草6g，金银花10g。7剂。

三诊：2018-10-27

咽部异物感明显缓解，左侧颈部淋巴结大约1.0cm，右侧减小不明显，咽后壁淋巴结亦减，带下基本正常。

处方：法半夏10g，陈皮10g，厚朴10g，茯苓20g，紫苏梗10g，苏叶10g，浙贝10g，夏枯草10g，猫爪草10g，生薏苡仁20g，白芥子6g，金银花10g，炙甘草6g，芡实10g，橘红10g，香附12g，三七10g。7剂。

四诊：2018-11-03

淋巴结大小有减，咽后壁滤泡已无，仍有充血，咽中仍有异物感（口干明显，夜间尤甚），脉沉，左寸滑，舌红苔薄。

处方：法半夏10g，陈皮10g，厚朴10g，茯苓20g，浙贝10g，夏枯草10g，猫爪草10g，生薏苡仁20g，白芥子6g，金银花10g，橘红10g，海浮石10g，海藻10g，昆布10g，香附12g。7剂。

五诊：2018-11-10

淋巴结明显缩小，咽后壁滤泡已无，充血明显减轻，仍有口干，咽中仍有异物感，口黏，舌红苔薄，脉沉

处方：陈皮10g，法半夏10g，厚朴10g，茯苓20g，浙贝10g，橘红10g，佩兰10g，夏枯草10g，白芥子6g，海浮石10g，海藻10g，昆布10g，香附12g，三七6g，金银花10g。7剂。

六诊：2018-11-17

黏痰明显减轻，咽后壁充血，淋巴结大小变化不明显，右侧大概0.9cm，左侧基本已无。

处方：陈皮10g，法半夏10g，厚朴10g，茯苓20g，浙贝10g，橘红10g，海浮石10g，海藻10g，昆布10g，香附12g，三七6g（冲服），白芥子6g，金银花10g，生薏仁20g。7剂。

后改以三七粉、金银花、浙贝，代茶饮两个月余。

2019年5月复诊，双侧淋巴结基本无触及，患者十分高兴。包包彻底不见啦！

郜老师点按

淋巴结肿大，其实是属于中医的痰饮为患，百病多因痰作祟。

《金匮要略》:"病痰饮者,当以温药和之。"此乃治疗痰饮病之大法。

结合脉证,该患者当属痰证。"病痰饮者,当以温药和之",此乃治疗痰饮病之大法,因此,本案在治疗之初,以半夏厚朴汤为底方。二诊时咽部异物感、咽后壁滤泡增生和淋巴结症状均有好转趋势。三诊时,考虑到久病入血分,有瘀血在内。朱丹溪在论述痰的时候,认为痰夹瘀血,遂成窠囊。因此方药中加入活血化瘀药物,疗效明显,最后以药茶饮,以固疗效。

手上有个小疙瘩，要手术吗

老患者王女士今天特意带了老公来咨询，原来他的手上起了个小疙瘩，有医生说是神经纤维瘤，让做手术。可是夫妻俩不想做手术，特意来找我看看。

案例回放

2015年8月17日初诊。

徐某，男，33岁，1个月前发现大拇指出现一个小疙瘩，诊断为神经纤维瘤，建议手术。

触诊如绿豆大小包块，活动良好。大拇指有麻木感，无其他不适。舌质暗红，苔微腻；脉弦有力。

处方：鸡血藤30g，络石藤15g，海风藤10g，钩藤10g，威灵仙10g，土鳖虫10g，地龙10g，丝瓜络10g，羌独活各6g，路路通6g，黄芪10g，桂枝6g，赤白芍各10g，炙甘草6g。7剂。

2015年8月24日二诊。

服用上药1周后，患者自觉手部麻木感基本消失，更神奇的是，小疙瘩不见了。现手掌皮肤粗糙、起皮、发痒，严重时有裂口。舌质暗红，苔微腻；脉弦有力。

处方一：内服药同上。

处方二：苍术20g，黄柏20g，木槿花20g，白及15g，白鲜皮30g，苦参20g，蛇床子20g，地榆20g，威灵仙20g。7剂，外洗用。

2015年9月15日三诊。

手部麻木感未作，小疙瘩彻底不见啦。手掌皮肤粗糙、起皮、发痒、裂口等情形均有所好转，舌脉同前。停内服药，予外洗药15剂。

2个月后随访，皮肤基本不再起皮发痒。

郜老师点按

神经纤维瘤病（neurofibromatosis，NF）是一种良性的周围神经疾病，属于常染色体显性遗传病。结合诊断标准，怀疑本例是误诊。但不管怎样，免除了手术之苦。

清代名医叶天士有"久病入络"学说，指某些慢性疾患迁延日久，病邪深入，血络受病。"初为气结在经，久则血伤入络。"其症状表现为：痛势沉着，癥积有形，著而不移，痛势由散漫而定着，由阵作而持久。其要点一是有疼痛，一是有有形包块。

本案患者虽没有疼痛不适的感觉，但是自觉麻木感，因此可以从"久病入络"学说来考虑。舌质暗，也证实了这一点。脉弦提示有郁结在内。

因此在治疗上，也是秉承"久病入络"学说的治疗原则，以通立法，以辛为治，辛润通络为用药大法，以四藤一仙汤为底方。同时，络病日深，须用虫蚁辛咸之品，善入络软坚散结，方中加入土鳖虫、地龙各10g，并用丝瓜络、羌活、独活、路路通，意在增强通络效果。

用黄芪、桂枝、赤白芍，是因患者手麻木不适，取黄芪桂枝五物汤方义。该方具有温阳通经、益气通痹的功效，主要治疗血痹不通之症，以肌肤麻木不仁等为辨证要点。

该方切中病机，故用药1周后症状即明显好转，麻木感消失，小疙瘩也不见啦，为巩固疗效，续服1周。对于手掌皮肤粗糙、起皮、发痒、裂口等情形，则采用药物外洗，也很快得以控制。

本案要点便是久病入络学说的临床应用。

此外，关节疼痛属中医痹证范畴。祝谌予老师认为此证多由风、寒、湿三邪杂合致病，造成筋脉阻滞、关节不利、气血闭塞，因不通而痛。故临床常见关节疼痛、活动不便、乏力肢软的症状。

四藤一仙汤是针对关节痛的主要病机而设立，具有三大特点：一是药性中和，适用于多种关节疼痛；二是通络止痛，药力集中，疗效卓著；三是方简药精，便于临证加味应用。

方药组成：鸡血藤、钩藤、络石藤、海风藤、威灵仙。

文献延伸

1. 叶桂久病入络学说

（1）病因病机：病之新久，有在经、在络，在气、在血之分。疾病经历一个较长的渐变发展过程，由气滞而致血瘀，由络脉痹窒、败血瘀留而结为癥积、疟母、内疝等，出现痛势沉着、形坚似梗，或癥积有形、着而不移，是为络病的显著特征。

络病的另一个特征性证候，便是痛势由散漫而定着、由阵作而持久，遂成络瘀之病。络病之痛有虚实之分，瘀实则痛而拒按，络虚则痛而喜按。正如叶桂所谓："络虚则痛""痛而重按少缓，是为络虚一则"。

（2）证治经验：对于络病的治疗，叶桂认为以部位而言，"邪非在表"，所以"散之不解"；邪非着里，所以"攻之不驱"，"补正却邪，正邪并树无益"（《临证指南医案·疟》）。说明单纯发表攻里及扶正祛邪皆非其正治。

辛润通络法是叶桂络病用药大法，强调络以辛为治，盖辛则通，使血络瘀滞得行，气机调畅，邪去正安。

2.《金匮要略·血痹虚劳病脉证并治》有曰：血痹病从何得之？答曰：夫尊荣人，骨弱肌肤盛，重因疲劳汗出，卧不时动摇，加被微风，遂得之。

后记

凝望窗外，正值丹桂飘香的金秋，在这个收获的季节，本书终于得以杀青。

回首望去，从最初和同学们讨论病案，到"大医精诚CM郜知天下"公众号的策划（二维码见后勒口），到现在的案例连载已逾百期，以至取材于公众号的这部即将出版的小书，历历在目，也欣喜地看到越来越多的同学参与其中，心中感慨万千……

在本书的编写过程中，得到了来自各方面的支持。各位恩师的倾力培养，家人一直以来的美好陪伴，驻守泉城的马祥师妹出谋划策。此外还有诸位同学参与病案的讨论、排版和书稿校对，其中轩振、王薇、姜钧柔、赵晨玲、马芹芹、祁素苗、谢雨晴、岳维忠、朱珠、孙庆兰、韦翠萍、程芯怡、李庆、张瑞婷、刘胜茗等同学均参与了公众号的编辑推送，王鹏、李振汉、潘赐明、胡婧、刘海燕等同学积极参与讨论，同学们好学钻研的精神值得表扬，也是对我工作的支持。研究生轩振同学在后期书稿的文字核对环节更是做了大量的工作。更有中国中医药出版社的李昆老师在成书过程中进行的编辑和修改，使得书稿越来越好。当然，在成书过程中，也参考了多方面的资料和文献。在此一并表示感谢！

但愿这本小书能够给各位跋涉的中医学子、各位中医爱好者提供一点启发，这是对我的一个肯定，更是对我今后工作的激励。新安名医程钟龄云："思贵专一，不容浅尝者问津；学贵沉潜，不容浮躁者涉猎。"吾辈当牢记心中，静心读文献，用心做临床。

郜峦记于辛丑季秋